U0200231

国医大师李今庸医学全集

难经注疏与语译
灵枢经选篇语译

李今庸　李琳　编著

学苑出版社

图书在版编目（CIP）数据

难经注疏与语译 灵枢经选篇语译/李今庸，李琳编著．—北京：学苑出版社，2021.9

（国医大师李今庸医学全集）

ISBN 978 - 7 - 5077 - 6212 - 9

Ⅰ．①难…　Ⅱ．①李…②李…　Ⅲ．①《难经》-译文 ②《难经》-注释 ③《灵枢经》-译文　Ⅳ．①R221.9 ②R221.2

中国版本图书馆 CIP 数据核字（2021）第 142434 号

责任编辑：黄小龙　高　赫
出版发行：学苑出版社
社　　　址：北京市丰台区南方庄 2 号院 1 号楼
邮政编码：100079
网　　　址：www.book001.com
电子邮箱：xueyuanpress@163.com
销售电话：010 - 67601101（销售部）67603091（总编室）
印　刷　厂：北京兰星球彩色印刷有限公司
开本尺寸：710×1000　1/16
印　　　张：17.25
字　　　数：257 千字
版　　　次：2021 年 9 月第 1 版
印　　　次：2021 年 9 月第 1 次印刷
定　　　价：88.00 元

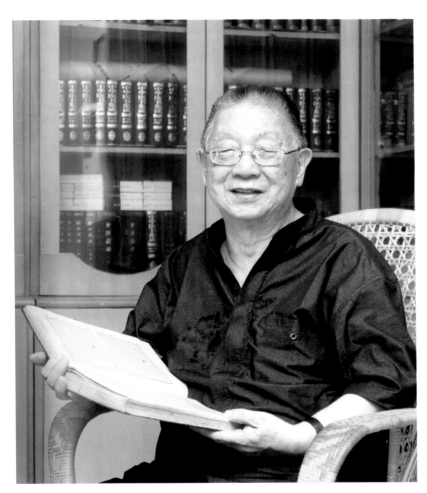

李今庸，男，1925年出生，湖北枣阳市人，当代著名中医学家，中医教育学家，湖北中医药大学终身教授，国医大师，国家中医药管理局评定的第一批全国老中医药专家学术经验继承工作指导老师。

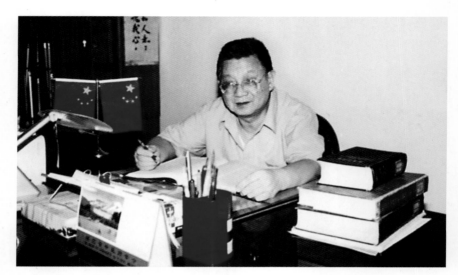

李今庸教授主持湖北省中医药学会工作 20 余年

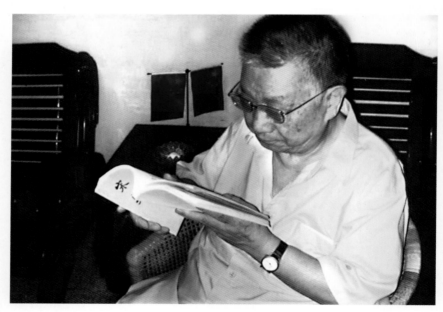

李今庸教授在研读史书

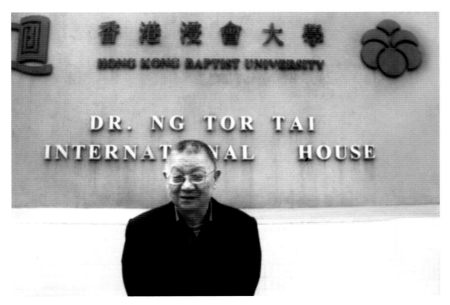

李今庸教授在香港浸会大学讲学期间留影

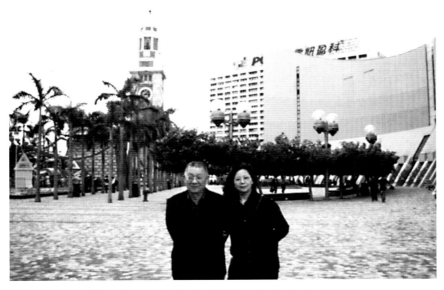

李今庸教授在香港讲学期间与女儿李琳合影

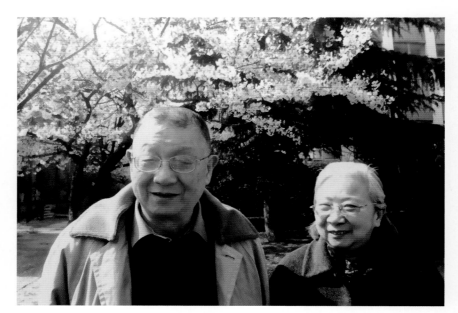

李今庸教授与夫人齐立秀合影

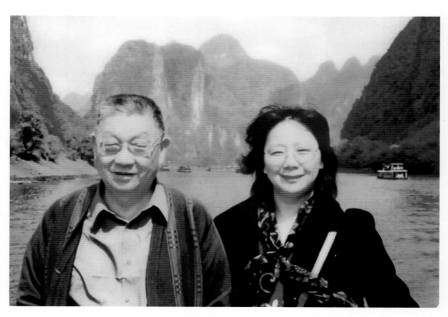

李今庸教授与女儿李琳合影

中国的长期封建社会中，創造了燦爛的古代文化。清理古代文化的发展过程，剔除其封建性的糟粕，吸收其民主性的精华，是发展民族新文化提高民族自信心的必要条件，但是决不能无批判地兼收並蓄。

摘自《新民主主义论》

李今庸教授书法（一）

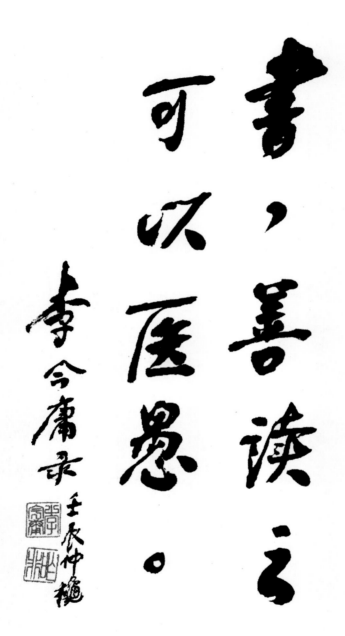

书，善读之
可以医愚。

李今庸录 壬辰仲秋

李今庸教授书法（二）

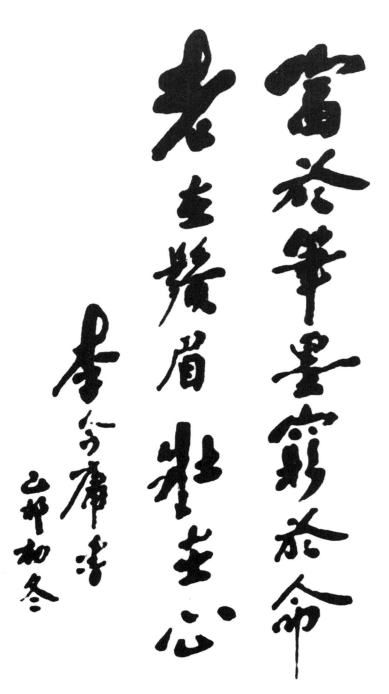

富於筆墨窮於命
老去鬚眉牡丹心

李今庸書
乙卯初冬

李今庸教授书法（三）

鞠躬厥職，豈能盡如人意；竭誠斯任，但求無愧我心。

李今庸教授書法（四）

通古博今研岐黄　精勤不倦育桃李

（代总序）

　　李今庸先生，字昨非，1925 年出生于湖北省枣阳市唐家店镇一个世医之家。今庸之名取自《三字经》："中不偏，庸不易。"意为立定志向，矢志不移，永不改易。昨非，语出陶渊明《归去来兮辞》："实迷途其未远，觉今是而昨非。"含有不断修正自己错误认识的意思。书斋曰莲花书屋，义出周敦颐《爱莲说》："出淤泥而不染，濯清涟而不妖。"李今庸先生平生行止，诚如斯言。《孟子·滕文公章句上》说："舜何人也，予何人也，有为者亦若是。"他把这句话作为座右铭。

　　李今庸先生从医 80 载，执教 62 年，在漫长的医教研生涯中积累了宝贵的治学经验。其治学之道，建造了弟子成才的阶梯，是后学登堂入室的通途。听其教、守其道、恭其行者，多能登堂入室，攀登高峰。

博学强志　医教研优

　　李今庸先生 7 岁入私塾读书，开始攻读《论语》《孟子》《大学》《中庸》《礼记》等儒家经典，他博闻强志，日记千言，常过目成诵。1938 年随父学医，兼修文学，先后研读《黄帝内经》《针灸甲乙经》《难经》《伤寒论》《金匮要略》《脉经》《诸病源候论》《千金要方》《千金翼方》《外台秘要》《神农本草经》等，随后其父又命其继续攻读历代各家论著和各科著作，并指导他阅读《毛诗序》《周易》《尚书》等书。对于《黄帝内经》，他大约只用了一年的时间，即将其内容烂熟于心。现在只要提到《黄帝内经》的某一内容，他都能不假思索明确无误地给你指出，本段内容是在《素问》或《灵枢》的某一篇，所以被人们誉为"《内经》王""活字典"。

　　1961 年，时任湖北中医学院副院长的蒋立庵先生，将一本《江汉论坛》杂志给了李今庸先生。他认真阅读后，敏锐地意识到蒋老是希望他掌握校勘训诂学的知识，以便有效地研究整理古典医籍。从20世纪60年代初开始，他先后阅读了大量有关古代小学类书籍。通过认真阅读《说文解字》《说文解字注》《说文通训定声》《说文解字义证》《说文解字注笺》等，他对许学相当熟悉，又广泛阅读了雅学、韵书以及与小学有关的书籍。从此，他掌握了治学之道，并以此助推医教之道。

一般而言，做学问应具备三个条件：一为深厚的家学，二为名师指点，三为个人勤奋。这三点李今庸先生都具备了，所以先生才有了今天的成就。

李今庸先生在1987年到1999年间，先后被中国中医研究院（现中国中医科学院）研究生部、张仲景国医大学、长春中医学院（现长春中医药大学）等单位聘为客座教授和临床教授，为这些单位的中医药人才培养做出了贡献。1991年5月被确认为第一批全国老中医药专家学术经验继承工作指导老师，同年获国务院政府特殊津贴；1999年被中华中医药学会授予全国十大"国医楷模"称号；2002年获"中医药学术最高成就奖"；2006年获中华中医药学会"中医药传承特别贡献奖"；2011年被国家中医药管理局确定为全国名老中医药专家传承工作室建设项目专家；2013年1月被国家中医药管理局确定为首批中医药传承博士后合作导师，为国家培养中医药高层次人才。

校勘医典　著作等身

李今庸先生在治学上锲而不舍，勇攀高峰，正所谓"路漫漫其修远兮，吾将上下而求索"。他在20世纪60年代就步入了校勘医典这条漫长而又崎岖的治学之路。在这方面他着力最勤，费神最深，几乎是举毕生之力。他曾说道：首先要善于发现古书中的问题，然后对所发现的问题进行深入研究考证，并搜集大量的古代文献加以证实。当写成文章时，又必须考虑所选用文献的排列先后，使层次分明，说明透彻，让人易于读懂。如此每写一篇文章，头痛数日不已，然而他仍乐此不疲。虽是辛苦，然也获得了丰硕的成果。经一番整理后，不仅使这些古籍中的文字义理畅达，而且其医学理论也明白易晓，从而使千百年的疑窦涣然冰释，实有功于后学。

李今庸先生首创以治经学方法研究古典医籍。他将清朝乾嘉时期所兴起的治经学方法，引入到古医籍的研究整理之中。他依据训诂学、校勘学、音韵学、古文字学的基本原理，以及方言学、历史学、古文献学、考古学和历代避讳规律等相关知识，结合中医药学理论和临床实际经验，对古医书中的疑难问题进行了深入研究。对古医书中有问题的内容，则采用多者刘之、脱者补之、隐者彰之、错者正之、难者考之、疑者存之的方法，细心疏爬。他治学态度严谨，一言之取舍必有据，一说之弃留必合理。其研究所涉及的范围相当广泛，如《素问》《灵枢》《难经》《甲乙经》《太素》《伤寒论》《金匮要略》《神农本草经》《肘后方》《新修本草》《千金要方》《千金翼方》《马王堆汉墓帛书》以及周秦两汉典籍中有关医学的内容。每有得则笔之以文，其研究的千古疑难问题多达数百处。从 20 世纪 50 年代末至现在，他发表了诸如"析疑""揭疑""考释""考义"类文章 200 多篇。2008 年，他在外地休养的时候，凭记忆又搜集了古医书中疑难之处 88 条；同时，还从《吕氏春秋》高诱训解的文字中，总结出声转可通的文字 121 例，其中部分内容现已整理成文，由此可见先生对古医籍疏爬之勤。

设帐杏坛　传道授业

李今庸先生执教已 62 个春秋，在中医教育学上，开创和建立了两门中医经典学科（《黄帝内经》《金匮要略》）。他先后长期系统性地给师资班、西学中班、本科生、研究生等各类不同层次学生讲授《金匮要略》《黄帝内经》《难经》及《中医学基础》等课程。自 1978 年开始，又在全国中医界率先开展《内经》专业研究生教育。同时，李今庸先生还担任北京中医两院（中国中医研究院、北京中医学院）研究生班《金匮要略》授课老师。1973 年起，李今庸先生受邀赴原北京中医学院、原上海中医学院讲授《中医学基础》；1978 年起，并先后赴辽宁、广西、上海等地的中医药院校讲授《黄帝内经》《金匮要略》等经典课程。

李今庸先生非常重视教材建设。1958 年，他首先在原湖北中医学院筹建金匮（内科）教研组，并担任组长，其间独立编写了《金匮讲义》，作为本院本科专业使用。1963 年独立编写了全国中医学院第二版试用教材《金匮要略讲义》，从而将《金匮》这一学科推向了全国；1973 年，为适应社会上的需求，对该书稍作润色，作为全国中医学院第三版试用教材再版发行。1960 年，独立编写了《医经选讲义》《内经讲义》，供湖北中医学院本科专业使用；1961 年，独立编写了《难经选读》《黄帝内经素问讲义》，供湖北中医学院本科专业、西医学习中医班使用；1962 年，独立编写了中医学院讲义《内经》（蓝本）；1963 年，赴江西庐山参加了全国中医学院第二版试用教材《内经讲义》的审稿定稿。1974 年协编全国中医学院教材《中医学基础》；1979 年，主编《内经选读》，作为原湖北中医学院中医研究生班前期课程中的《内经》试用教材，并亦供中医本科专业使用，该教材受到全国《内经》教师的好评；1978 年，参与编著高等中医药院校教学参考丛书《内经》；1982 年主编高等中医药院校本科生、研究生两用教材《黄帝内经选读》，1987 年为光明中医函授大学编写出版了《金匮要略讲解》。几十年来，李今庸先生为中医药院校教材建设，倾注了满腔心血。

李今庸先生注重师资队伍建设。先生在主持原湖北中医学院内经教研室工作时，非常重视对教师的培养。1981 年，他在教研室提出了"知识非博不能返约，非深不能至精"的思想。他要求教师养成"读书习惯和写作习惯"。为配合教师读书方便，他在教研室创建了图书资料室，收藏各类图书 800 余册，并随时对教师的学习情况进行督促检查。1983 年，他组织主持教研室教师编写刊印了《黄帝内经索引》；同时，他又组织主持教研室教师编写了《新编黄帝内经纲目》，作为本院及部分兄弟院校《内经》专业研究生学位使用教材。通过编辑书籍及教学参考资料，提高教师的专业水平。在对教师的使用上，尽量做到人尽其才，才尽其用。通过十几年坚持不懈努力，现已培养出一批较高素质的中医药教师队伍。

在半个多世纪的中医药教学生涯中，先生主张择人而教、因材施教，注重传授真知和问答教学。他要求学生学习中医时必须树立辩证唯物主义和历史唯物主义思维方式，将不同时代形成的医学著作和理论体系置于特定历史时代背景中研究，重视经典著作教学和学生临床实践。1962 年，先生辅导高级西医离职学习中医班集体写作《从藏府学说看祖国医学的理论体系》一文，全文刊登于《光明日报》，并被《人民日报》摘要登载、《中医杂志》全文收载，在全国产生了很大影响。

扎根一线　累起沉疴

李今庸先生在 80 年的医疗实践中，形成了独特的医疗风格、完整的临床医学思想，积累了大量的临床经验。其一，形成了完整的临床医学指导思想，即坚持辩证历史唯物主义思想指导下的"辩证论治"；其二，独创个人的临床医疗经验病证证型治疗分类约580余种，著有《李今庸临床经验辑要》《中国百年百名中医临床家丛书·李今庸》《李今庸医案医论精华》等临床著作。

李今庸先生通晓中医内外妇儿及五官各科，尤长于治疗内科和妇科疾病。在80年的临床实践中，他在内伤杂病的补泻运用上形成了自己独特的风格，即泻重痰瘀，补主脾肾。脾肾两藏，一为后天之本，一为先天之本，是人体精气的主要来源。二藏荣则一身俱荣，二藏损则一身俱损。因此，在治虚损证时，补主脾肾。在临床运用中，具体又有所侧重，小儿重脾胃，老人重脾肾，妇女重肝肾。慢性久病，津血易滞，痰瘀易生，痰瘀互结互病，易成窠囊。他对于此类病证的治疗是泻重痰瘀，或治其痰，或泻其瘀，或痰瘀同治。他临床经验丰富，辨证准确，用药精良，常出奇兵以制胜，其经验可见于《国医大师李今庸医学全集》中。

李今庸先生非常强调临床实践对理论的依赖性，他常说："治病如同打仗一样，没有一定的医学理论做指导，就不可能进行正确的医疗活动。"如1954年长江流域发大水，遭受特大洪涝灾害之时，奔赴一线的李今庸"抗洪抢险防病治病"工作队，以中医理论为指导，运用中药枯矾等，成功控制住了即将暴发的急性传染性消化道疾病；再如一壮年男子，突发前阴上缩，疼痛难忍，呼叫不已，李今庸先生据《素问·厥论》"前阴者，宗筋之所聚"，《素问·痿论》"阳明者，五藏六府之海，主润宗筋"的理论，为之针刺足阳明经之归来穴，留针10分钟，病愈，后数十年未再发，此案正印证了其善于以经典理论对临床的指导运用。李老常言："方不在大，对证则效；药不在贵，中病即灵。"

从1976年起，李老应邀赴北京、上海、南京、南宁、福州、香港、韩国大田等多地讲学，传授临床经验，深入开展中外学术交流。

振兴中医　奔走疾呼

李今庸先生作为一代中医药思想家，从未停止过对中医药学理论、临床、教育的反复深入思考。1982年、1984年，他两次同全国十余名中医药专家联名上书党中央、国务院，建议成立国家中医药管理总局，加强党对中医药事业的领导，受到中央领导重视和采纳。1986年国务院批示，1988 年，国家中医药管理局挂牌成立。其后，又积极支持组建中医药专业出版社。1989 年，中国中医药出版社成立。2003 年，向党中央和国务院领导写信陈述中医药学优越性和东方医学特色，建议制定保护和发展中医药的法规，同年，国务院颁布《中华人民共和国中医药条例》。

李老在担任湖北省政协常委及教科文卫体委员会副主任期间，深入基层考察调研，写了大量提案及信函建议。在湖北省第五届政协会议上，提出"请求省委、省政府批准和积极筹建'湖北省中医管理局'，以振兴我省中医药事业"等提案。2006 年，湖北省中医药管理局成立。

1980 年、1983 年等分别向省委、省政府致信建议召开李时珍学术会议，成立李时珍研究会，开展相关研究，为在全国范围内形成纪念李时珍学术活动氛围奠定了坚实根基。

1986 年李老当选为湖北省中医药学会理事长。此后，主持湖北省中医药学会工作长达二十余年。组织举行"鄂港澳台国际学术交流大会""国际传统医学大会"等各种大型中医药学术研讨会和国际学术交流会议。期间，连续数年主编有《湖北中医药信息》《中医药文化有关资料选编》等。

近年来，李老对中医药学术发展方向继续进行深入思考与研究。认为中西医学不能互相取代，只能在发展的基础上取长补短，必须努力促使西医中国化、中医现代化，先后撰写和发表了《论中医药学理论体系的构成和意义》《发扬中医药学特色和优势提高民族自信心和自豪感》《试论我国"天人合一"思想的产生及中医药文化的思想特征》《中医药学应以东方文化的面貌走向现代化》《关于中西医结合与中医药现代化的思考》《略论中医学史和发展前景》等文章。

今将李今庸先生历年写作刊印、出版和未出版的各种学术著作，集中起来编辑整理，勒成一部总集，定名为《国医大师李今庸医学全集》，予以出版，一则是彰显李老半个多世纪以来，在中医药学术上所取得的具有系统性和创造性的重要成就，二则是为中医药学的传承留下一份丰厚的学术遗产。

李今庸先生历年写作并刊印和出版的各种著作数十部，附列如下（以年代先后为序）：

《金匮讲义》，李今庸编著，原湖北中医学院中医专业本科生用教材。1959 年，内部油印。

《内科学讲义》，李今庸编著，原湖北中医学院中医专业本科生用教材。1959 年，内部刊印。

《中医学概论》，李今庸编著，原湖北中医学院中医专业本科生用教材。1959 年，内部刊印。

《医经选讲义》，李今庸编著，原湖北中医学院中医专业本科生用教材。1960 年，内部刊印。

《内经讲义》，李今庸编著，原湖北中医学院中医专业本科生用教材。1960 年，内部刊印。

《难经选读》，李今庸编著，原湖北中医学院中医专业本科生用教材。1961 年，内部刊印。

《黄帝内经素问讲义》，李今庸编著，原湖北中医学院中医专业本科生用、高级西医离职学习中医班用教材，1961 年，内部刊印。

《内经》（蓝本），李今庸编著，原中医学院讲义，中医专业本科生用教材，1962 年 4 月，内部刊印。

《金匮要略讲义》（蓝本），李今庸编著，原中医学院讲义，中医专业本科生用教材，1963 年 4 月，内部刊印。

《金匮要略讲义》，李今庸编著，全国中医学院中医专业本科生用第二版统一教材。1963 年 9 月，上海科学技术出版社出版。

《中医概论》，李今庸编著，原湖北中医学院中医专业本科生用教材，1965 年 9 月，内部刊印。

《中医学基础》，李今庸编著，原湖北中医学院中医专业用教材。1971 年，内部铅印。

《金匮要略释义》，李今庸编著，中医临床参考丛书，全国中医学院西医学习中医者、中医专业用第三版统一教材。1973 年 9 月，上海科学技术出版社出版。

《内经选编》，李今庸编著，原湖北中医学院中医专业用教材，1973 年，内部刊印。

《内经选编》，李今庸编著，原湖北中医学院中医专业本科生用教材，1977 年，内部刊印。

《内经选读》，李今庸主编，原湖北中医学院中医专业本科生用教材。1979 年 5 月，内部刊印。

《黄帝内经选读》，李今庸主编，原湖北中医学院中医专业本科生、研究生两用教材。1982年，内部刊印。

《内经函授辅导资料》，李今庸主编，原湖北中医学院中医专业函授辅导教材。1983年，内部刊印。

《读医心得》，李今庸著，研究中医古典著作中理论部分的学术专著。1982年4月，上海科学技术出版社出版。

《中医学辩证法简论》，李今庸主编，全国中医院校教学教材参考用书。1983年1月，山西人民出版社出版。

《黄帝内经索引》，李今庸主编，原湖北中医学院中医《内经》专业教学参考用书。1983年12月，内部刊印。

《读古医书随笔》，李今庸著，运用考据学知识和方法研究古典医籍的学术专著。1984年6月，人民卫生出版社出版。

《金匮要略讲解》，李今庸著，全国高等中医函授教材。1987年5月，光明日报出版社出版，后由人民卫生出版社于2008年更名为《李今庸金匮要略讲稿》再版。

《新编黄帝内经纲目》，李今庸主编，中医内经专业研究生学位教材，以及西医学习中医者教学参考用书。1988年11月，上海科学技术出版社出版。

《奇治外用方》，李今庸编著，运用现代思想和通俗语言，对中医药古今奇治外用方治给予整理的专著。1993年1月，中国中医药出版社出版。

《湖北医学史稿》，李今庸主编，是整理和研究湖北地方医学史事的专门著作。1993年5月，湖北科学技术出版社出版。

《李今庸临床经验辑要》，李今庸著，作者集数十年临床医疗实践之学术思想和临证经验的总结专著。1998年1月，中国医药科技出版社出版。

《古代医事编注》，李今庸编著，选录了古代著名典籍笔记中关于中医药医事史料文献而编注的人文著作。1999年，内部手稿。

《中华自然疗法图解》，李今庸主编，刮痧疗法、按摩疗法、针灸疗法和天然药食疗法等中医自然疗法治病图解的专著。2001年1月，湖北科学技术出版社出版。

《中国百年百名中医临床家丛书·李今庸》，李今庸著，作者集多年临床学术经验之专著。2002年4月，中国中医药出版社出版。

《中医药学发展方向研究》，李今庸著，研究中医药学发展方向的专著。2002年9月，内部刊印。

《古医书研究》，李今庸著，继《读古医书随笔》之后，再以校勘学、训诂学、音韵学、古文字学、方言学、历史学以及古代避讳知识等，研究考证中医古典著作的学术专著。2003年4月，中国中医药出版社出版。

《中医药治疗非典型传染性肺炎》，李今庸编著，选用报刊上有关中医药治疗

"非典"（严重急性呼吸综合征）的内容，集而成册。2003 年 8 月，内部刊印。

《汉字、教育、中医药文化资料选编》（1－6 编），李今庸编著，选用报刊上发表的有关文字文化、教育和中医药文化资料而汇编的专门集册。2003—2009 年，内部刊印。

《舌耕馀话》，李今庸著，作者在兼任政协等多项社会职务期间，从事中医药事业的医政医事专门著作。2004 年 10 月，中国中医药出版社出版。

《古籍录语》，李今庸编著，选录古代典籍中关于启迪思想，予人智慧，为人道德之锦句名言而编著的人文专著。2006 年 8 月，内部刊印。

《李今庸医案医论精华》，李今庸著，作者临床验案精选和中医学术问题研究的专著。2009 年 4 月，北京科学技术出版社出版。

《李今庸中医科学理论研究》，李今庸著，中医科学基础理论体系和基本学术思想研究的专著。2015 年 1 月，中国中医药出版社出版。

《李今庸黄帝内经考义》，李今庸著，作者历半个世纪对《黄帝内经》疑难问题研究的学术专著。2015 年 1 月，中国中医药出版社出版。

《李今庸临床用方集粹》，李今庸著，是收集荟萃作者数十年临床医疗经验用方的专著。2015 年 1 月，中国中医药出版社出版。

《李今庸读古医书札记》，李今庸著，辑作者历年来在全国各地刊物上发表的关于古典医籍和古典文献的考释、考义、揭疑、析疑类文章的学术著作。2015 年 4 月，科学出版社出版。

《李今庸特色疗法》，李今庸主编，整理和总结了具有中医学特色的穴敷疗法、艾灸疗法、拔罐疗法、耳穴贴压法等治疗病证的专著。2015 年 4 月，科学出版社出版。

《李今庸经典医教与临床研究》，李今庸著，作者集中医经典教学和经典性临床研究的教研专著。2016 年 1 月，科学出版社出版。

《李今庸医惑辨识与经典讲析》，李今庸著，对有关经典医籍、医学疑问的解疑辨惑及经典著作课堂讲解分析的学术专著。2016 年 1 月，科学出版社出版。

《李今庸临床医论医话》，李今庸著，作者关于中医临床的医学论述和医语医话的学术专著。2017 年 3 月，中国中医药出版社出版。

《李今庸中医思考·读医心得》，李今庸著，作者独立思考中医药学实质和中医药学术发展方向性研究的学术专著。2018 年 3 月，学苑出版社出版。

《续古医书研究》，李今庸著，为《古医书研究》续笔，再以开创性的中医治经学方法继续研究中医古典著作之学术力作。

另有待出版著作（略）。

李琳　湖北中医药大学

2018 年 5 月 1 日

通古博今研岐黄　精勤不倦育桃李

出版说明

　　本书分为《难经》注疏与语译、《灵枢经》选篇语译两部分，作者采用通俗的文字分别对《难经》《灵枢经》进行了白话文译解。《难经》以商务印书馆 1955 年 5 月初版的《难经集注》为底本，《灵枢经》以人民卫生出版社 1963 年 4 月初版的《灵枢经》为底本。其中《难经》注疏与语译为李今庸编写，《灵枢经》选篇语译为李琳编写。

　　在《难经》注疏与语译部分，作者按照清代吴澄的分类方法，将《难经》全书分为六篇，即第一篇脉学篇，第二篇经络篇，第三篇脏腑篇，第四篇疾病篇，第五篇腧穴篇，第六篇针法篇。在《灵枢经》选篇语译部分，作者选译《灵枢经》卷第七卷至第十二卷，即第四十一篇至第八十一篇，并按照《灵枢经》原文卷号、篇号顺序排序。

　　全书在每一篇首冠以概述，简要总结本篇主要内容。概述之后为原文，原文之后附以注释，将原文中较为难解的词进行重点阐释。注释之后为译文，译文部分选用直译和意译相结合的方式，语译段落、句子标点均与原文保持一致。

目录

难经注疏与语译

编译说明

《难经》，是我国古代医学经典著作之一，其具体成书年代不详，旧传题为秦越人即扁鹊所作。它是一部就《黄帝内经》某些要旨而作进一步论述的书籍，以问答的形式论述了共八十一个疑难问题，难，有解难问答的意思，故又名曰《八十一难经》。

《难经》一书论述的内容有关于人体的诊脉法、经络、脏腑、疾病、腧穴、针法等。在脉法上，它阐明了脉诊的基本知识，脉学的基本理论；在经络上，它阐明了人体的各种经脉，以及这些经脉的分布和流注情况；在脏腑上，它阐明了人体各脏腑的形态、生理功能及其与组织器官、外界环境之间的相互关系；在疾病上，它阐明了人体疾病的病因、病机、病证及其诊断；在腧穴上，它阐明了人体的五脏腧穴、六腑腧穴和特定腧穴；在针法上，它论述阐明了人体各种针刺补泻手法的运用。该书还创造性地在脉诊、命门、三焦等方面提出了自己独到的见解。纵观全书，这是一部内容简明扼要，又医学意旨深远的古典医学要著，是从医者的必读之书。

《难经》自问世以来，由于文字古朴深奥，不易晓明，故后世医家对此作了不少的工作，有对它进行校勘的，有对它进行注解的，然这些校勘和注解距今年代久远，且使用的文字又为文言体材，对于现代的读者来说，仍难以完全看懂，根据当前的需要，对《难经》一书进行语译，并用通俗的文字作白话文译解是十分必要的。本书译文选用《难经本义》作为蓝本，采取清代吴澄的分类方法，将全书八十一难分为六篇：第一篇为脉学篇，第二篇为经络篇，第三篇为脏腑篇，第四篇为疾病篇，第五篇为腧穴篇，第六篇为针法篇。在每一篇首都冠以简单的概述，简要介绍其篇的大致内容，然后按照原文，以直译和意译结合的方法，进行其语译工作，其中语译段落与原文之间是一致的，句子标点亦符合原文标点，原文中较为难解的词句，在语译过程中进行串解。全书的白话语译力争做到简明、通俗、易懂，其目的是帮助读者掌握运用《难经》这本古典医学著作，从而更好地融会贯通于整个医学当中。

由于编译者水平有限，其中不当之处，还望读者提出，以便在今后工作中得到改正。

编译者

序

[元] 滑寿

【原文】

《难经本义》者，许昌滑寿本《难经》之义而为之说也。《难经》相传为海秦越人所著，而《史记》不载，隋唐书经籍艺文志，乃有秦越人《黄帝八十一难经》二卷之目。岂其时门人子弟，私相授受，太史公偶不及见之耶？考之《史记正义》及诸家之说，则为越人书不诬矣。盖本黄帝《素问》《灵枢》之旨，设为问答，以释疑义。其间荣卫度数、尺寸部位、阴阳王相、藏府内外、脉法病能，与夫经络流注、针刺腧穴，莫不该备。约其辞，博其义，所以扩前圣而启后贤，为生民虑者，至深切也。历代以来，注家相踵，无虑数十，然或失之繁，或失之简，醇疵淆混，是非攻击，且其书经华佗焚烬之余，缺文错简，不能无遗憾焉！夫天下之事，循其故则其道立，浚其源则其流长，本其义而不得其旨者，未之有也。若上古《易》书本为卜筮设子，朱子推原象占，作为《本义》，而四圣之心以明，《难经本义》窃取诸此也。是故考之《枢》《素》，以探其源，达之仲景、叔和，以绎其绪。凡诸说之善者，亦旁搜而博致之。缺文断简，则委曲以求之。仍以先儒释经之变例而传疑焉。呜呼，时有先后，理无古今，得其义斯得其理。得其理则作者之心旷百世而不外矣。虽然，斯义也，不敢自谓其已至也。后之君子，见其不逮，改而正之，不亦宜乎！

至正辛丑秋九月己酉朔自序

【译文】

《难经本义》，是许昌人滑寿本着《难经》之义而为之解说的书。《难经》一书相传为渤海的秦越人所著，然而《史记》却没有记载，隋书《经籍志》、唐书《艺文志》才有秦越人《黄帝八十一难经》二卷的目录，难道那时候门人子弟私下传授，太史公碰巧就没有见到它吗？考察《史记正义》及其各家的学说，则《难经》为秦越人书写不假。盖本着《黄帝素问》《灵枢》之意旨，设为问答形式，而解释它的疑难之义。其间人体的荣卫度数、尺寸部位、阴阳王相、脏腑内外、脉法病态，及其与经络流注、针刺腧穴，没有不包括完备。简明其言辞，广博其意义，是用来推广前代圣人的论点而启发后来学习的人，为老百姓考虑得是这样的深切。历代以来，注家相互承接的，大约在数十之多，然而有的太繁，有的太简，正确的错误的相互混淆，对的不对的又相互攻击；并且这本书是经过汉代华佗燃烧后的残余，其中的文字缺漏竹简错失，不能说没有遗憾！天下的事物，如果遵循其原来的东西那么它的规律就成立，如果疏通其源泉的流水那么它的水流就长远，本着它的意义却得不到它的旨意，没有这样的事。像上古时代的《周易》这本书本来是为占卜筮卦设置的，朱熹推求原委卜象占卦，作《周易本义》，而使伏羲、文王、周公、孔子四圣的心思为世人所明白晓畅。《难经本义》即是借用这个意思。所以研究《灵枢》《素问》，以探求它的本源，理解张仲景、王叔和的医学思想，以推理出它的头绪。大凡各家学说之好的，也从旁寻找而使它们广博极尽，若文字缺漏简竹断裂的，则尽力地以求全备。并且仍然用先儒们的解释经文的体例而传述其疑难。哎呀！时代有先后之分，道理却无古今之别，得到它的真义就明白它的道理，明白它的道理，即使百世之后也不会偏离作者的本心。虽然这样，但是对于其中的真义，我也不敢自己说是已经完全明白了，后来学习的人，如果见其不正确，就改正它，不也是适宜的吗？

元惠宗辛丑秋九月己酉阴历初一自序

难经注疏

△《难经·一难》

十二经皆有动脉，独取寸口，以决五藏六府死生吉凶之法，何谓也？然：寸口者，脉之大会，手太阴之脉动也。人一呼，脉行三寸，一吸，脉行三寸，呼吸定息，脉行六寸，人一日一夜，凡一万三千五百息，脉行五十度，周于身，漏水下百刻，荣卫行阳二十五度，行阴二十五度，为一周也。故五十度复会于手太阴寸口者，五藏之府之所终始，故法取于寸口也。

△《难经·七难》

经言"少阳之至，乍大乍小，乍短乍长；阳明之至，浮大而短；太阴之至，洪大而长；太阴之至，紧大而长；少阴之至，紧细而微；厥阴之至，沉短而敦。"此六者，是平脉邪？将病脉耶？然：皆王脉也。其气以何月各王几曰？然：冬至之后，得甲子，少阳王；复得甲子，阳明王；复得甲子，太阳王；复得甲子，太阴王；复得甲子，少阴王；复得甲子，厥阴王。王各六十日，六六三百六十日，以成一岁。此三阴三阳之王时大要也。

三阴三阳 脉象 书别	少阳之至	阳明之至	太阳之至	太阴之至	少阴之至	厥阴之至
《难经·七难》	乍大乍小乍短乍长	浮大而短	洪大而长	紧大而长	紧细而微	沉短而敦
《素问·平人气象论》	乍数乍疏乍短乍长	浮大而短	洪大以长	（缺）	（缺）	（缺）

三阴三阳 脉象　书别	少阳之至	阳明之至	太阳之至	太阴之至	少阴之至	厥阴之至
《平人气象论》新校正引《扁鹊阴阳脉法》	乍小乍大乍长乍短	（缺）	洪大以长	紧细以长	紧细	沉短以紧
《素问·至真要大论》	大而浮	短而濇	大而长	沉	钩	弦

△ 《难经·八难》

所谓生气之原者，谓十二经之根本也，谓肾间动气也。此五藏六府之本，十二经脉之根，呼吸之门，三焦之原，一名守邪之神……

《难经·六十六难》："齐下肾间动气者，人之生命也，十二经之根本也，故名曰原。三焦者，原气之别使也，主通行三气，经历于五藏六府。原者，三焦之尊号也。"

《金匮要略·藏府经络先后病脉证第一》："若五藏元真通畅，人即安和……腠者，是三焦通会元真之处，为血气所注……"

《周易·乾·用九》："象曰：大哉乾元，万物资始，乃统天。"李鼎祚集注引《九家易》："元者，气之始也。"

《周易·系辞上》："乾知大始。"李鼎祚集解引《九家易》："始谓乾禀元气，万物资始也。"

《素问·离合真邪论篇第二十七》："真气者，经气也。"

《说文·匕部》："真，仙人变形而登天也，从匕，从目，从乚、八，所乘载也。𣟇，古文真。"（剖孕妇以观其化？）

《广韵·去声·三十六效》："孝……《孝经左契》曰：'元气混沌，孝在其中。'"

《说文·匕部》："匕，变也，从反人。凡匕之属皆从匕。"（呼跨切）

《素问·天元纪大论篇第六十六》："故物生谓之化，物极谓之变。"

《素问·六微旨大论篇第六十八》："夫物之生从于化，物之极由乎变。"

《素问·针解篇第五十四》："邪胜则虚之者……"王冰注："邪者，不正之目，非本经气，是则谓邪，非言鬼毒精邪之所胜也。"

《说文·齐部》："昪，春为昪天，元气昪昪，从日、介，齐亦声。"（胡老切）"介，放也，从大而八分也。凡介之属皆从介。"（古老切）

△《难经·九难》

何以别知藏府之病邪？然，数者府也，迟者藏也。数则为热，迟者为寒。诸阳为热，诸阴为寒。故以别知藏府之病也。

《素问·阴阳别论篇第七》："所谓阴阳者，去者为阴，至者为阳，静者为阴，动者为阳，迟者为阴，数者为阳。"

《素问·阴阳应象大论篇第五》："阳胜则热，阴胜则寒。"

△《难经·十四难》

脉有损至，何谓也？然：至之脉，一呼再至曰平，三至曰离经，四至曰夺精，五至曰死，六至曰命绝。此至之脉。

按：此"至之脉"之"至"，与"损"为对文，指病机或脉跳至数，与下"再至""四至""五至""六至"之"至"字只指"脉跳"者不同。

《尔雅·释诂上》："极，至也。"郝懿行《义疏》："《仪礼》及《国语》注并云：'至，极也。'互相训也。"

《尔雅·释诂上》："速，亟，屡，数，疾也。亟，速也。"郝懿行《义疏》："亟者，《说文》云：'敏疾也。'通作悈，《说文》云：'悈，疾也。'又通作极，《易·说卦》云'为亟心'，释文：'亟，荀本作极。'《庄子·盗跖篇》云'亟去走归'，释文：'亟，本或作极。'《荀子·赋篇》云'出入甚极'，又云'反覆甚极'，杨倞注并云：'极，读为亟急也。'……又通作革，《檀弓》云'夫子之病革矣'，又云'若疾革'，释文：'革，本又作亟。'是亟，棘，革音义俱同矣。"

《广雅·释诂》："沸，燢，困，惄，夬，秋，㦊，斮，瘖，愠，岁，亢，疲，羸，寿，御，歌，穷，乎，终，备，极也。"王念孙《疏证》：

"㿑，《说文》作憊，云‘極也’，一曰‘困劣也’。字或作带……"
（卷一上）

《广雅·释诂》："罷，夯，御，劳也。"（卷一下）

《广雅·释诂》："疾，亟，紧，急也。"（卷一下）

《广雅·释诂》："傢，疲，劳，懈，惰，怠，罷，嬾也。"（卷二下）

《孟子·离娄上》："规矩，方圆之至也。"朱熹注："至，極也。"

《汉书·武帝纪》："亲省边垂，用事所極"，李斐曰："極，至也。"

△《难经·十四难》

何谓损？一呼一至曰离经，二呼一至曰夺精，三呼一至曰死，四呼一至曰命绝。此谓损之脉也。至脉从下上，损脉从上下也。

《广雅·释诂》："损，削，耗，杀，癏，劣，减也。"（卷二下）

《汉书·食货志上》"则贫民之赋可损"，颜师古注："损，减也。"

△《难经·十五难》

经言春秋弦，夏脉钩，秋脉毛，冬脉石，是王脉耶？将病脉也？然：弦、钩、毛、石者，四时之脉也。春脉弦者，肝东方木也，万物始生，未有枝叶，故其脉之来，濡弱而长，故曰弦。夏脉钩者，心南方火也，万物之所茂，垂枝布叶，皆下曲如钩，故其脉之来疾去迟，故曰钩。秋脉毛者，脉西方金也，万物之所终，草木华叶，皆秋而落，其枝独在，若毫毛也。故其脉之来，轻虚以浮，故曰毛。冬脉石者，肾北方水也，万物之所藏也，盛冬之时，水凝如石，故其脉之来，沉濡而滑，故曰石。此四时之脉也。

脉象 五藏 四时脉 书别	肝 春脉		心 夏脉		脾		肺 秋脉		肾 冬脉	
《难经·十五难》	弦	濡弱而长	钩	来疾去迟		（平和不可得见）	毛	轻虚以浮	石	沉濡而滑
《素问·玉机真藏论》	弦	耎弱轻虚而滑，端直以长	钩	来盛去衰		（善者不可得见）	浮	轻虚以浮来急去散	营	沉以搏

脉象 五藏 四时脉 书别	肝		心		脾	肺		肾	
	春脉		夏脉				秋脉		冬脉
《甲乙经》卷四第一上	弦		钩		（善者不可见）	浮		营	沉以濡
《脉经》引《四时经》	弦	耎而弱宽而虚	钩	洪大而长	缓而迟尺寸不同	毛	微浮	沉	（缺）
《素问·平人气象论》	耎弱招招，如揭长竿末稍		累累如连珠		和柔相离如鸡践地	厌厌聂聂如落榆荚		喘喘累累如钩，按之而坚	
《素问·宣明五气篇》	弦		钩		代	毛		石	

△ 《难经·十五难》

胃者，水谷之海，主禀四时皆以胃气为本。是谓四时之变，病、死、生之要会也。脾者，中州也，其平和不可得见，衰乃见耳。来如雀之啄，如水之下漏，是脾衰见也。

《素问·玉机真藏论篇第十九》："帝曰：然则脾善恶可得见之乎？歧伯曰：善者不可得见，恶者可见。帝曰：恶者何如可见？歧伯曰：其来如水之流者，此谓太过，病在外；如鸟之喙者，此谓不及，病在中。"

△ 《难经·十六难》

假令得肝脉……其病四肢满闭癃，溲便难，转筋。有是者肝也，无是者非也。

《集韵·上声上·二十一混》："悃，虎本切，悃懑，不憛也。"

《集韵·上声上·二十四缓》："满，母伴切，《说文》：'盈溢也。'懑，闷，烦也。或省。"

《素问·热论篇第三十一》："故烦满而囊缩。""则头痛口干而烦满。"

《素问·评热病论篇第三十三》："有病身热汗出烦满，烦满不为汗解，此为何病？歧伯曰：汗出而身热者，风也；汗出而烦满不解者，厥也，病名曰风厥。"

《金匮要略·肺痿肺痈咳嗽上气病脉证治第七》："《千金》苇茎汤，

治咳有微热，烦满，胸中甲错，是为肺痈。"

《素问·刺热篇第三十二》："肝热病者……热争则狂言及惊，胁满痛，手足躁，不得安卧。"

《金匮要略·惊悸吐衄下血胸满瘀血病脉证治第十六》："病者如热状，烦满，口干燥而渴……"

《备急千金要方》卷十九第二："治肾热，好怒好忘，耳听无闻，四肢满急……"

《脉经》卷四第七："卒中恶，腹大，四肢满……"

《神农本草经》卷二："白薇，味苦平，主……身热肢满。"

△《难经·十六难》

假令得肝脉，其外证，善洁，面青，善怒；其内证，脐左有动气，按之牢若痛，其病，四肢满，闭淋，溲便难，转筋。有是者肝也，无是者非也。

《金匮要略·惊悸吐衄下血胸满瘀血病脉证治第十六》："病人胸满，唇痿舌青，……腹不满，其人言我满，为有瘀血。""病者如热状，烦满……"

《素问·热论篇第三十一》："六日厥阴受之……故烦满而囊缩。"

《素问·逆调论篇第三十四》："人身非常温也，非常热也，为之热而烦满者何也……"

《金匮要略·血痹虚劳病脉证并治第六》："劳之为病，其脉浮大，手足烦……""虚劳……手足烦热，咽干口燥，小建中汤主之。"

《说文·心部》："懑，烦也，从心，从满""闷，懑也，从心门声。"（二字俱"莫困切"）

《广韵·上声·二十四缓》："懑，烦闷。懑，古文。"

《广韵·上声·二十一混》："懑，秋闷也。"

△《难经·十六难》

假令得肝脉，其外证，善洁，面青，善怒；其内证，脐左有动气，按之牢若痛，其病四肢满，闭淋，溲便难，转筋。

《金匮要略·五藏风寒积聚病脉证并治第十一》："热在下焦者，则尿血，亦令淋秘不通。"

《广韵·去声·六至》："秘，密也……俗作秘兵媚切。""閟，闭闭。"《说文·示部》："祕，神也，从示心声。"（兵媚切）

《说文·门部》："閟，闭门也，从门必声。《春秋传》曰：'閟门而与之言。'"（兵媚切）"闭，闔门也，从门，才所以止巨门也。"（博计切）

《灵枢·百病始生第六十六》："厥气生足悗，悗生胫寒……"

《灵枢·血络论第三十九》："发针而面色不变，而烦悗者。"史崧音释："悗，音闷。"

《素问·阴阳应象大论篇第五》："阳胜则身热……齿干以烦冤。"

《素问·热论篇第三十一》："四日太阴受之……故腹满而嗌干。"

《素问·缪刺论篇第六十三》："邪客于手阳明之络，令人气满，胸中喘息，而支胠，胸中热。"

△ 《难经·十六难》

假令得肝脉……其病四肢满闭癃，溲便难，转筋。有是者肝也，无是者非也。

《灵枢·口问第二十八》："下气不足，则乃为痿厥心悗，补足外踝下留之……痿厥心悗，刺足太指间上二寸留之，一曰足外踝下留之。"

《太素·十二邪》："下气不足，则为痿厥足闷，补足外踝下留之……痿厥足闷，刺足太指间上二寸留之，一曰足外踝下留之。"

《灵枢·杂病第二十六》："痿厥，为四末束悗，乃疾解之，日二；不仁者，十日而知，无休，病已止。"《太素·痿厥》："痿厥为四束悗，乃疾解之，日二；不仁者十日而知，毋休，病已止。"杨上善注："悗，烦也。"

《素问·逆调论篇第三十四》："人身非常温也，非常热也，为之热而烦满者何也？"

《说文·心部》："懑，烦也，从心，从满"。（莫困切）"懑，忘也，懑兜也，从心满声。"（母官切）

《玉篇·心部》："懑，莫本、亡困、亡旱三十切，烦也。憑，同上。"

《汉书·佞幸传·石显传》："显与妻子徒归故郡，忧满不食，道病死。"颜师古注："满读曰懑，音闷。"（石显，少坐法腐刑，尚有妻子）

《广韵·去声·二十六恩》："闷，《说文》曰：'懑也。'《易》曰'遁世无闷'，莫困切。懑烦也。又莫缓、亡损二切。"

《广韵·去声·二十一混》："懑，愁闷也，模本切。又亡顿、草旱二切。"

《广韵·去声·二十四缓》："满，盈也，充也。懑，烦闷。憑，古文。"

《广韵·去声·二十七恨》："闷，悗，莫困切，《说文》：'懑也。'或作悗，亦书作们。懑，满。《说文》：'烦也。'或作省。"

△《难经·十六难》

假令得肝脉，其外证，善洁，面青，善怒；其内证，齐左有动气，按之牢若痛，其病四肢满闭，癃溲便难，转筋。有是者肝也，无是者非也。

丁德用注："其病四肢满闭者，谓支节拘挛也。淋溲难者，足厥阴上系舌本，下怀于阴器，故淋溲便难也。其转筋者，肝舍血以养筋，故病即转筋也。"广庶注："癃溲，谓小府涩也。便难，大府所注难也。谓肝脉循于阴器，故癃溲也。肝肾主下部，肝病则气逆不行于下，故便难也。"

《神农本草经》卷二："白薇，味苦平，主暴中风身热，肢满，忽忽不知人。"

《备急千金要方》卷十七第二："凡肺风气痿绝，四肢满胀，喘逆胸满，灸肺输各二壮。"

《医学纲目·肾膀胱部·耳聋》："茯神散，治上焦风热，聪聋鸣，四肢满急，骨闷不利。"

《集韵·去声·十二霁》："瘱，癠，瘦，《博雅》：'瘱疢病也。'或作瘳、瘦。"

△《难经·十六难》

假令得肝脉，其外证善洁，面青，善怒；其内证齐左有动气，按之牢若痛。其病四肢满闭癃溲便难，转筋。有是者肝也，无是者非也。

《灵枢·淫邪发梦第四十三》："厥气……客于胞膹，则梦溲便。"

《诸病源候论·淋病诸候·诸淋候》："膀胱与肾为表里，具主水，水入小肠下于胞，行于阴为溲便也。"

《诸病诸候论·大便病诸候·大小便难候》："大小便难者，由冷热不调，大小肠有游气，游气在于肠间，搏于糟粕，溲便不通流，故大小便难也。"

《金匮要略·藏府经络先后病脉证第一》："色黄者便难。"

《备急千金要方》卷二十一第二："凡人候鼻头色黄，法小便难也。"

《说文·水部》："浚，浸蔟也，从水，夋声。"上有："渶，溉灌也，从水，英声。"

《素问·天元正纪大论篇第七十一》："湿胜则濡泄，甚则水闭胕肿。"王冰注："水闭则逸于皮中也。"

《灵枢·经水第十》："是主脾所生病者……溏瘕泄，水闭，黄疸。"

△《难经·十六难》

假令得肝脉，其外证善洁，面青，善怒；其内证齐左有动气，按之牢若痛。其病四肢满闭癃溲便难，转筋。有是者肝也，无是者非也。

《灵枢·经脉第十》："肝足厥阴之脉……遗溺，闭癃。"

《灵枢·本输第二》："三焦者……并太阳之正，入络膀胱，约下焦，实则闭癃，虚则遗溺。遗溺则补之，闭癃则泻之。"

《灵枢·经脉第十》："足少阴之别……实则闭癃，虚则腰痛。"

《灵枢·热病第二十三》："癃，取之阴跷及三毛上及血络出血。"

《素问·宣明五气篇第二十三》："膀胱不利为癃，不约为遗溺。"王冰注："膀胱为津液之府，水注由之。然足三焦脉实，约下焦而不通，则不得小便；足三焦脉虚，不约下焦，则遗溺也。"

《金匮要略·五藏风寒积聚病脉证并治第十一》："热在下焦者,则尿血,亦令淋秘不通。"

《素问·五常政大论篇第七十》："涸流之纪……其病癃闭,邪伤肾也。"

《素问·六元正纪大论篇第七十一》："热至则……淋闭之病生矣。"

《备急千金要方》卷二十一第二："论曰:热结中焦则为坚,热结下焦则为溺血,令人淋闭不通。"

《神农本草经》卷一："石龙刍,味苦微寒,主……淋闭。"

△《难经·二十八难》

带脉者,起于季胁,回身一周。(杨玄操注:"季胁在胁下,下接于髎骨之间是也。")

《素问·脉要精微论篇第十七》："尺内两傍,则季胁也",王冰注:"季胁近肾,尺主之,故尺内两傍则季胁也。"

《灵枢·经脉第十》："胆足少阳之脉……其直者,从缺盆下腋,循胸,过季胁。"

《灵枢·经别第十一》："足少阴之正……当十四椎,出属带脉。"

《广雅·释诂》卷三上："带,束也。"王念孙《疏证》:"带者,《释名》:'带,蒂也,著于衣,如物之系蒂也。'是束之义也。"

△《难经·二十九难》

带之为病,腹满,腰溶溶若坐水中。(上文:"溶溶不能自收持。")

滑寿注:"溶溶,无力貌。"

《国语·周语上》："则享祀时至而布施优裕也。"韦昭注:"裕,缓也。"

△《难经·四十七难》

人面独能耐寒者,何也?然:人头者,诸阳之会也,诸阴脉皆至颈、胸中而还,独诸阳脉皆上至头耳,故令面耐寒也。

《御览·人事部六·面》:"《黄帝八十一问》曰:人面独能寒何也?

曰：头者，诸阳之脉会也，诸阴脉皆主头颈不上，独诸阳脉上头，故面能寒耳。"

△《难经·五十七难》

小肠泄者，溲而便脓血，少肠痛。

按：此"少肠痛"之文，乃"少腹痛"之误也。

《史记·扁鹊仓公列传》："曰：风瘅客脬，难以大小溲，溺赤。臣意，饮以火齐汤，一饮即前后溲，再饮病已，溺如故。"上文有："曰：涌疝也，令人不得前后溲。循曰：不得前后溲三日矣，臣意以火齐汤……"司马贞《索隐》："溲，音所留反。前溲谓小便。后溲，大便也。"

△《难经·五十七难》

大肠泄者，食已窘迫，大便色白，肠鸣切痛。

杨玄操注："窘迫，急也。食讫即欲利，迫急不可止也……切者，言痛如刀切其肠之状也。"虞庶注："大肠气虚，所以食毕而急思厕。"

《史记·扁鹊仓公列传》："迵风之状，饮食下嗌辄后之。病得之饱食而疾走。"上文有："迵风者，饮食下嗌而辄出不留。"

《灵枢·邪气藏府病形第四》："大肠病者，肠中切痛而鸣濯濯，冬日重感于寒即泄，当脐而痛，不能久立。"

△《难经·五十七难》

有大瘕泄，名曰后重……大瘕泄者，里急后重，数至圊而不能便，茎中痛。

《广韵·下平声·十四清》："圊，厕也。"

△《难经·六十三难》

井者，东方春也，万物之始生，诸蚑行喘息，蜎飞蠕动，当生之物，莫不以春而生。

《汉书·匈奴传》："蚑行喙息蠕动之类，莫不就安利，避危殆。"

颜师古注："跂行，凡有足而行者也。喙息，凡以口出气者也。蠕，蠕动貌。跂音岐。喙音许秽反。蠕音人兖反。"

《小学钩沈》卷十一载《声类》："蚑，多足虫也。"

《汉书·礼乐志》："膏润并爱，跂行毕逮。"颜师古注："凡有足而行者，称'跂行'也。"

《淮南子·本经训》："蠉飞蠕动，莫不仰德而生。"

《鬼谷子·揣篇》："故观蜎飞蠕动，无不有利害。"

《淮南子·原道训》："蚑行喙息，蜎飞蠕动之类。"

《淮南子·俶真训》："蠉飞蠕动，蚑行哙息。"

《汉书·公孙弘传》："蚑行喙息，咸得其宜。"

《新书·道基》："蚑行喙息，蜎飞蜎动之类。"

《经法·论》："岐行喙息，扁蜚耎动。"

《文选·王褒洞箫赋》："岐行喙息。"

△《难经·六十六难》

然：五藏俞者，三焦之所行，气之所留止也。三焦所行之俞为原者何也？然：脐下肾间动气者，人之生命也，十二经之根本也，故名曰原。三焦者，原气之别使也，主通行三气，经历于五藏六府。原者，三焦之尊号也，故所止辄为原。五藏六府之有病者，皆取其原也。

《释名·释地》："广名曰原。原，元也，如元气广大也。"

《尔雅·释地》："广名曰原。"

《春秋繁露·重政》："是以《春秋》变一谓之元。元，犹原也。其义以随天地终始也。故人唯有终始也，而生不必应四时之变。故元者，为万物之本，而人之无在焉。"

△《难经·七十五难》

经言"东方实，西方虚，泻南方，补北方"，何谓也？然：金木水火土，当更相平。东方，木也；西方，金也。木欲实，金当平之；火欲实，水当平之；土欲实，木当平之；金欲实，火当平之；水欲实，土当平之。东方，肝也，则知肝实；西方，肺也，则知肺虚。泻南方火，补北方水。南方火，火者，木之子也；北方水，水者，木之母也。水胜火，子能令母实，母能令子虚，故泻火补水，欲令金不得平木也。经曰："不能治其虚，何问其余。"此之谓也。

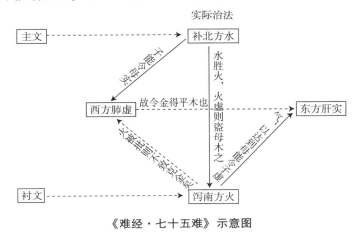

《难经·七十五难》示意图

《备急千金要方》卷十一第三："肝劳病者，补心气以益之，心王则感于肝矣。""心劳病者，补脾气以益之，脾王则感于心矣。""凡脾劳病者，补肺气以益之，肺王则感于脾。""凡肺劳病者，补肾气以益之，肾王则感于肺矣。""凡肾劳病者，补肝气以益之，肝王则感于肾矣。"

《素问·四气调神大论篇第二》："恶气不发。"

《素问·调经论篇第六十二》："寒湿之中人也，皮肤不收。"

（李今庸）

第一篇　脉　学

　　本篇从第一难至第二十二难，是论述有关中医脉学方面的问题。首先提出了诊脉当独取寸口，认为寸口是"脉之大会""五脏六腑之终始"，故独取寸口为诊脉的基本方法。继而又分别指出了寸口部位关尺的阴阳属性，尺寸的长度及其位置的划分，诊脉的轻重指法，以及人体三部九候的意义及诊候预测疾病的方法，强调了阴阳理论对脉诊的指导意义。同时也论述了脉象的正常与反常等情况。

第一难

【原文】

　　一难曰：十二经皆有动脉①，独取寸口，以决五脏六腑死生吉凶之法，何谓也？

　　然：寸口者，脉之大会，手太阴之脉动也。

　　人一呼，脉行三寸，一吸脉行三寸；呼吸定息②，脉行六寸。人一日一夜，凡一万三千五百息，脉行五十度，周于身，漏水下百刻③，荣卫行阳二十五度，行阴亦二十五度，为一周也。故五十度复会于手太阴寸口者，五脏六腑之所终始。故法取于寸口也。

【注释】

　　①动脉：搏动之脉，指可用手触摸到的经脉循行部位上的搏动之处。

　　②定息：人一呼一吸为一息，一息终了称为定息。

　　③漏水下百刻：古人使用铜壶滴漏的计时仪器，漏水下百刻即为一昼夜。

【译文】

问：手足三阴三阳十二经脉皆有其经脉循行上的搏动应手之处，然单独取按寸关尺三部的脉象，来诊断五脏六腑疾病的轻重缓急和预后良恶，这是为什么呢？

答：寸口的部位，是人体十二经脉之气总会和聚集的地方，是手太阴肺经经脉之气搏动之处。正常的人其呼吸定数是一呼气脉气行于三寸，一吸气脉气行于三寸，一呼吸脉气共行六寸。人在一日一夜之中，其呼吸共是一万三千五百次，脉气共行五十周次，环绕于人体全身。在漏水下百刻的一昼夜时间里，荣卫在白天运行二十五周次，在黑夜运行也是二十五周次，即在一昼夜之中循环运行五十周次，所以五十周次后再重复会合于手太阴肺经的寸口部位。寸口部位，是五脏六腑气血循环运行的起止点，所以诊脉方法当是独取于寸口处。

第二难

【原文】

二难曰：脉有尺寸，何谓也？

然：尺寸者，脉之大要会也。

从关①至尺，是尺内，阴之所治②也。从关至鱼际，是寸口内，阳之所治也。

故分寸为尺，分尺为寸。

故阴得尺内一寸，阳得寸内九分。

尺寸终始一寸九分，故曰尺寸也。

【注释】

①关：诊脉的部位，位于掌后桡骨茎突的内侧。关前为寸，关后为尺，尺、寸以关为界。

②治：治理、管理的意思。

【译文】

问：诊脉有尺寸部位之分，这是为什么呢？

答：尺寸部位，是人体十二经脉大会的地方。从关部到尺泽之间属尺部范围，为阴气所治理；从关部到鱼际之间是寸部范围，为阳气所治理。所以分开关部以上的一寸向下就是尺部；分开关部以下的一尺向上就是寸部。阴只取尺内的一寸，阳只取寸内的九分，尺寸起止共长一寸九分，所以叫作尺寸。

第三难

【原文】

三难曰：脉有太过，有不及，有阴阳相乘①，有覆有溢②，有关有格③，何谓也？

然：关之前者，阳之动也。脉当见九分而浮，过者法曰太过，减者法曰不及。

遂上鱼为溢，为外关内格，此阴乘之脉也。

关以后者，阴之动也。脉当见一寸而沉，过者法曰太过，减者法曰不及。

遂入尺为覆，为内关外格，此阳乘之脉也。

故曰覆溢，是其真藏之脉，人不病而死也。

【注释】

①阴阳相乘：阴指尺部，阳指寸部，乘是乘袭、侵犯的意思。阴阳相乘，指寸、尺部位的反常脉象，即阴盛乘阳为溢脉，阳盛乘阴为覆脉。

②覆、溢：覆，覆盖。溢，满溢。脉搏深入尺部称覆脉，上冲鱼际称溢脉。

③关、格：关，关闭。格，格拒。关、格是指阴阳之气阻隔不通的危象。

【译文】

问：诊脉时脉象有超过正常位置的（太过），有不及正常位置的（不及），有尺寸阴阳之脉相互乘袭、侵犯的，有覆脉有溢脉的，有脉之阴阳之气关闭格拒的，这是为什么呢？

答：关之前的寸部，是阳脉搏动的地方，脉搏形象应现九分而浮。

若超过九分的，则叫作太过；少于九分的，则叫作不及。脉径行而直向上冲达于鱼际部的为溢脉，是由于阳气被关闭于外而阴气格拒于内造成的，此为阴盛乘阳的脉象。关之后的尺部，是阴脉搏动的地方，脉搏形象应现一寸而沉。若超过一寸的，则叫作太过；少于一寸的，则叫作不及。脉径行而直向下超出尺泽部的为覆脉，是由于阳气被关闭于内而阴气格阻于外造成的，此为阳盛乘阴的脉象。所以说覆脉溢脉，都是阴阳之气隔绝而产生的真脏脉象，病人虽无外形病征，而往往也会死亡的。

第四难

【原文】

四难曰：脉有阴阳之法，何谓也？

然：呼出心与肺，吸入肾与肝。呼吸之间，脾受谷味也，其脉在中。浮者，阳也。沉者，阴也。故曰，阴阳也。

心肺俱浮，何以别之？

然：浮而大散者心也；浮而短涩者肺也。

肾肝俱沉，何以别之？

然：牢而长者肝也。按之濡，举指来实者肾也。脾者中州①，故其脉在中，是阴阳之法也。

脉有一阴一阳，一阴二阳，一阴三阳，有一阳一阴，一阳二阴，一阳三阴。如此之言，寸口有六脉俱动邪②？

然：此言者，非有六脉俱动也，谓浮沉长短滑涩也。浮者，阳也。滑者，阳也。长者，阳也。沉者，阴也。短者，阴也。涩者，阴也。所谓一阴一阳者，谓脉来沉而滑也。一阴二阳者，谓脉来沉滑而长也。一阴三阳者，谓脉来浮滑而长，时一沉也。所谓一阳一阴者，谓脉来浮而涩也。一阳二阴者，谓脉来长而沉涩也。一阳三阴者，谓脉来沉涩而短，时一浮也。各以其经所在，名病逆顺也。

【注释】

①中州：指中焦。

②邪：疑问语气词，相当于现代汉语的"吗""呢"，后写作"耶"。

【译文】

问：诊脉有辨阴阳的方法，如何区分辨别呢？

答：呼气出于心肺脏，吸气入于肾肝脏，在呼气与吸气之间，脾脏脉气也包涵于其中。浮脉是阳，沉脉是阴，所以说脉象有阴阳的区分。

问：心脉和肺脉都是浮脉，用什么方法来区别它们呢？

答：脉象浮大散漫的是心脉；脉象浮短滞涩的是肺脉。

问：肾脉和肝脉都是沉脉，用什么方法来区别它们呢？

答：脉象坚牢而长的是肝脉。重按濡弱，举指轻按又实而较有力的是肾脉。脾脏居于中焦，所以它的脉象也在中间。这就是区别脉象阴阳的方法。

问：脉象有一阴一阳，一阴二阳，一阴三阳；又有一阳一阴，一阳二阴，一阳三阴。像这样说法，难道寸口有六种脉象同时搏动吗？

答：这样讲，并不是说有六种脉象同时搏动，而是说脉象有浮、沉、长、短、滑、涩六种。浮是阳脉，滑是阳脉，长是阳脉；沉是阴脉，短是阴脉，涩是阴脉。所谓一阴一阳，是说脉来其形象是沉而兼滑；一阴二阳，是说脉来其形象是沉滑而长；一阴三阳，是说脉来其形象是浮滑而长，并时而又现一沉。所谓一阳一阴，是说脉来其形象是浮而兼涩；一阳二阴，是说脉来其形象是长而沉涩；一阳三阴，是说脉来其形象是沉涩而短，并时而又现一浮。所以各自按照自己经脉（脏腑）所在的相应部位脉象的变化，来判断疾病的逆与顺。

第五难

【原文】

五难曰：脉有轻重，何谓也？

然：初持脉①，如三菽②之重，与皮毛相得者，肺部也；如六菽之重，与血脉相得者，心部也；如九菽之重，与肌肉相得者，脾部也；如十二菽之重，与筋平者，肝部也；按之至骨，举指来疾者，肾部也。故曰轻重也。

【注释】

①持脉：即按脉。

②菽：指大豆。

【译文】

问：诊脉有指法轻重之分，如何来掌握呢？

答：刚开始按脉时，手指的力度如同三粒大豆的重量一般，轻轻按至皮毛就可以触及到的，是肺部的脉；如同六粒大豆的重量一般，按至血脉就可以触及到的，是心部的脉；如同九粒大豆的重量一般，按至肌肉就可以触及到的，是脾部的脉；如同十二粒大豆的重量一般，按至与筋相平就可以触及到的，是肝部的脉；按至骨骼，手指上举时脉来有力而疾速的，是肾部的脉。所以说切脉的指法是有轻重之分别的。

第六难

【原文】

六难曰：脉有阴盛阳虚，阳盛阴虚，何谓也？

然：浮之损小，沉之实大，故曰阴盛阳虚；沉之损小，浮之实大，故曰阳盛阴虚。是阴阳虚实之意也。

【译文】

问：脉象有偏于阴盛阳虚的，有偏于阳盛阴虚的，说的是什么呢？

答：诊察脉象时，用轻按浮取的手法，脉象呈现软弱细小，如改用重按沉取的手法，脉象又显现坚实洪大的，叫作阴盛阳虚；若诊察脉象时，用重按沉取的手法，脉象呈现软弱细小，如改用轻按浮取的手法，脉象又显现坚实洪大的，叫作阳盛阴虚。这就是从脉象上来辨别阴阳虚实的意义所在。

第七难

【原文】

七难曰：经言少阳之至，乍大乍小，乍短乍长；阳明之至，浮大而短；太阳之至，洪大而长；太阴之至，紧细而长；少阴之至，紧细而微；厥阴之至，沉短而敦①。此六者，是平脉邪，将病脉耶？

然：皆王脉②也。

其气以何月各王几日？

然：冬至之后，得甲子，少阳王，复得甲子阳明王，复得甲子太阳王，复得甲子太阴王，复得甲子少阴王，复得甲子厥阴王。王各六十日，六六三百六十日；以成一岁。此三阳三阴之王时日大要也。

【注释】

①敦：据《脉经》，"敦"当作"紧"。

②王脉：王，通"旺"。旺脉，即为适应不同季节的气候变化所表现出来的脉象。

【译文】

问：古代有关医学理论的书籍讲，少阳所主时令的到来，其脉搏形态是忽大忽小，忽短忽长；阳明所主时令的到来，其脉搏形态是浮大而短；太阳所主时令的到来，其脉搏形态是洪大而长；少阴所主时令的到来，其脉搏形态是紧大而长；太阴所主时令的到来，其脉搏形态是紧细而长；厥阴所主时令的到来，其脉搏形态是沉短而紧。这六种脉搏形象，是正常人的呢，还是病人的？

答：这些都是与时令气候相适应的旺盛脉象。

问：它和时令气候相适应，是在哪些月份上，各旺多少天数呢？

答：从冬至节后的第一个甲子日开始，在此后的六十天中，是少阳之气当旺的时期；接下去第二个甲子开始的六十天中，是阳明之气当旺的时期；再下去第三个甲子开始的六十天中，是太阳当旺的时期；再下去第四个甲子开始的六十天中，是太阴之气当旺的时期；再下去第五个甲子开始的六十天中，是少阴之气当旺的时期；再下去第六个甲子开始的六十天中，是厥阴之气当旺的时期。每一经之气当旺的时期各为六十天，六六三百六十天，就成为了一年。这就是三阴三阳在一年中当旺时日的大概情况。

第八难

【原文】

八难曰：寸口脉平而死者，何谓也？

然：诸十二经脉者，皆系于生气之原。所谓生气之原者，谓十二经之根本也，谓肾间动气①也。此五脏六腑之本，十二经脉之根，呼吸之门，三焦之原。一名守邪之神②。故气者，人之根本也，根绝则茎叶枯矣。寸口脉平而死者，生气独绝于内也。

【注释】

①肾间动气：指两肾之间所藏的元气，即生气之原。

②守邪之神：防御外邪侵袭的功能。

【译文】

问：寸部脉象正常而病人却死亡了，这是为什么呢？

答：人体所有的十二经脉，都联系着生命之气的本原。所谓生命之气的本原，就是人体十二经脉的根本，也是人体两肾之间的动气。这是五脏六腑的基本，是十二经脉的根原，是呼吸之气出入的关键，是三焦通行气化的源泉。又是防御保护，抵制外邪的力量。所以说人体的生命之气，是人体生命活动的根本，如果根本已经断绝，那么茎叶也就枯萎了。寸部脉象虽然与正常相同，但病人却死亡了，这就是由于人体生命之气首先断绝于内部的缘故。

第九难

【原文】

九难曰：何以别知脏腑之病耶？

然：数者腑也，迟者脏也。数则为热，迟则为寒。诸阳为热，诸阴为寒。故以别知脏腑之病也。

【译文】

问：用什么方法来从脉象上辨别脏腑的疾病呢？

答：快速的脉象是主六腑疾病，缓慢的脉象是主五脏疾病。脉象快速的为热证，脉象缓慢的为寒证。所有阳脉的是主热证，所有阴脉的是主寒证。所以用脉象的快慢来辨别脏腑的疾病。

第十难

【原文】

十难曰：一脉为十变者，何谓也？

然：五邪刚柔相逢①之意也。假令心脉急甚者，肝邪干②心也；心脉微急者，胆邪干小肠也；心脉大甚者，心邪自干心也；心脉微大者，小肠邪自干小肠也；心脉缓甚者，脾邪干心也；心脉微缓者，胃邪干小肠也；心脉涩甚者，肺邪干心也；心脉微涩者，大肠邪干小肠也；心脉沉甚者，肾邪干心也；心脉微沉者，膀胱邪干小肠也。五脏各有刚柔邪，故令一脉辄变为十也。

【注释】

①刚柔相逢：谓五脏五腑的病邪相互影响、传变。

②干：侵犯。

【译文】

问：一脏的脉象可以产生十种变化，说的是什么呢？

答：这是五脏五腑之邪相互影响、传变的意思。如果心经脉象紧迫，这是肝脏之邪侵犯心脏；心经脉象微急，这是胆腑之邪侵犯小肠；心经脉象大甚，这是心脏之邪自犯心脏；心经脉象微大，这是小肠之邪自犯小肠；心经脉象缓甚，这是脾脏之邪侵犯心脏；心经脉象微缓，这是胃腑之邪侵犯小肠；心经脉象涩甚，这是肺脏之邪侵犯心脏；心经脉象微涩，这是大肠之邪侵犯小肠；心经脉象沉甚，这是肾脏之邪侵犯心脏；心经脉象微沉，这是膀胱之邪侵犯小肠。五脏之间都有脏腑病邪相互传变的关系，所以一脏的脉象往往变化产生十种形态。

第十一难

【原文】

十一难曰：经言脉不满五十动而一止，一脏无气者，何脏也？

然：人吸者随阴入，呼者因阳出。今吸不能至肾，至肝而还，故知一脏无气者，肾气先尽也。

【译文】

问：经典医书上讲，脉搏跳动在不满五十次中歇止一次，是一脏没有了生气，那么这是指哪一脏呢？

答：人在吸气的时候，气是随着人体在下的肝肾之脏而深入，呼气的时候，气又是随着人体在上的心肺之脏而外出。现在人在吸气时不能深入到达肾脏，而只到达肝脏就返回了，所以知道一脏没有了生气，是肾脏之生气率先衰亡竭尽了。

第十二难

【原文】

十二难曰：经言五脏脉已绝于内，用针者反实其外；五脏脉已绝于外，用针者反实其内。内外之绝，何以别之？

然：五脏脉已绝于内者，肾肝气已绝于内也，而医反补其心肺；五脏脉已绝于外者，其心肺脉已绝于外也，而医反补其肾肝。阳绝补阴，阴绝补阳，是谓实实虚虚①，损不足益有余。如此死者，医杀之耳。

【注释】

①实实虚虚：谓用补法治实证，用泻法治虚证，结果使实者更实，使虚者更虚。

【译文】

问：经典医书上讲，五脏的脉象，反映出人体内部已经虚损，而行医者却反用针刺治疗补其外部；五脏的脉象，反映出外部已经虚损，而行医者却反用针刺治疗补其内部。这种内外虚损的情况，用什么方法区别呢？

答：五脏脉气已经在内部虚损的，是指肾肝之气已经虚损于内部，而医生反而补溢心肺二脏；五脏脉气已经在外部虚损的，是指心肺之气已经虚损于外部，而医生反而补益肾肝二脏。属阳的脏器已经虚损，反而去补益属阴的脏器，属阴的脏器虚损，反而去补益属阳的脏器，这就叫作实证补实，虚证泻虚，损害不足而补益有余。像这样死亡的，就是医生误治所造成的。

第十三难

【原文】

十三难曰：经言见其色而不得其脉，反得相胜①之脉者即死；得相生②之脉者，病即自已。色之与脉当参相应，为之奈何？

然：五脏有五色，皆见于面，亦当与寸口尺内相应。假令色青，其脉当弦而急；色赤，其脉浮大而散；色黄，其脉中缓而大；色白，其脉浮涩而短；色黑，其脉沉濡而滑。此所谓五色之与脉，当参相应也。

脉数，尺之皮肤亦数；脉急，尺之皮肤亦急；脉缓，尺之皮肤亦缓；脉涩，尺之皮肤亦涩；脉滑，尺之皮肤亦滑。

五脏各有声色臭③味，当与寸口尺内相应，其不应者病也。假令色青，其脉浮涩而短，若大而缓为相胜；浮大而散，若小而滑为相生也。

经言知一为下工④，知二为中工，知三为上工。上工者十全⑤九，中工者十全七，下工者十全六，此之谓也。

【注释】

①相胜：出现五行相克的情况叫作相胜，也叫相乘。五行相克的规律是：木克土，土克水，水克火，火克金，金克木。

②相生：出现五行相生的情况叫作相生。五行相生的规律是：木生火，火生土，土生金，金生水，水生木。

③臭（xiù 嗅）：指用嗅觉感受到的五种气味。

④工：指有技术的医生。

⑤全：治愈。

问：经典医书上讲，看到病人所表现的面色，而得不到和它相适应的脉象，反而得到相胜脉象的，就会死亡，得到相生脉象的，疾病就会自然转愈，面色和脉象应当相互适应，在临床上如何运用呢？

答：五脏有五种颜色，都显现于面部，也应当和寸口尺肤等相适应。假如病人面部青色的，脉象应当是弦而急；面部赤色的，脉象应当是浮大而散；面部黄色的，脉象应当是中缓而大；面部白色的，脉象应当是浮涩而短；面部黑色的，脉象应当是沉濡而滑。这就是所说的五色和脉象应当相互适应的情况。

脉象数的，尺部的皮肤也应该发热；脉象急的，尺部的皮肤也应该紧急；脉象缓的，尺部的皮肤也应该弛缓；脉象涩的，尺部的皮肤也应该滞涩；脉象滑的，尺部的皮肤也应该润滑。

五脏各有声音、颜色、嗅气、味道、应当与寸口和尺肤相互适应，如果不能相互适应的，就是有了疾病。假如病人面部颜色现青，脉象浮涩而短，这是肝之色，肺之脉，为金克木，若脉象大而缓，这是肝之色，脾之脉，为木克土，这些都是相胜；脉象浮大而散，这是肝之色，心之脉也，为木生火，若脉象小而滑，这是肝之色，肾之脉也，为水生木，这些都是相生。

经典医书上讲，在察色、按脉、诊尺肤三方面中，如果仅能掌握其中一种的称为下工，如果能掌握其中二种的称为中工，如果三种都能够配合运用进行诊断的，称为上工。上工治疗疾病，十个病人中可以治愈九个，中工治疗疾病，十个病人可以治愈七个，下工治疗疾病，十个病人中只能治愈六个，说的就是这些。

第十四难

【原文】

十四难曰：脉有损至①，何谓也？

然：至之脉，一呼再至曰平，三至曰离经②，四至曰夺精③，五至曰死，六至曰命绝，此至之脉也。何谓损？一呼一至曰离经，再呼一至曰夺精，三呼一至曰死，四呼一至曰命绝，此损之脉也。至脉从下上，损脉从上下也。

损脉之为病奈何？

然：一损损于皮毛，皮聚而毛落；二损损于血脉，血脉虚少，不能荣于五脏六腑；三损损于肌肉，肌肉消瘦，饮食不能为肌肤；四损损于筋，筋缓不能自收持；五损损于骨，骨痿不能起于床。反此者，至于收病也④。从上下者，骨痿不能起于床者死；从下上者，皮聚而毛落者死。

治损之法奈何？

然：损其肺者，益其气；损其心者，调其荣卫；损其脾者，调其饮食，适其寒温；损其肝者，缓其中；损其肾者，益其精。此治损之法也。

脉有一呼再至，一吸再至；有一呼三至，一吸三至；有一呼四至，一吸四至；有一呼五至，一吸五至；有一呼六至，一吸六至；有一呼一至，一吸一至；有再呼一至，再吸一至；有呼吸再至⑤。脉来如此，何以别知其病也？

然：脉来一呼再至，一吸再至，不大不小曰平。一呼三至，一吸三至，为适得病，前大后小，即头痛目眩；前小后大，即胸满短气。一呼四至，一吸四至，病欲甚，脉洪大者，苦烦满；沉细者，腹中痛；滑者，伤热；涩者，中雾露。一呼五至，一吸五至，其人当困，沉细夜加，浮大昼加，不大不小，虽困可治，其有大小者为难治。一呼六至一吸六至为死脉也，沉细夜死，浮大昼死。一呼一至，一吸一至，名曰损，人虽能行，犹当着床，所以然者，血气皆不足故也。再呼一至，再吸一至，呼吸再至，名曰无魂⑥。无魂者，当死也，人虽能行，名曰行尸。

上部有脉，下部无脉，其人当吐，不吐者死。上部无脉，下部有脉，虽困无能为害，所以然者。譬如人之有尺，树之有根，枝叶虽枯槁，根本将自生。脉有根本，人有元气，故知不死。

【注释】

①损至：较正常脉搏次数减少的为损，次数增多的为至。正常脉搏的次数为一呼二次，一吸二次，合为一息四次。

②离经：背离正常的规律。

③夺精：精气耗失严重。

④至于收病也：《难经本义》释"至于收病也，当作至脉之病也"。

⑤有呼吸再至：据《难经本义》，疑为衍文。

⑥无魂：精神散失无存。

【译文】

问：脉有损脉和至脉，说的是什么呢？

答：至脉，一呼气脉搏跳动两次的叫作平脉，一呼气脉搏跳动三次的叫作离经，一呼气脉搏跳动四次的叫作夺精，一呼气脉搏跳动五次的叫作死脉，一呼气脉搏跳动六次的叫作命绝。这些都是至脉的情况。什么叫作损脉呢？一呼气脉搏跳动一次的叫作离经，二呼气脉搏跳动一次的叫作夺精，三呼气脉搏跳动一次的叫作死脉，四呼气脉搏跳动一次的叫作命绝。这些都是损脉的情况。至脉致病，由肾到肺，是从下向上传变的；损脉致病，由肺到肾，是从上向下传变的。

问：损脉的病证怎样呢？

答：一损是损害肺所主的皮毛，皮肤皱缩而毛发脱落；二损是损害心所主的血脉，血脉中营血虚少，不能营养五脏六腑；三损是损害脾所主的肌肉，肌肉酸削瘦弱，饮食精微不布肌肉皮肤；四损是损害肝所主的筋腱，筋腱弛缓不用而不能收缩支持；五损是损害肾所主的骨骼，骨骼痿弱无力而不能起床。相反于此的，就是至脉的病证。疾病从上向下传变的，到了骨痿无力不能起床的地步就会死亡；疾病从下向上传变的，到了皮肤皱缩，毛发脱落的地步也会死的。

问：治疗虚损方法是怎样的呢？

答：损害肺脏的，当补助其肺气；损害心脏的，当调补其荣卫气血；损害脾脏的，当调节其饮食，使其寒温适宜；损害肝脏的，当用甘味和缓其中；损害肾脏的，当补益其精气。这些就是治疗虚损的方法。

问：脉搏有一呼气跳动两次，一吸气跳动两次；有一呼气跳动三次，一吸气跳动三次；有一呼气跳动四次，一吸气跳动四次；有一呼气跳动五次，一吸气跳动五次；有一呼气跳动六次，一吸气跳动六次；脉搏有一呼气跳动一次，一吸气跳动一次；有二呼气跳动一次，二吸气跳动一次；有一呼气一吸气跳动二次。脉的搏动如此这样，用什么方法辨别它所发生的病证呢？

答：脉搏的跳动一呼气两次，一吸气两次，不大不小的，是正常的脉象。脉搏的跳动一呼气三次，一吸气三次，是刚刚开始得病，如果在前的寸脉大，在后的尺脉小，即会有头痛、目眩；在前的寸脉小，在后的尺脉大，即会有胸满、短气。脉搏的跳动一呼气四次，一吸气四次，病势欲将加重。脉象洪大的，则会有烦躁满闷；脉象沉细的，则会有腹中疼痛；脉象圆滑的，是中了热邪；脉象滞涩的，是中了雾露邪气。脉搏的跳动一呼气五次，一吸气五次，其病人病情相当困窘危急。脉象沉细的，则夜晚加剧；脉象浮大的，则白天加剧。如不大不小，虽然病势危急，尚可以治疗；如其有大或有小的，则难以治疗。脉搏的跳动一呼气六次，一吸气六次，是死亡的脉象。脉象沉细的，则夜间死去；脉象浮大的，则白天死去。脉搏的跳动一呼气一次，一吸气一次，名叫损脉。病人虽然能够行走，还当依卧床铺，这是因为血与气俱不充足的缘故。脉搏的跳动二呼气一次，二吸气一次，名叫精神失常，精神失常的则当死亡，病人虽然能够行走，也只能叫他为行尸走肉。

寸部有脉象，尺部无脉象，病人当会呕吐，若不能呕吐就会死亡。寸部无脉象，尺部有脉象，虽然病情严重，但也不会产生危害，是因为人之有尺脉，比如树之有根本，树木的枝叶虽然枯萎了，但如果根本没有遭到损害，还会自行生长的。脉有根本，则人虽病而元气尚有，所以知道不会死亡的。

第十五难

【原文】

十五难曰：经言春脉弦，夏脉钩，秋脉毛，冬脉石，是王脉耶，将病脉也？

然：弦、钩、毛、石者，四时之脉也。春脉弦者，肝，东方木也，万物始生，未有枝叶，故其脉之来，濡弱而长，故曰弦。夏脉钩者，心，南方火也，万物之所茂，垂枝布叶，皆下曲如钩，故其脉之来疾去迟，故曰钩。秋脉毛者，肺，西方金也，万物之所终，草木华叶，皆秋而落，其枝独在，若毫毛也，故其脉之来，轻虚以浮，故曰毛。冬脉石者，肾，北方水也，万物之所藏也，盛冬之时，水凝如石，故其脉之来，沉濡而滑，故曰石。此四时之脉也。

如有变奈何？

然：春脉弦，反者为病。何谓反？然：其气来实强，是谓太过，病在外；气来虚微，是谓不及，病在内。气来厌厌聂聂①，如循榆叶曰平；益实而滑，如循长竿曰病；急而劲益强，如新张弓弦曰死。春脉微弦曰平，弦多胃气少曰病，但弦无胃气曰死。春以胃气为本。

夏脉钩，反者为病。何谓反？然：其气来实强，是谓太过，病在外；气来虚微，是谓不及，病在内。其脉来累累如环，如循琅玕②曰平；来而益数，如鸡举足者曰病；前曲后居，如操带钩曰死。夏脉微钩曰平，钩多胃气少曰病，但钩无胃气曰死。夏以胃气为本。

秋脉毛，反者为病。何谓反？然：其气来实强，是谓太过，病在外；气来虚微，是谓不及，病在内。其脉来蔼蔼如车盖，按之益大曰平；不上不下，如循鸡羽曰病；按之萧索，如风吹毛曰死。秋脉微毛曰平，毛多胃气少曰病，但毛无胃气曰死。秋以胃气为本。

冬脉石，反者为病。何谓反？然：其气来实强，是谓太过，病在外；气来虚微，是谓不及，病在内。脉来上大下兑③，濡滑如雀之啄曰平；啄啄连属，其中微曲曰病；来如解索④，去如弹石曰死。冬脉微石曰平，石多胃气少曰病，但石无胃气曰死。冬以胃气为本。

胃者，水谷之海，主禀四时，皆以胃气为本，是谓四时之变病，死生之要会也。

脾者，中州也，其平和不可得见，衰乃见耳，来如雀之啄，如水之下漏，是脾衰见也。

【注释】

①厌厌聂聂：形容脉象轻浮和缓。

②琅玕（láng gān 郎肝）：像珠子的美石。

③上大下兑：兑，同锐。上大下兑，谓脉象来时大、去时小。

④解索：解乱的绳索。

【译文】

问：医经上讲，春季的脉象是弦脉，夏季的脉象是钩脉，秋季的脉象是毛脉，冬季的脉象是石脉。这些脉象是四季当令的旺脉呢？还是有病的脉象呢？

答：弦脉、钩脉、毛脉、石脉，这四种脉象都是四季的旺脉。春季见弦脉，是由于它所对应的肝脏属东方木，春季万物开始生长，树木还没有生长出枝叶，所以脉气来时，表现为濡弱而滞长的形象，因此叫作弦脉。

夏季见钩脉，是由于它所对应的心脏属南方火，夏季万物茂盛繁荣，树木枝垂叶布，都向下弯曲如钩子一般，所以脉气来时，表现为来时疾速，去时迟缓，因此叫作钩脉。

秋季见毛脉，是由于它所对应的肺脏属西方金，秋季万物生长已至终极，届已收获的时候，草木花叶临秋而枯萎凋零，只有枝条还单独存在，好像人体身上的毫毛一样，所以脉气来时，表现为轻虚而浮，因此叫作毛脉。

冬季见石脉，是由于它所对应的肾脏属北方水，冬季万物生机潜伏闭藏，正值隆冬的时候，水气因寒而凝，结冰如石子一般，所以脉气来时，表现为沉濡而滑，因此叫作石脉。这些脉象就是四季当令的旺盛脉象。

问：四季的脉象，如果有了变化，是怎样的呢？

答：春季的脉象应该是弦脉，反常的就成为了病变。

问：什么叫作反常呢？

答：其脉气来时，表现为坚实有力，这就叫作太过，是病变在体表；脉气来时，表现为虚弱细微，这就叫作不及，是病变在体内。脉气来时轻浮和缓，好像抚摸飘动的榆树叶一般的，叫作平脉；较正常增强了坚实感而带滑象，好像抚摸长竹竿一般的，叫作病脉；急迫而有力且特别强硬，好像刚刚张开的弓弦一般的，叫作死脉。春季脉微见弦象叫平脉，弦多而和缓之胃气少叫病脉，只有弦象而毫无和缓之胃气叫死脉。春脉是以胃气为根本的。

问：夏季的脉象应该是钩脉，反常的就是病变。什么叫反常呢？

答：其脉气来时，表现为坚实强硬，这就叫作太过，是病变在体表；脉气来时，表现为虚弱细微，这就叫作不及，是病变在体内。脉气来时连续不断地像排列着的圆环，又好像抚摸着琅玕一般的，叫作平脉；来时较正常增加了速度，好像鸡举足疾走一般的，叫作病脉；脉形前曲后直，好像手持着革带的钩子一般的，叫作死脉。夏季的脉微见钩象叫平脉，钩多而和缓之胃气少叫病脉，只有钩象而毫无和缓之胃气叫死脉。夏脉是以胃气为根本的。

问：秋季的脉象应该是毛脉，反常的就是病变。什么叫反常呢？

答：其脉气来时，表现为坚实强硬，这就叫作太过，是病变在体表；脉气来时，表现为虚弱细微，这就叫作不及，是病变在体内。脉气来时浮大轻盈，像车子盖顶一般，按之更觉大的，叫作平脉；不上不下而带有滞涩感，好像抚摸鸡之羽毛一般的，叫作病脉；按之有虚浮感，好像风吹羽毛飘散不定一般的，叫作死脉。秋季的脉微见毛象叫平脉，毛多而和缓之胃气少叫病脉，只有毛象而毫无和缓之胃气叫死脉。秋脉是以胃气为根本的。

问：冬季的脉象应该是石脉，反常的就是病变。什么叫反常呢？

答：其脉气来时，表现为坚实强硬，这就叫作太过，是病变在体表；脉气来时，表现为虚弱细微，这就叫作不及，是病变在体内。脉气来时大而去时小，濡滑的犹如鸟雀的嘴一般的，叫作平脉；来时像鸟雀啄食连续不断，而又带歇止的，叫作病脉；来时好像解乱的绳索，去时又好像用指弹石一般的，叫作死脉。冬季的脉微见石象叫平脉，石多而和缓之胃气少叫病脉，只有石象而毫无和缓之胃气叫死脉。冬脉是以胃气为根本的。

胃，是人体水谷汇聚的地方，主管人体的营养供给。四季的脉象都是以胃气为根本，说的是胃气的多少有无，是影响四季脉象变化和疾病轻重、预后良恶的关键所在。

脾，属于中焦，它的脉象正常和缓时，一般不会出现特殊表现，只有到了脾气衰弱时，才会表现异常。脉气来时，像鸟雀啄食，像房屋漏水，这就是脾气衰弱所表现的脉象。

第十六难

【原文】

十六难曰：脉有三部九候①，有阴阳，有轻重，有六十首，一脉变为四时，离圣久远，各自是其法，何以别之？

然：是其病有内外证。

其病为之奈何？

然：假令得肝脉，其外证：善洁，面青，善怒；其内证：齐②左有动气，按之牢若痛；其病：四肢满，闭淋溲便难，转筋。有是者肝也，无是者非也。

假令得心脉，其外证：面赤，口干，喜笑。其内证：齐上有动气，按之牢若痛；其病：烦心，心痛，掌中热而哕③。有是者心也，无是者非也。

假令得脾脉，其外证：面黄，善噫，善思，善味；其内证：当齐有动气，按之牢若痛；其病：腹胀满，食不消，体重节痛，怠堕嗜卧，四支④不收。有是者脾也，无是者非也。

假令得肺脉，其外证：面白，善嚏，悲愁不乐，欲哭；其内证：齐右有动气，按之牢若痛；其病：喘咳，洒淅寒热。有是者肺也，无是者非也。

假令得肾脉，其外证：面黑，善恐、欠；其内证：齐下有动气，按之牢若痛；其病：逆气，小腹急痛，泄如下重，足胫寒而逆。有是者肾也，无是者非也。

【注释】

①三部九候：三部，指寸、关、尺三部。九候，指三部各有浮、中、沉三候，合为九候。

②齐：通"脐"。

③哕（yuě 哕）：干呕。

④支：通"肢"。

【译文】

问：诊脉有三部九候的方法，有辨别阴阳的方法，有指力轻重的方法，有奇恒六十首，有一脉随四时而产生不同的变化等等，这些是古代医家的诊法，距离现在已经很久远了，现在一般医生多半是以各自的诊断方法为是，用什么方法来辨别它们的是非呢？

答：这些疾病，有内部和外部症状表现可以辨别。

问：这些病的症状是怎样的呢？

答：假使诊得肝脉，病人外部症状：好清洁，面色青，容易发怒；病人内部症状：在脐部左侧有动气，用手触按有坚硬感或疼痛；它的病证还有：四肢满胀，小便癃闭或小便淋沥，大便解出困难，抽筋。有这些症状的就是肝病，没有这些症状的就不是肝病。

假使诊得心脉，病人外部症状：面色红，口中干，好发笑；病人内部症状：脐部上面有动气，用手触按有坚硬感或疼痛；它的病证还有：心中烦闷，心痛，手掌心发热而干呕。有这些症状的就是心病，没有这些症状的就不是心病。

假使诊得脾脉，病人外部症状：面色黄，常嗳气，好思虑，喜择食；病人内部症状：脐部之中有动气，用手触按有坚硬感或疼痛；它的病证还有：腹部胀满，饮食不化，身体困重，肢节疼痛，疲倦无力，好睡眠，四肢运动不利。有这些症状的就是脾病，没有这些症状的就不是脾病。

假使诊得肺脉，病人外部症状：面色白，常喷嚏，悲苦忧愁而不快乐，常欲哭泣；病人内部症状：脐部右侧有动气，用手触按有坚硬感或疼痛；它的病证还有：气喘，咳嗽，恶寒，发热。有这些症状的就是肺病，没有这些症状的就不是肺病。

假使诊得肾脉，病人外部症状：面色黑，好恐惧，常呵欠；病人内部症状：脐部下面有动气，用手触按有坚硬感或疼痛；它的病证还有：气上逆，小腹拘急疼痛，大便溏泄而有下坠感，小腿寒冷而逆。有这些症状的就是肾病，没有这些症状的就不是肾病。

难经注疏与语译

第十七难

【原文】

十七难曰：经言病或有死，或有不治自愈，或连年月不已，其死生存亡，可切脉而知之耶？

然：可尽知也。

诊病若闭目不欲见人者，脉当得肝脉，强急而长，而反得肺脉，浮短而涩者，死也。

病若开目而渴，心下牢者，脉当得紧实而数，反得沉涩而微者，死也。

病若吐血，复鼽衄血者，脉当沉细，而反浮大而牢者，死也。

病若谵言妄语，身当有热，脉当洪大，而反手足厥逆，脉沉细而微者，死者。

病若大腹而泄者，脉当微细而涩，反紧大而滑者，死也。

【译文】

问：医经上讲，病人得病后有的死亡，有的不经治疗而自行转愈，有的连年累月不能够好转。病人的生死存亡，是否可以通过切脉的方法来知道呢？

答：完全可以通过切脉的方法知道。

诊察疾病时，如果病人闭着眼睛不想见人的，脉象应当得见肝脉，强急而长，若反而出现肺脉，浮短而涩的，即是死证。

病人如果睁眼而口中作渴，心胸部位以下坚硬的，脉象应当见坚实而数，若反而出现沉涩而微的，即是死证。

病人如果吐血，又鼻塞出血的，脉象应当沉细，若反而出现浮大而牢的，即是死证。

病人如果胡言乱语，身体应当发热，脉象应当洪大，若反而出现手足寒冷，脉象沉细而微的，即是死证。

病人如果腹部胀大而大便泄泻的，脉象应当微细而涩，若反而出现紧大而滑的，即是死证。

第十八难

【原文】

十八难曰：脉有三部，部有四经^①，手有太阴阳明，足有太阳少阴，为上下部，何谓也？

然：手太阴阳明金也，足少阴太阳水也，金生水，水流下行而不能上，故在下部也。足厥阴少阳木也，生手太阳少阴火，火炎上行而不能下，故为上部。手心主少阳火，生足太阴阳明土，土主中宫，故在中部也。此皆五行子母更相生养者也。

脉有三部九候，各何主之？

然：三部者，寸关尺也；九候者，浮中沉也。上部法天，主胸以上至头之有疾也。中部法人，主鬲^②以下至齐之有疾也。下部法地，主齐以下至足之有疾也。审而刺之者也。

人病有沉滞久积聚，可切脉而知之耶？

然：诊在右胁有积气，得肺脉结。脉结甚则积甚，结微则气微。

诊不得肺脉，而右胁有积气者何也？

然：肺脉虽不见，右手脉当沉伏。

其外痼疾同法耶？将异也？

然：结者，脉来去时一止，无常数，名曰结也。伏者脉行筋下也；浮者，脉在肉上行也。左右表里，法皆如此。

假令脉结伏者，内无积聚，脉浮结者，外无痼疾，有积聚脉不结伏，有痼疾脉不浮结，为脉不应病，病不应脉，是为死病也。

【注释】

①四经：指寸、关、尺三部脉中，每部配合脏腑十二经中的二经，左右合为四经。

②鬲（gé 隔）：通"膈"。

【译文】

问：诊脉的部位有寸、关、尺三部，每部各有四经，属于手经的有太阴肺经和阳明大肠经，属于足经的有太阳膀胱经和少阴肾经，分别对应在上的寸部和在下的尺部，为什么这样讲呢？

答：手太阴肺经和手阳明大肠经在五行中属金，足少阴肾经和足太阳膀胱经在五行中属水，按五行相生规律，金能生水，水性向下流行而不能向上，所以对应在下的尺部。足厥阴肝经和足少阳胆经在五行中属木，木能生火，肝胆之木能生手太阳小肠经和手少阴心经的火，火性向上而不能向下，所以对应在上的寸部。手心主心包络经和手少阳三焦经，在五行中属火，火能生土，能生足太阴脾经和足阳明胃经的土，土的方位在中央，所以对应在中的关部。这些都是因为五行母子更替相生关系的缘故。

问：诊察脉象有三部九候，各部分别主诊哪些疾病呢？

答：三部，就是寸、关、尺。九候，就是每部中各有浮、中、沉三候。上部为寸，取法于在上的天，主诊胸部以上到头部的疾病；中部为关，取法于在天地之中的人，主诊膈膜以下到脐部的疾病；下部为尺，取法于在下的地，主诊脐部以下到足部的疾病。审察疾病是在什么部位，然后用针刺治疗它们。

问：人患有沉伏在内而滞留日久的积聚病，可以通过切脉的方法来知道吗？

答：诊察病人在右胁部位有积聚之气，切按脉搏可得见肺部的结脉。结脉厉害的，那么积聚严重，结脉轻微的，那么积聚就轻微。

问：诊察脉象时得不到肺脉的结脉，而病人右胁部位却有积聚之气的，这是为什么呢？

答：诊脉时虽然见不到肺脉的结脉，但诊察时病人右手脉当沉伏。

问：病人外在形体上有患经久不愈痼疾，是否可以用同样的方法诊断呢？还是另有其他的诊断方法呢？

答：结脉，是脉行搏动中显现一次歇止，歇止次数没有规律，就叫作结脉。伏脉，是脉气伏行于筋之下。浮脉，是脉气浮行于肌肉之上。无论疾病在左在右，在表在里，诊察脉象的方法都是这样的。假如脉象结而伏，内部没有积聚，脉象浮而结，外部没有痼疾，或者内有积聚脉不现结伏，外有痼疾脉不现浮结，这些都是脉象不与病证相符，病证不与脉象相符，都是难以治疗的病证。

第十九难

【原文】

十九难曰：经言脉有逆顺，男女有恒，而反者，何谓也？

然：男子生于寅，寅为木，阳也；女子生于申，申为金，阴也。故男脉在关上，女脉在关下，是以男子尺脉恒弱，女子尺脉恒盛。是其常也。

反者，男得女脉，女得男脉也。

其为病何如？

然：男得女脉为不足，病在内，左得之病在左，右得之病在右，随脉言之也；女得男脉为太过，病在四肢，左得之病在左，右得之病在右，随脉言之，此之谓也。

【译文】

问：医经上讲，脉象有逆有顺，男女有一定的常规，如果反于常规的，是什么样的呢？

答：男子生在寅时，寅在五行中为木，属阳；女子生在申时，申在五行中为金，属阴。故而男脉常盛于关上的寸部，女脉常盛于关下的尺部。所以男子的尺脉常虚弱，女子的尺脉常强盛，这是男女脉的常规。反于常规的，就是男子诊得尺盛的女脉，女子诊得尺弱的男脉。

问：它们为病是怎样的呢？

答：男子诊得女脉，是为不足的虚证，病在内部。左侧诊得，病在左侧，右侧诊得，病在右侧。随着脉象不同来说明疾病的所在部位。女子诊得男脉，是为太过的实证，病在四肢。左侧诊得，病在左侧，右侧诊得，病在右侧。随着脉象的不同来说明疾病的所在部位。说的就是这些。

第二十难

【原文】

二十难曰：经言脉有伏匿[①]，伏匿于何脏而言伏匿邪？

然：谓阴阳更相乘，更相伏也。脉居阴部而反阳脉见者，为阳乘阴也，脉虽时沉涩而短，此谓阳中伏阴也；脉居阳部而反阴脉见者，为阴乘阳也，脉虽时浮滑而长，此谓阴中伏阳也。

重阳者狂，重阴者癫；脱阳者见鬼，脱阴者目盲。

【注释】

①伏匿：隐藏之意。

【译文】

问：医经上讲，脉象有隐伏和藏匿。隐伏藏匿在哪一脏的部位，才算是隐伏和藏匿呢？

答：这是说明阴脉和阳脉互相乘袭，互相隐伏。脉在阴部而反见到浮滑而长的阳脉，是阳脉乘袭于阴部，虽阳脉有时可见到沉涩而短的阴脉，这叫作阳脉中隐伏着阴脉。脉在阳部而反见到沉涩而短的阴脉，是阴脉乘袭于阳部，虽阴脉有时可见到浮滑而长的阳脉，这叫作阴脉中隐伏着阳脉。

尺寸部都见到了阳脉的是狂病，尺寸部都见到阴脉的是癫病。脱失了阳气的会妄见鬼神，脱失了阴气的会两目不明。

第二十一难

【原文】

二十一难曰：经言人形病脉不病曰生，脉病形不病曰死，何谓也。

然：人形病脉不病，非有不病者也，谓息数不应脉数也，此大法。

【译文】

问：医经上讲，人的形体有病态，诊脉却不见病象，叫作生；诊脉有病象，形体却不见病态，叫作死，这是为什么呢？

答：人的形体有病态，诊脉却不见病象，并不是脉搏真的没有病象，而是说呼吸次数与脉搏次数不相符合。这是诊察疾病的重要方法。

第二十二难

【原文】

二十二难曰：经言脉有是动，有所生病。一脉变为二病者何也？

然：经言是动者，气也；所生病者，血也。邪在气，气为是动，邪在血，血为所生病。气主呴①之，血主濡之，气留而不行者，为气先病也。血壅而不濡者，为血后病也。故先为是动后所生也。

【注释】

①呴（xǔ 许）：同煦。温暖之意。

【译文】

问：医经上讲，十二经脉有是动病，有所生病，每一条经脉的病变，可以变为两种病候，这是为什么呢？

答：医经上讲的是动病，是气病；所生病，是血病。邪在气分，气的病变就是是动病；邪在血分，血的病变就是所生病。气的功能是温暖人体，血的功能是滋养人身。气机阻滞而不能通畅运行，是气先发生病变；血脉壅塞而不能滋润营养，是血后发生病变。所以先发生的是是动病，后发生的是所生病。

第二篇　经　络

本篇从第二十三难至第二十九难，是论述有关经络学方面的问题。其中包括的内容有：各经络的长度，十二经脉的循行方向、流注次序，十五别络之数，奇经八脉之义、循行起止、病变证候，以及阴阳各经气绝的病证表现和预后。

第二十三难

【原文】

二十三难曰：手足三阴三阳，脉之度数，可晓以不？

然：手三阳之脉，从手至头，长五尺，五六合三丈。

手三阴之脉，从手至胸中，长三尺五寸，三六一丈八尺，五六三尺，合二丈一尺。

足三阳之脉，从足至头，长八尺，六八四丈八尺。

足三阴之脉，从足至胸，长六尺五寸，六六三丈六尺，五六三尺，合三丈九尺。

人两足跷脉，从足至目，长七尺五寸，二七一丈四尺，二五一尺，合一丈五尺。

督脉、任脉各长四尺五寸，二四八尺，二五一尺，合九尺。

凡脉长一十六丈二尺，此所谓十二经脉长短之数也。

经脉十二，络脉十五，何始何穷也？

然：经脉者，行血气，通阴阳，以荣于身者也。其始从中焦，注手太阴阳明，阳明注足阳明太阴，太阴注手少阴太阳，太阳注足太阳少阴，少阴注手心主少阳，少阳注足少阳厥阴，厥阴复还注手太阴。

别络十五，皆因其原，如环无端，转相灌溉，朝①于寸口人迎，以处百病，而决死生也。

经云明知终始，阴阳定矣，何谓也？

然：终始者，脉之纪也。寸口、人迎，阴阳之气通于朝使②，如环无端，故曰始也。终者，三阴三阳之脉绝，绝则死，死各有形，故曰终也。

【注释】

①朝：会集的意思。

②朝使：指会集与出行的通达之处。

【译文】

问：手足三阳经手足三阴经，这些经脉的长短尺寸计数，可以明白地讲述吗？

答：手三阳经脉，从手指到头部，长有五尺，左右六条，五六合计长三丈。

手三阴经脉，从手指部到胸中，长有三尺五寸，左右六条，三六一丈八尺，五六三尺，合计二丈一尺。

足三阳经脉，从足趾部到头部，长有八尺，左右六条，六八合计长四丈八尺。

足三阴经脉，从足趾部到胸中，长有六尺五寸，左右六条，六六三丈六尺，五六三尺，合计长三丈九尺。

人体两足的阳跷脉和阴跷脉，从足踝到目部，长有七尺五寸，左右二条，合计长一丈五尺。

督脉和任脉，各长四尺五寸，合计长九尺。

以上经脉总长一十六丈二尺，这就是经脉的长短度数。

问：经脉有十二条，络脉有十五条，它们从哪里开始到哪里终止呢？

答：经脉，是运行气血，贯通阴阳，而营养人体周身的组织。其开始是从中焦发出，然后流注于手太阴肺经、手阳明大肠经；再从手阳明大肠经流注于足阳明胃经、足太阴脾经；再从足太阴脾经流注于手少阴心经、手太阳小肠经；再从手太阳小肠经流注于足太阳膀胱经、足少阴肾经；再从足少阴肾经流注于手心主（即手厥阴）心包经、手少阳三焦经；再从手少阳三焦经流注于足少阳胆经、足厥阴肝经；最后再从足厥阴肝经复还流注于手太阴肺经。

别络十五，都是从经脉分出的旁支，和经脉同出一源，并随顺它的经脉一起运行，如同没有终始的圆环一般，传输气血以共同灌溉人体周身，会集于寸口、人迎部。并以诊察寸口、人迎来断定各种疾病，并判断其死生预后。

问：医经上说，明白知晓脉气的终始，就可以判定人体阴阳的协调与否，说的是什么呢？

答：脉气的终始，是脉法的纲领。寸口、人迎，是手太阴脉搏动之处，人体阴阳之气在这里会集，又从这里发出并行于全身，如同圆环一般循环往复，所以说是脉气的开始。所谓脉气的终止，是说三阴三阳经的脉气已经竭绝，脉气竭绝就会死亡，死亡时各有不同的形征，所以说是脉气的终止。

第二十四难

【原文】

二十四难曰：手足三阴三阳，气已绝，何以为候，可知其吉凶不？

然：足少阴气绝，即骨枯。少阴者，冬脉也，伏行而濡于骨髓。故骨髓不濡，即肉不着骨；骨肉不相亲，即肉濡而却；肉濡而却，故齿长而枯，发无润泽；无润泽者，骨先死。戊日笃①，己日死。

足太阴气绝，则脉不营其口唇。口唇者，肌肉之本也。脉不营，则肌肉不滑泽；肌肉不滑泽，则人中满；人中满，则唇反；唇反则肉先死。甲日笃，乙日死。

足厥阴气绝，即筋缩引卵与舌卷。厥阴者，肝脉也。肝者，筋之合也。筋者，聚于阴器而络于舌本。故脉不营，则筋缩急；筋缩急，即引卵与舌；故舌卷卵缩，此筋先死。庚日笃，辛日死。

手太阴气绝，即皮毛焦。太阴者，肺也，行气温于皮毛者也。气弗营，则皮毛焦；皮毛焦，则津液去；津液去，即皮节伤；皮节伤，则皮枯毛折；毛折者，则毛先死。丙日笃，丁日死。

手少阴气绝，则脉不通；脉不通，则血不流；血不流，则色泽去；故面色黑如黧，此血先死。壬日笃，癸日死。

三阴气俱绝者，则目眩转，目瞑；目瞑者，为失志；失志者，则志先死。死，即目瞑也。

六阳气俱绝者，则阴与阳相离。阴阳相离，则腠理泄，绝汗乃出，大如贯珠，转出不流，即气先死。旦占②夕死，夕占旦死。

【注释】

①笃（dǔ 堵）：（病）重。

②占（zhān 沾）：预测。

【译文】

问：手足三阴经和手足三阳经的脉气已经竭绝时，凭什么证候判断它预后的好坏呢？

答：足少阴肾经的脉气竭绝，就会缺乏肾气而形成骨髓枯槁。因为足少阴肾经是比类于冬藏的经脉，足少阴肾经是深伏内行而具有滋养骨髓的作用。所以骨髓得不到肾气的滋养，就会使肌肉不能附着于骨；骨与肉不相亲和附着，就会有肌肉松软而萎缩的现象；肌肉松软而萎缩，牙齿就显得变长，而色泽枯槁，头发也显得没有光泽；头发没有光泽，就是骨先死的象征。出现这种病情，到戊日就会严重，到己日就会死亡。

足太阴脾经的脉气竭绝，则其经脉之气不能营养口唇。口唇是肌肉的根本，因为脾主肌肉，其荣在唇，所以口唇色泽的表现，可以作为观察肌肉荣枯的标志。脾经脉气不足，其经脉不能输送传布营养物质，肌肉就不会光泽滑润；肌肉既然已不光泽滑润，就使人中沟变浅；人中沟变浅使口唇外翻；口唇外翻，就是肌肉已先死的征象。出现这种病情，到甲日就会严重，到乙日就会死亡。

足厥阴肝经的脉气竭绝，就使筋脉收缩，而有牵引睾丸上缩和舌卷的现象。因为足厥阴肝经是属于肝的经脉，肝脉和筋脉的活动有着密切联系。足厥阴肝经和各经的经筋，多聚合于外生殖器部位，并向上通过经脉而联络于舌根。所以足厥阴肝经的脉气竭绝，得不到营养供给，就

难经注疏与语译

会使筋脉收缩挛急；筋脉收缩挛急，就会引起睾丸上缩和舌头的卷缩；睾丸上缩和舌卷，就是筋先死的象征。出现这种病情，到庚日就会严重，到辛日就会死亡。

手太阴肺经的脉气竭绝，就会使体表的皮毛得不到营养物质而显得憔悴。因为手太阴肺经主一身之气，能运行精微之气，以温润皮肤和毫毛。肺气不足，不能运行精微之气，不能输送传布营养物质，则皮毛憔悴；皮毛憔悴是由于津液丧失，就会使皮毛和关节受到损伤；皮毛关节受伤，就能显出皮毛焦枯，毫毛折断而脱落；毫毛折断脱落，就是毫毛已先死的象征。出现这种病情，到丙日就会严重，到丁日就会死亡。

手少阴心经的脉气竭绝，就会使血脉的运行不通畅。手少阴心经是属于心脏的经脉，而心脏又是各条经脉的汇总。手少阴心经的经脉不通畅，就会使血液不能周流全身；血液不能周流运行，皮肤就会失去光泽。所以其色就会呈现黑黄如梨一般，这就是血已先死的象征。出现这种病情，到壬日就会严重，到癸日就会死亡。

上述五条阴经的脉气都已竭绝，病人就会眼睛昏花，视物不清，眼球向上翻转，眼睛闭合。眼睛闭合是失去神志主宰的缘故，失去神志主宰，是神志已先死亡。人已死亡，即眼睛闭合。

六阳经的经气都已竭绝，则阴气与阳气就互相隔离。阴阳之气互相隔离，则阳气外脱而腠理开泄，绝汗排出。这种绝汗，大如连串的珠子一般，转动出于皮肤而凝滞不流，就是气已先死的象征。如果在早晨出现，可以预测知道晚上就会死亡，晚上出现，可以预测知道第二天早晨就会死亡。

第二十五难

【原文】

二十五难曰：有十二经，五脏六腑十一耳，其一经者，何等经也？

然：一经者，手少阴与心主别脉也。心主与三焦为表里，俱有名而无形，故言经有十二也。

【译文】

问：人体有十二条经脉，五脏六腑合起来却只有十一个脏器，其多余的一条经脉，是联系于哪一个脏器的经脉呢？

答：其多余的一条经脉，是指手少阴心经的别脉手厥阴心包经。因为心包络与三焦互为表里，两者都有名称，而没有具体形态，所以说经脉有十二条。

第二十六难

二十六难曰：经有十二，络有十五，余三络者，是何等络也？

然：有阳络，有阴络，有脾之大络。阳络者，阳跷之络也；阴络者，阴跷之络也，故络有十五焉。

【译文】

问：人体经脉有十二条，络脉有十五条，除了十二条经脉各有一条络脉之外，多余的三条络脉，是什么络脉呢？

答：有一阳络，有一阴络，有一脾之大络。阳络，是阳跷的络脉。阴络，是阴跷的络脉，所以络脉共有十五条。

第二十七难

【原文】

二十七难曰：脉有奇经八脉者，不拘于十二经，何也？

然：有阳维，有阴维，有阳跷，有阴跷，有冲，有督，有任，有带之脉。凡此八脉者，皆不拘于经，故曰奇经八脉也。

经有十二，络有十五，凡二十七气，相随上下，何独不拘于经也？

然：圣人图设沟渠，通利水道，以备不然。天雨降下，沟渠溢满，当此之时，霶霈①妄作，圣人不能复图也，此络脉满溢，诸经不能复拘也。

【注释】

①霶霈（pāng pèi 乓沛）：同滂沛，形容雨大。

【译文】

问：经脉中有奇经八脉，它们不拘限在十二经脉的范围之内，这是为什么呢？

答：经脉中有阳维脉，有阴维脉，有阳跷脉，有阴跷脉，有冲脉，有督脉，有任脉，有带脉，以上这八条经脉，都不拘限在十二经脉的范围之内，所以叫作奇经八脉。

问：经脉有十二条，络脉有十五条；这些经脉络脉之气，是相互顺接运行于人体周身上下的，为什么唯独奇经八脉不拘限在十二经脉的范围之内呢？

答：譬如古代圣人计划开挖沟渠，疏利通畅水道，用来防备预料不到的水灾。假如天降大雨，沟渠之内的水盈满外流，在这个时候，滂沛的雨水泛滥妄行，圣人就不能再计谋开挖沟渠了。这就好像奇经气血满溢一样，十二经脉也就不能够再拘限它了。

第二十八难

【原文】

二十八难曰：其奇经八脉者，既不拘于十二经，皆何起何继也？

然：督脉者，起于下极之腧，并于脊里，上至风府，入属于脑。

任脉者，起于中极之下，以上毛际，循腹里，上关元，至喉咽。

冲脉者，起于气冲，并足阳明之经，夹齐上行，至胸中而散也。

带脉者，起于季胁，回身一周。

阳跷脉者，起于跟中，循外踝上行，入风池。

阴跷脉者，亦起于跟中，循内踝上行，至咽喉，交贯冲脉。

阳维、阴维者，维络于身，溢畜不能环流灌溉诸经者也。故阳维起于诸阳会也，阴维起于诸阴交也。

比于圣人图设沟渠，沟渠满溢，流于深湖，故圣人不能拘通也。而人脉隆盛，入于八脉而不环周，故十二经亦不能拘之。其受邪气，畜①则肿热，砭射之②也。

【注释】

①畜：通"蓄"。

②砭射之：用砭石射刺放血。

【译文】

问：人体奇经八脉，既然不拘限在十二经脉范围之内，那么它们的循行是从哪里开始，又延续到达哪些部位呢？

答：督脉，是起于下极的会阴穴处，沿着脊柱里面，上行到风府穴，进入到脑部。

任脉，是起于中极穴的下面，向上经过阴阜之处，沿着腹壁深处，再上行经过关元穴，到达咽喉部。

冲脉，是起于气冲穴处，伴随着足阳明胃经的经脉，挟脐两旁上行，到胸中而分散。

带脉，是起于侧胸之季胁部，环绕腰腹一周。

阳跷脉，是起于足跟之中，沿着足外踝向大腿外侧上行，进入项上部的风池穴处。

阴跷脉，也是起于足跟之中，沿着足内踝向大腿内侧上行，到达咽喉部，交会贯通于冲脉。

阳维、阴维脉，是联络人体周身阴阳各条经脉，所以阳维脉起于各阳经相会之处的金门穴，阴维脉起于各阴经相会之处的筑宾穴。

譬如圣人计划开挖沟渠通畅水流一样，当沟里的水量充满外溢了，就会流人深湖泊之中所以圣人也不能限制水的流通。而当人体经脉中气血充盛盈满的时候，它就会进入奇经八脉，而非需要时不回入正经周流，所以十二经脉也不能限制它。如果八脉受到病邪的侵袭，蓄积于内就会发生肿、热，可以用砭石针刺放血的方法进行治疗。

第二十九难

【原文】

二十九难曰：奇经之为病何如？

然：阳维维于阳，阴维维于阴，阴阳不能自相维，则怅然失志，溶溶^①不能自收持。阳维为病，苦寒热。阴维为病，苦心痛。阴跷为病，阳缓而阴急。阳跷为病，阴缓而阳急。冲之为病，逆气而里急。督之为病，脊强而厥。任之为病，其内苦结，男子为七疝，女子为瘕聚。带之为病，腹满，腰溶溶若坐水中。此奇经八脉之为病也。

【注释】

①溶溶：疲倦乏力的样子。

【译文】

问：奇经八脉为病是怎样的呢？

答：阳维脉是维系人体各阳经的，阴维脉是维系人体各阴经的，如果阴阳维脉不能够相互联系，就会使人体精神惆怅而失意，身体疲倦乏力以致行动不能自主。如果阳维脉为病，则苦于怕冷发热。阴维脉为病，则苦于心中作痛。阳跷脉为病，属阳的外侧弛缓而属阴的内侧拘急。阳跷脉为病，属阴的内侧弛缓而属阳的外侧拘急。冲脉为病，气逆上冲而腹内胀急疼痛。督脉为病，脊柱强直而发生昏厥。任脉为病，患者腹内苦于气结不舒，在男子可以发生七种疝气病，在女子可以发生瘕聚病。带脉为病，腹部胀满，腰部弛缓无力，好像坐在冷水中一样。这些就是奇经八脉的病证。

第三篇　脏　腑

　　本篇从第三十难至四十七难，是论述有关人体脏腑方面的问题。主要内容有：人体各脏腑的功能活动，脏腑之间的表里配合，脏腑与组织器官之间、脏腑与外在环境之间等的相互关系；并详细记载了五脏六腑的各个形态，介绍了人体营卫气血的生成与循行及与心肺的关系，其中创造性地提出了命门与肾的关系，强调了命门在人体生理活动中的重要意义。另外，对人体三焦也作了一定的论述。

第三十难

【原文】

三十难曰：荣气之行，常与卫气相随不？

然：经言人受气于谷，谷入于胃，乃传与五脏六腑，五脏六腑皆受于气。其清者为荣，浊者为卫，荣行脉中，卫行脉外，营周不息，五十而复大会，阴阳相贯，如环之无端，故知荣卫相随也。

【译文】

问：荣气的运行，常常与卫气相合并行吗？

答：古典医书上讲，人体禀受的精微之气是来源于饮食水谷。饮食水谷进入胃中，通过消化吸收以后，传送到五脏六腑，五脏六腑都能接受到水谷精微之气。其中清的为荣气，浊的为卫气，荣气运行在经脉之中，卫气运行在经脉之外。荣卫之气运行全身，周流不息，一昼夜各自循行五十周次后，又再会合在手太阴肺经。如此阴阳内外相互贯通运行，犹如圆环一般没有终止，所以知道荣气和卫气相随并行。

第三十一难

【原文】

三十一难曰：三焦者，何禀何生？何始何终？其治常在何许？可晓以不？

然：三焦者，水谷之道路，气之所终始也。上焦者，在心下，下鬲，在胃上口，主内而不出，其治在膻中，玉堂下一寸六分，直两乳间陷者是；中焦者，在胃中脘，不上不下，主腐熟水谷，其治在齐旁；下焦者，当膀胱上口，主分别清浊，主出而不内，以传道也，其治在脐下一寸。故名曰三焦，其府^①在气街。

【注释】

①府：谓汇聚之处。

【译文】

问：三焦，是承受什么又主管什么？它的部位是从哪里开始到哪里终止？它的治疗是在哪里？可以明白地讲述吗？

答：三焦，是水谷运化的道路，是人体气机活动的终始。上焦，它的位置在心下，向下至横膈膜，在胃的上口，主管水谷的纳入而不排出。它的针治部位在膻中穴、玉堂穴下一寸六分，至两乳头之间的凹陷处。中焦，它的位置在胃中脘，不上也不下，主管腐熟水谷物。它的针治部位在脐部两旁。下焦，它的位置在膀胱的上口，主管分清别浊，主持排出而不纳入来传导水谷。它的针治部位在脐下一寸。这上中下三焦合起来，所以取名叫三焦，三焦之气汇聚在人体气街部位上。

第三十二难

【原文】

三十二难曰：五脏俱等，而心肺独在鬲上者，何也？

然：心者血，肺者气。血为荣，气为卫。相随上下，谓之荣卫。通行经络，营周于外，故令心肺在鬲上也。

【译文】

问：人体五脏都是相等的，而心、肺二脏却独居于横膈以上的位置，这是为什么呢？

答：心是主血，肺是主气，血是营养物质为荣，气是卫外功能为卫，两者相互随行人体周身上下，称为营卫。它们通行于经络之中，营运周流于体表各部，所以使得心肺二脏居于横膈膜之上了。

第三十三难

【原文】

三十三难曰：肝青象木，肺白象金。肝得水而沉，木得水而浮，肺得水而浮，金得水而沉。其意何也？

然：肝者，非为纯木也，乙角也，庚之柔，大言阴与阳，小言夫与妇，释其微阳而吸其微阴之气，其意乐金，又行阴道多，故令肝得水而沉也。肺者，非为纯金也，辛商也，丙之柔，大言阴与阳，小言夫与妇，释其微阴，婚而就火，其意乐火，又行阳道多，故令肺得水而浮也。

肺熟而复沉，肝熟而复浮者，何也？故知辛当归庚，乙当归甲也。

【译文】

问：肝色为青，像五行中的木，肺色为白，像五行中的金。肝入水而下沉，木入水而起浮，肺入水而起浮，金入水而下沉，其中的意义是怎样的呢？

答：肝，不是纯粹的木，它在十天干中属于阴性的乙木，为五音中的角音，是阳性庚金的配偶。从大处来讲，是阴阳相交，从小处来说，是夫妇配合。乙木解除了它微弱的阳气，吸收了庚金中微弱的阴气，它乐于从金而带有金性，金又旺于秋季阴气渐盛的时候，因此使得肝中阴多，阴性向下，故入水就下沉了。肺，不是纯粹的金，它在十天干中属于阴性的辛金，为五音的商音，是阳性丙火的配偶。从大处来讲，是阴阳相交，从小处来说，是夫妇配合。辛金解除了它微弱的阴气，婚配于丙火，它乐于从火而带有火性，火又旺于夏季阳气偏盛的时候，因此使得肺中阳多，阳性向上，故入水就起浮了。

肺在成熟为纯金时又复下沉，肝在成熟为纯木时又复起浮，这是为什么呢？这是因为阴阳不交，夫妇分离，辛金和乙木各复其本性的缘故。也由此可以知道，辛金应当归配于庚金，成为纯粹的金时便下沉，乙木应当归配于甲木，成为纯粹的木时便起浮的道理。

第三十四难

【原文】

三十四难曰：五脏各有声色臭味，皆可晓知以不？

然：《十变》①言，肝色青，其臭臊，其味酸，其声呼，其液泣；心色赤，其臭焦，其味苦，其声言，其液汗；脾色黄，其臭香，其味甘，其声歌，其液涎；肺色白，其臭腥，其味辛，其声哭，其液涕；肾色黑，其臭腐，其味咸，其声呻，其液唾。是五脏声色臭味也。

五脏有七神，各何所藏耶？

然：脏者，人之神气所舍藏也。故肝藏魂，肺藏魄，心藏神，脾藏意与智，肾藏精与志也。

【注释】

①十变：古医书名。

【译文】

问：五脏各有它所主的声音、颜色、嗅气、味道、液体，这些都可以明白地讲清楚吗？

答：古代经书《十变》上讲，肝脏所主的颜色是青色，它的嗅气为臊气，它的味道为酸味，它的声音为呼叫，它所化生的液体为眼泪；心脏所主的颜色是赤色，它的嗅气为焦气，它的味道为苦味，它的声音为语言，它所化生的液体为汗水；脾脏所主的颜色是黄色，它的嗅气为香气，它的味道为甘味，它的声音为歌唱，它所化生的液体为涎沫；肺脏所主的颜色是白色，它的嗅气为腥气，它的味道为辛味，它的声音为哭号，它所化生的液体为鼻涕；肾脏所主的颜色是黑色，它的嗅气为腐气，它的味道为咸味，它的声音为呻吟，它所化生的液体为唾液。这些就是五脏所主的声音、颜色、嗅气、味道和液体。

问：五脏中藏有七种名称的神，各脏所藏的是哪一种神呢？

答：脏，是人的各种神气所居藏的地方。所以肝脏藏魂，肺脏藏魄，心脏藏神，脾脏藏意和智，肾脏藏精和志。

第三十五难

【原文】

三十五难曰：五脏各有所，腑皆相近，而心肺独去大肠小肠远者，何也？

然：经言心荣肺卫，通行阳气，故居在上；大肠小肠传①阴气而下，故居在下，所以相去而远也。

又诸腑者，皆阳也，清净之处，今大肠小肠胃与膀胱，皆受不净，其意何也？

然：诸腑者，谓是，非也。经言小肠者，受盛之腑也；大肠者，传泻行道②之腑也；胆者，清净之腑也；胃者，水谷之腑也；膀胱者，津液之腑也。一腑犹无两名，故知非也。

小肠者，心之腑；大肠者，肺之腑；胆者，肝之腑；胃者，脾之腑；膀胱者，肾之腑。

小肠谓赤肠，大肠谓白肠，胆者谓青肠，胃者谓黄肠，膀胱者谓黑肠。下焦之所治也。

【注释】

①传：传导。

②道：同"导"。

【译文】

问：五脏各有所相合的腑器，它们的位置都比较接近，而只有心、肺二脏距离相合的小肠、大肠相去甚远，这是为什么呢？

答：古典医书上讲，心主荣血，肺主卫气，两者都具有通行阳气的功能，所以心、肺二脏居于膈上的位置；大肠、小肠传导浊阴之气而下行，所以它们居于膈下的位置。因而心、肺二脏与小肠、大肠二腑其距离就比较远了。

问：所有的腑器都是属阳，为清新干净的地方，然而现在大肠、小肠、胃与膀胱等，都是受纳秽浊不净之物，其道理是什么呢？

答：所有的腑器，说是清净之处，这是不对的。古典医书上讲，小肠，是受盛腐熟水谷的腑器；大肠，是传送糟粕排泄粪便的腑器；胆，是清净不浊的腑器；胃，是水谷物受纳的腑器；膀胱，是津液储蓄的腑器。一种腑器是不会有两样的名称，所以知道那种说法是不对的。

小肠，是心脏相合的腑器；大肠，是肺脏相合的腑器；胆，是肝脏相合的腑器；胃，是脾脏相合的腑器；膀胱，是肾脏相合的脏器。

根据五脏所主的颜色和脏腑配合的关系，小肠叫作红肠，大肠叫作白肠，胆叫作青肠，胃叫作黄肠，膀胱叫作黑肠。所有这些腑器，都是下焦之气所管辖治理的。

第三十六难

【原文】

三十六难曰：脏各有一耳①，肾独有两者，何也？

然：肾两者，非皆肾也。其左者为肾，右者为命门。命门者，诸神精之所舍，原气之所系也；男子以藏精，女子以系胞②，故知肾有一也。

【注释】

①耳：语气词。相当于"而已""罢了"。

②胞：指女子胞，即子宫。

【译文】

问：五脏之器各有一个，而肾脏独有两个，这是为什么呢？

答：肾脏有两个，并非都是肾脏。它的左边是肾脏，右边是命门。命门，是各种神气和精气所藏舍的地方，也是原气所维系的地方；在男子是用来储藏精气，在女子是用来联系胞宫。所以知道肾只有一个。

第三十七难

【原文】

三十七难曰：五脏之气，于何发起，通于何许，可晓以不？

然：五脏者，当上关于九窍也。故肺气通于鼻，鼻和则知香臭矣；肝气通于目，目和则知黑白矣；脾气通于口，口和则知谷味矣；心气通于舌，舌和则知五味矣；肾气通于耳，耳和则知五音矣。

五脏不和，则九窍不通；六腑不和，则留结为痈。

邪在六腑，则阳脉不和；阳脉不和，则气留之；气留之，则阳脉盛矣。邪在五脏，则阴脉不和；阴脉不和，则血留之；血留之，则阴脉盛矣。阴气太盛，则阳气不得相营也，故曰格。阳气太盛，则阴气不得相营也，故曰关。阴阳俱盛不得相营也，故曰关格。关格者，不得尽其命而死矣。

经言气独行于五脏，不营于六腑者，何也？

然：夫气之所行也，如水之流，不得息也。故阴脉营于五脏，阳脉营于六腑，如环无端，莫知其纪，终而复始，其不覆溢，人气内温于脏腑，外濡于腠理。

【译文】

问：五脏的精气，在什么地方发起，又通达到什么地方，可以明白地知晓吗？

答：五脏的精气，常常通达于人体上部九窍。所以肺脏的精气通达于鼻窍，鼻的功能正常则能知道辨别香臭气味；肝脏的精气通达于目窍，目窍的功能正常则能知道辨别黑白颜色；脾脏的精气通达于口窍，口窍的功能正常则能知道辨别谷物滋味；心脏的精气通达于舌窍，舌窍的功能正常则能知道辨别酸苦甘辛咸五味；肾脏的精气通达于耳窍，耳窍的功能正常则能知道辨别角徵宫商羽五音。

如果五脏不和而功能失常，那么九窍就不通利；如果六腑不和而功能失常，那么气血留滞郁积成为痈疡。

病邪侵犯六腑，则属阳的经脉不相和谐；阳脉不相和谐，则气行留滞；气行留滞，则阳脉满盛。病邪侵犯五脏，则属阴的经脉不相和谐；阴脉不相和谐，则血行留滞，血行留滞，则阴脉满盛。阴脉之气过盛，则阳脉之气不能正常营运的，叫作格。阳脉之气过盛，则阴脉之气不能正常营运的，叫作关。如果阴阳二气都过于旺盛，二者彼此都不能正常营运的，叫作关格。出现关格现象时，就不能活到应该活到的寿命而死亡了。

问：古典医书上讲，精气独流行于五脏，而不营运于六腑，这是为什么呢？

答：精气的运行，就好像水的流动一样，是一刻也不会停息的。所以阴脉之精气营运于五脏，阳脉之精气营运于六腑，如同圆环一般没有止端，没有哪个能够计算它流转的次数，尽终了而又再次开始循环，不像水流那样倾覆外溢，因为人体的精气，在内温养于脏腑，在外濡润于腠理。

第三十八难

【原文】

三十八难曰：脏唯有五，腑独有六者，何也？

然：所以腑有六者，谓三焦也，有原气之别焉，主持诸气，有名而无形，其经属手少阳。此外腑也，故言腑有六焉。

【译文】

问：脏器有五个，腑器却有六个，这是为什么呢？

答：腑器有六个，是因为包括了三焦在内。三焦具有原气之别使的作用，主持人体脏腑、经络等各种气机活动。它是有名称而无具体形态的腑器，其经脉属于手少阳经。这是独立于五脏之外的一个腑，所以说腑器有六个。

第三十九难

【原文】

三十九难曰：经言，腑有五，脏有六者，何也？

然：六腑者，正有五腑也。五脏亦有六脏者，谓肾有两脏也，其左为肾，右为命门。命门者，精神之所舍也，男子以藏精，女子以系胞，其气与肾通，故言脏有六也。

腑有五者，何也？

然：五脏各一腑，三焦亦是一腑，然不属于五脏，故言腑有五焉。

【译文】

问：古典医书上讲，腑器有五个，脏器有六个，这是为什么呢？

答：所谓六个腑器的，正式的只有五个腑器。五脏也有称作六脏的，这是因为肾有两个脏。其左边的是肾脏，右边的是命门。命门，是精气和神气所藏舍的地方；在男子是用来储蓄精气，女子是用来联系胞宫的。它的气与肾脏相通连。所以说脏器有六个。

问：腑器有五个，为什么？

答：五脏各自有一个与它相配合的腑器，三焦也是一个腑器，但是它不属配于五脏，所以说腑器只有五个。

第四十难

【原文】

四十难曰：经言，肝主色，心主臭，脾主味，肺主声，肾主液。鼻者肺之候，而反知香臭；耳者肾之候，而反闻声，其意何也？

然：肺者，西方金也，金生于巳，巳者南方火，火者心，心主臭，故令鼻知香臭；肾者北方水也，水生于申，申者西方金，金者肺，肺主声，故令耳闻声。

【译文】

问：古典医书上讲，肝主颜色，心主嗅气，脾主味道，肺主声音，肾主水液。鼻，是肺脏的外候，应主声音而反能辨知香臭；耳，是肾脏的外候，应主水液反而能听闻声音，这是为什么呢？

答：肺，属西方金，按照"五行长生"，金是生于巳的，巳配南方火，火比类于心，心主臭，所以使得肺之外候的鼻能辨知香臭；肾，属北方水，水是生于申的，申为西方金，金比类于肺，肺主声，所以使得肾之外候的耳能听闻声音。

第四十一难

【原文】

四十一难曰：肝独有两叶，以何应也？

然：肝者，东方木也。木者，春也，万物始生，其尚幼小，意无所亲，去太阴①尚近，离太阳②不远，犹有两心③，故有两叶，亦应木叶也。

【注释】

①太阴：指冬令而言。

②太阳：指夏令而言。

③两心：谓肝应春季，介于阴阳寒热之间，或从于阴，或从于阳，故言两心。

【译文】

问：肝脏独生有两叶，这是和什么事物相应的呢？

答：肝，属东方木。木，属四时之春。万物开始发生成长，它尚且幼小，不知道和别的事物相亲近，离开极阴的冬季尚近，距离阳盛的夏季不远，说冷已不觉冷，说热尚不觉热，介于冬夏之间，或从于阴，或从于阳，所以肝有两叶，也相应于草木幼苗，在春季里由一粒种子分裂两个叶片的样子。

第四十二难

【原文】

四十二难曰：人肠胃长短，受水谷多少，各几何？

然：胃大一尺五寸，径五寸，长二尺六寸，横屈受水谷三斗五升，其中常留谷二斗，水一斗五升。小肠大二寸半，径八分分之少半，长三丈二尺，受谷二斗四升，水六升三合合之大半。回肠大四寸，径一寸半，长二丈一尺，受谷一斗，水七升半。广肠大八寸，径二寸半，长二尺八寸，受谷九升三合八分合之一。故肠胃凡长五丈八尺四寸，合受水谷八斗七升六合八分合之一，此肠胃长短受水谷之数也。

肝重二斤四两，左三叶，右四叶，凡七叶，主藏魂。心重十二两，中有七孔三毛，盛精汁三合，主藏神。脾重二斤三两，扁广三寸，长五寸，有散膏半斤，主裹血，温五脏，主藏意。肺重三斤三两，六叶两耳，凡八叶，主藏魄。肾有两枚，重一斤一两，主藏志。

胆在肝之短叶间，重三两三铢，盛精汁三合。胃重二斤二两，纡曲屈伸，长二尺六寸，大一尺五寸，径五寸，盛谷二斗，水一斗五升。小肠重二斤十四两，长三丈二尺，广二寸半，径八分分之少半，左回叠积十六曲，盛谷二斗四升，水六升三合合之大半。大肠重二斤十二两，长二丈一尺，广四寸，径一寸，当齐右回十六曲，盛谷一斗，水七升半。膀胱重九两二铢，纵广九寸，盛溺九升九合。

口广二寸半。唇至齿，长九分，齿以后至会厌，深三寸半，大容五合。舌重十两，长七寸，广二寸半。咽门重十二两，广二寸半，至胃长一尺六寸。喉咙重十二两，广二寸，长一尺二寸，九节。肛门重十二两，大八寸，径二寸大半，长二尺八寸，受谷九升三合八分合之。

【译文】

问：人体肠胃的长短，受纳水谷的多少，各是怎样的呢？

答：胃的周长一尺五寸，直径五寸，长二尺六寸，充满时横屈可受纳水谷三斗五升，其中通常可留存食物二斗，水液一斗五升。小肠的周长二寸半，直径八分又三分之一分，长三丈二尺，可受纳谷物二斗四升，水液六升三合又一合的三分之二。回肠的周长四寸，直径一寸半，长二丈一尺，可受纳谷物一斗，水液七升半。广肠的周长八寸，直径二寸半，长二尺八寸，可受纳的水谷的糟粕九升三合又八分之一合。所以肠胃共长五丈八尺四寸，合计可受纳水谷八斗七升六合又八分之一合。这就是肠胃的长短，以及受纳水谷容量的总数。

　　肝的重量四斤四两，左侧有三叶，右侧有四叶，共为七叶，在精神活动方面的功能是主藏魂。心的重量十二两，其中有七孔三毛，贮藏营血三合，在精神活动方面的功能是主藏神。脾的重量二斤三两，扁阔三寸，长五寸，附有散膏半斤，主统裹血液，温养五脏，在精神活动方面的功能是主藏意。肺的重量三斤三两，有六叶两耳，共为八叶，在精神活动方面的功能是主藏魄。肾有两枚，重量一斤一两，在精神活动方面的功能是主藏志。

　　胆在肝的短叶之间，重量三两三铢，贮藏胆汁三合。胃的重量二斤二两，其屈曲处的长度二尺六寸，周长一尺五寸，直径五寸，贮纳谷物二斗，水液一斗五升。小肠的重量二斤十四两，长三丈二尺，周长二寸半，直径八分又三分之一分，向左旋转重叠相积有十六个弯曲，能贮藏谷物二斗四升，水液六升三合又三分之二合。大肠的重量二斤十二两，长二丈一尺，周长四寸，直径一寸，在脐下向右旋转十六个弯曲，贮盛谷物一斗，水液七升半。膀胱的重量九两二铢，纵阔九寸，贮藏小便九升九合。

　　口阔二寸半，自口唇到齿的长度是九分，齿向后到会厌，深度是三寸半，大小可容纳五合。舌重量十两，长七寸，阔二寸半。咽门重量十二两，阔二寸半，从它到胃的长度是一尺六寸。喉咙重量十二两，周长八寸，直径二寸又三分之二寸，长二尺八寸，可受纳水谷的残渣九升三合又一合的八分之一。

第四十三难

【原文】

四十三难曰：人不食饮，七日而死者何也？

然：人胃中当有留谷二斗，水一斗五升。故平人日再至圊①，一行二升半，日中五升，七日五七三斗五升，而水谷尽矣。故平人不食饮七日而死者，水谷津液俱尽，即死矣。

【注释】

①圊（qīng 清）：厕所。

【译文】

问：人不进饮食物，七天就会死亡，这是为什么呢？

答：人体胃中应当存留有谷物二斗，水液一斗五升。所以一般健康的人每天两次到厕所大便，一次行便量是二升半，一天中计排便量是五升，七天便是五七三斗五升，而将所有的水谷糟粕排泄殆尽。所以一般健康之人不进饮食物的七天就会死亡，是水谷津液全部竭尽，而致营养断绝，立即死亡。

第四十四难

【原文】

四十四难曰：七冲门何在？

然：唇为飞门，齿为户门，会厌为吸门，胃为贲门，太仓下口为幽门，大肠小肠会为阑门，下极为魄门。故曰七冲门也。

【译文】

问：人体中的七冲门，是在哪些地方呢？

答：口唇是飞门，牙齿是户门，会厌是吸门，胃的上口是贲门，胃的下口是幽门，大肠与小肠的交会处是阑门，躯干下端排出糟粕的地方是魄门。这七个出入口，是人体消化系统中的要道，所以叫作七冲门。

第四十五难

【原文】

四十五难曰：经言八会者，何也？

然：腑会大仓，脏会季胁，筋会阳陵泉，髓会绝骨，血会鬲腧，骨会大杼，脉会太渊，气会三焦，外一筋直两乳内也。热病在内者，取其会之气穴也。

【译文】

问：古典医书上讲，人体中的八会，是指的什么呢？

答：六腑之气会聚的地方即腑会是任脉的中脘穴，五脏之气会聚的地方即脏会是肝经的章门穴，诸筋之气会聚的地方即筋会是胆经的阳陵泉穴，诸髓之气会聚的地方即髓会是胆经的绝骨穴，经血之气会聚的地方即血会是膀胱经的膈腧穴，诸骨之气会聚的地方即骨会是膀胱经的大杼穴，经脉之气会聚的地方即脉会是肺经的太渊穴，诸气会聚的地方即气会是两乳间的膻中穴。凡是热邪引起的体内病变，都可以取所会聚精气的穴位进行治疗。

第四十六难

【原文】

四十六难曰：老人卧而不寐，少壮寐而不寤者，何也？

然：经言少壮者，血气盛，肌肉滑，气道通，荣卫之行不失于常，故昼日精①，夜不寤也。老人血气衰，肌肉不滑，荣卫之道涩，故昼日不能精，夜不得寐也。故知老人不得寐也。

【注释】

①精：精神饱满的意思。

【译文】

问：老年人卧睡而不能入眠，少壮年轻人入眠而不易醒，这是为什么呢？

答：古典医书上讲，少壮之人，血气充盛，肌肉润滑，气机道路通利，荣血卫气的运行不失于常度，所以白天精神饱满，夜间入睡而不易醒寤。老年之人血气衰少，肌肉不润滑，荣血卫气运行的道路涩滞而不通畅，所以白天精神不够振作，夜间也就不能入睡而眠。所以知道老年人在晚上不容易入眠睡着。

第四十七难

【原文】

四十七难曰：人面独能耐寒者，何也。

然：人头者，诸阳之会也。诸阴脉皆至颈、胸中而还，独诸阳脉皆上至头耳，故令面耐寒也。

【译文】

问：人体面部独能耐受寒冷，这是为什么呢？

答：人体头部，是手足三阳经脉聚会的地方。手足三阴经脉是行到人体颈部或胸中就回返了，只有手足三阳各经脉都上行到人体的头部耳部，所以使得人体面部独能耐受寒冷。

第四篇　疾　病

本篇从第四十八难至第六十一难，是论述有关人体疾病方面的问题，内容包括病因、病机、病证、诊断等。在病因上，提出了风、寒、暑、湿、温、热六淫，忧愁、思虑、恚怒七情，以及饮食与劳倦等因素致病；在病机上，运用阴阳、寒热、表里、虚实作为辨证的基本纲领；在病证上，举出一些常见病证，诸如积聚、伤寒、泄泻、癫狂、心痛、头痛等，并说明临床上如何辨病治疗；在诊断上，概括性介绍了望、闻、问、切四种诊断疾病的方法。

第四十八难

【原文】

四十八难曰：人有三虚三实，何谓也？

然：有脉之虚实，有病之虚实，有诊之虚实也。脉之虚实者，濡者为虚，紧牢者为实；病之虚实者，出者为虚，入者为实，言者为虚，不言者为实，缓者为虚，急者为实；诊之虚实者，濡者为虚，牢者为实，痒者为虚，痛者为实，外痛内快为外实内虚，内痛外快为内实外虚。故曰虚实也。

【译文】

问：人体患病有三虚三实，说的是什么呢？

答：有脉象方面的虚实，有病证方面的虚实，有诊候方面的虚实。脉象的虚实，濡弱无力的属虚，坚牢有力的属实。病证方面的虚实，从内出外的属虚，从外入内的属实；能言语的属虚（即慢性病尚未影响言语的），不能言语的属实（即急性病邪甚壅闭而不能言语的）；疾病缓慢的属虚，疾病急骤的属实。诊候方面的虚实，瘙痒的属虚，疼痛的属实；以手按之，身体外部疼痛而内无疼痛的，属外实内虚，以手按之，身体内部疼痛而外无疼痛的，属内实外虚。所以说疾病是有虚有实的。

第四十九难

【原文】

四十九难曰：有正经自病，有五邪所伤，何以别之？

然：忧愁思虑则伤心；形寒饮冷则伤肺；恚怒气逆，上而不下则伤肝；饮食劳倦则伤脾；久坐湿地，强力入水则伤肾。是正经之自病也。

何谓五邪？

然：有中风，有伤暑，有饮食劳倦，有伤寒，有中湿，此之谓五邪。

假令心病，何以知中风得之？

然：其色当赤。何以言之？肝主色，自入为青，入心为赤，入脾为黄，入肺为白，入肾为黑。肝为心邪，故知当赤色，其病身热胁下满痛，其脉浮大而弦。

何以知伤暑得之？

然：当恶臭。何以言之？心主臭，自入为焦臭，入脾为香臭，入肝为臊臭，入肾为腐臭，入肺为腥臭。故知心病，伤暑得之当恶臭，其病身热而烦，心痛，其脉浮大而散。

何以知饮食劳倦得之？

然：当喜苦味也，虚为不欲食，实为欲食。何以言之？脾主味，入肝为酸，入心为苦，入肺为辛，入肾为咸，自入为甘。故知脾邪入心为喜苦味也，其病身热而体重嗜卧，四肢不收，其脉浮大而缓。

何以知伤寒得之？

然：当谵言妄语。何以言之？肺主声，入肝为呼，入心为言，入脾为歌，入肾为呻，自入为哭。故知肺邪入心为谵言妄语也，其病身热，洒洒恶寒，甚则喘咳，其脉浮大而涩。

何以知中湿得之？

然：当喜汗出不可止。何以言之？肾主湿，入肝为泣，入心为汗，入脾为涎，入肺为涕，自入为唾。故知肾邪入心为汗出不可止也，其病身热而小腹痛，足胫寒而逆，其脉沉濡而大。

此五邪之法也。

【译文】

问：疾病有属于正经自行患病的，有由于五邪所伤害的，用什么方法去区别它呢？

答：古典医书主讲，忧愁思虑过度，就会伤害心脏，形体受寒，饮食寒冷，就会伤害肺脏；怨恨愤怒太过则气机上逆，气机上逆而不下降，就会伤害肝脏；饮食不节，劳倦过度，就会伤害脾脏；久坐潮湿的地方，强行用力而又入于水中，就会伤害肾脏。这些就是正经自行患病。

问：什么叫作五邪所伤害呢？

答：有伤于风的，有伤于暑的，有伤于饮食劳倦的，有伤于寒的，有伤于湿的。这些就叫作五邪所伤。

问：假如心脏发生疾病，根据什么知道它是伤于风邪而得病的呢？

答：伤于风邪病人的面色一定发红，这是因为肝主五色，病邪自入于肝而为青色，入于心而为赤色，入于脾而为黄色，入于肺而为白色，入于肾而为黑色。肝邪传入于心，所以知道面部当现红色。它的病状是身体发热，胁下胀满疼痛，它的脉象是浮大而弦。

问：根据什么知道疾病是伤于暑而得的呢？

答：伤于暑的病人一定厌恶焦臭气味。这是因为心主五臭，病邪自入于心而厌恶焦臭，入于脾而厌恶香腐臭，入于肺而厌恶臊臭。所以知道心病是伤于暑邪而得之的，应当厌恶焦臭气味。它的病状是身体发热而烦躁，心中疼痛，它的脉象是浮大而散。

问：根据什么知道疾病是由饮食不节，劳倦过度而得的呢？

答：由饮食不节，劳倦过度而生病患者，一定喜食苦味东西。这是因为脾主五味，病邪入肝喜食酸味，入心喜食苦味，入肺喜食辛味，入肾喜食咸味，自入于脾喜食甘味。所以知道脾邪传入于心，表现为喜食苦味。它的病状是身体发热而躯体困重，老爱睡觉，四肢难以伸屈，它的脉象是浮大而缓。

问：根据什么知道疾病是伤于寒邪而得的呢？

答：伤于寒邪的病人一定胡言乱语。是因为肺主五声，病邪入肝则呼叫，入心则胡言乱语，入脾则歌唱，入肾则呻吟，自入于肺则哭泣。所以知道肺邪传入于心，表现为胡言乱语。它的病状是身体发热，洒洒恶寒，甚至气喘咳嗽，它的脉象是浮大而涩。

问：根据什么知道疾病是中湿而得的呢？

答：中湿病人一定经常出汗而不能自止。这是因为肾主五液，病邪入肝则哭泣，入心则出汗，入脾则流涎，入肺则流涕，自入于肾则流唾液。所以知道肾邪传入于心，表现为经常出汗而不能自行停止。它的病状是身体发热而小腹部疼痛，足胫部寒而逆冷，它的脉象是沉濡而大。

这些就是诊察五邪所伤的方法。

第五十难

【原文】

五十难曰：病有虚邪，有实邪，有贼邪，有微邪，有正邪，何以别之？

然：从后来者①为虚邪，从前来者①为实邪，从所不胜来者为贼邪，从所胜来者为微邪，自病者为正邪。

何以言之？假令心病，中风得之为虚邪，伤暑得之为正邪，饮食劳倦得之为实邪，伤寒得之为微邪，中湿得之为贼邪。

【注释】

①从后来者：从生我之脏传来的。

②从前来者：从我生之脏传来的。

【译文】

问：人体病邪有虚邪，有实邪，有贼邪，有微邪，有正邪，用什么方法来区别它们呢？

答：五脏所属的五行，各有相互资生和相互克制的关系。病邪从生我之脏传来的称为虚邪，从我生之脏传来的称为实邪，从我克之脏传来的称为贼邪，从克我之脏传来的称为微邪，由本脏之邪发病的称为正邪。

根据什么这样说呢？假如心脏发生疾病，被风邪所中而得病的为虚邪，被暑邪所伤而得病的为正邪，被饮食劳倦所伤而得病的为实邪，被寒邪所伤而得病的为微邪，被湿邪所伤而得病的为贼邪。

第五十一难

【原文】

五十一难曰：病有欲得温者，有欲得寒者，有欲得见人者，有不欲得见人者，而各不同，病在何脏腑也？

然：病欲得寒，而欲见人者，病在腑也。病欲得温，而不欲见人者，病在脏也。何以言之？腑者，阳也，阳病欲得寒，又欲见人；脏者，阴也，阴病欲得温，又欲闭户独处，恶闻人声。故以别知脏腑之病也。

【译文】

问：病人有想要得到温暖的，有想要得到寒凉的，有想要见人的，有不想见人的，这些各有不相同的情况，疾病究竟是在脏还是在腑呢？

答：病人喜欢寒凉，而又想要见到人的，是病变在腑；病人喜欢温暖，而又不想见到人的，是病变在脏。根据什么这样说呢？是因为腑属阳，阳热的病喜欢寒，又想要见人；脏属阴，阴寒的病喜欢温暖，又想要闭关门户单独居住，厌恶听到人的声音。所以用这些来区别知晓是脏还是腑的疾病。

第五十二难

【原文】

五十二难曰：腑脏发病，根本等不？

然：不等也。

其不等奈何？

然：脏病者，止而不移，其病不离其处；腑病者，仿佛贲向，上下行流，居处无常。故以此知脏腑根本不同也。

【译文】

问：腑和脏发生疾病，它们的发病原因相同吗？

答：不相同。

问：它们不相同的情况是怎样的？

答：脏发生疾病，是停止在某一处而不移动，它的病位是不离开它原来的处所；腑发生疾病，是似有若无的气在贲动作响，并上下流动行走，没有固定的部位。所以根据这些情况知道脏和腑发病的原因是根本不相同的。

第五十三难

【原文】

五十三难曰：经言七传者死，间脏者生，何谓也？

然：七传者，传其所胜也。间脏者，传其子也。何以言之？假令心病传肺，肺传肝，肝传脾，脾传肾，肾传心。一脏不再伤，故言七传者死也。

假令心病传脾，脾传肺，肺传肾，肾传肝，肝传心，是子母相传，竟而复始，如环无端，故曰生也。

【译文】

问：古典医书上讲，五脏疾病，属于七传的死，属于间脏的生，是为什么呢？

答：七传，就是传其所胜的脏。间脏，就是传其所生的子脏。根据什么这样说呢？假如心脏疾病传给肺脏，肺脏疾病传给肝脏，肝脏疾病传给脾脏，脾脏疾病传给肾脏，肾脏疾病传给心脏，每一脏不能再次受到病邪的伤害，所以说七传的，预后多为不良。

间脏，是传其所生的子脏，假如心脏疾病传给脾脏，脾脏疾病传给肺脏，肺脏疾病传给肾脏，肾脏疾病传给肝脏，肝脏疾病传给心脏，这是母脏与子脏之间的相传，最后再复回到开始相传的一脏，像圆环一般没有止端，所以说预后多为良好。

第五十四难

【原文】

五十四难曰：脏病难治，腑病易治，何谓也？

然：脏病所以难治者，传其所胜也；腑病易治者，传其子也，与七传、间脏同法也。

【译文】

问：五脏的疾病难以治疗，六腑的疾病容易治疗，这是为什么呢？

答：五脏疾病难治疗，是因为疾病传给了它所克胜的脏器；六腑疾病易治疗，是因为疾病传给了它所相生的脏器。这与上面所述的七传、间脏是同一个法则。

第五十五难

【原文】

五十五难曰：病有积有聚，何以别之？

然：积者，阴气也。聚者，阳气也。故阴沉而伏，阳浮而动，气之所积名曰积，气之所聚名曰聚。故积者，五脏所生；聚者，六腑所成也。积者，阴气也，其始发有常处，其痛不离其部，上下有所终始，左右有所穷处。聚者阳气也，其始发无根本，上下无所留止，其痛无常处，谓之聚。故以是别知积聚也。

【译文】

问：疾病有积、有聚，用什么方法来辨别呢？

答：积，是阴气为病；聚，是阳气为病。阴性的特征是沉而伏，阳性的特征是浮而动。由有形之阴气所积蓄而生的叫作积，由无形之阳气所聚合而成的叫作聚。所以积病，是由五脏所生；聚病，是由六腑所成。积，阴气所积蓄，它开始发生便有固定处所，它的疼痛不离开它的部位，上下有所起止，左右有所边缘。聚，阳气所聚合，它开始发生便无具体形质，上下没有留止部位，它的疼痛没有固定处所。所以根据这些来辨别知道是积病还是聚病。

第五十六难

【原文】

五十六难曰：五脏之积，各有名乎？以何月何日得之？

然：肝之积，名曰肥气。在左胁下，如覆杯，有头足，久不愈，令人发咳逆，瘖疟，连岁不已，以季夏戊己日得之。何以言之？肺病传于肝，肝当传脾，脾季夏适王，王者不受邪，肝复欲还肺，肺不肯受，故留结为积。故知肥气以季夏戊己日得之。

心之积，名曰伏梁。起齐上，大如臂，上至心下，久不愈，令人病烦心，以秋庚辛日得之。何以言之？肾病传心，心当传肺，肺以秋适王，王者不受邪，心欲复还肾，肾不肯受，故留结为积。故知伏梁。以秋庚辛日得之。

脾之积，名曰痞气。在胃脘，覆大如盘，久不愈，令人四肢不收，发黄疸，饮食不为肌肤，以冬壬癸日得之。何以言之？肝病传脾，脾当传肾，肾以冬适王，王者不受邪，脾复欲还肝，肝不肯受，故留结为积。故知痞气以冬壬癸日得之。

肺之积，名曰息贲。在右胁下，覆大如杯，久不已，令人洒淅寒热，喘咳发肺壅，以春甲乙日得之。何以言之？心病传肺，肺当传肝，肝以春适王，王者不受邪，肺复欲还心，心不肯受，故留结为积。故知息贲以春甲乙日得之。

肾之积，名曰贲豚。发于少腹，上至心下，若豚状，或上或下无时，久不已，令人喘逆，骨痿少气，以夏丙丁日得之。何以言之？脾病传肾，肾当传心，心以夏适王，王者不受邪，肾复欲还脾，脾不肯受，故留结为积。故知贲豚以夏丙丁日得之。

此五积之要法也。

【译文】

问：五脏的积病，都各有名称吗？各在哪月哪日得病呢？

答：肝脏的积病名叫肥气，发生在左胁下，有肿块突出，像覆盖的杯子一样，上下有头和足的明显界限。经久不能痊愈，使人发生咳嗽气逆，疟疾，连绵经年不能够停止。在夏季戊己日的时候得病。根据什么这样说呢？肺脏疾病传给肝脏，肝脏疾病应当传给脾脏，脾脏在夏季正是当旺的时候，当旺之时是不会受邪的，肝脏疾病既不能传给脾脏，便复返回传给肺脏，肺脏不肯受邪，而留止郁结成为积病。所以知道肥气是在夏季戊己日的时候得病的。

心脏的积病名叫伏梁，起始于脐部之上，形状大小如同手臂一样，经久不能痊愈，使人心烦意躁。在秋季庚辛日的时候得病。根据什么这样说呢？肾脏疾病传给心脏，心脏疾病应当传给肺脏，肺脏在秋季正是当旺的时候，当旺之时是不会受邪的，心脏疾病既不能传给肺脏，必然再复回反传肾脏，肾脏不肯受邪，而留止郁结成为积病。所以知道伏梁是在秋季庚辛日的时候得病的。

脾脏的积病名叫痞气，发生在胃脘部，有肿块突起，形状大小像覆盖的盘子一般，经久不能痊愈，使人四肢难以伸屈，发生黄疸，饮食精微不能营养肌肉皮肤。在冬季壬癸日的时候得病。根据什么这样说呢？肝脏疾病传给脾脏，脾脏疾病应当传给肾脏，肾脏在冬季正是当旺的时候，当旺之时是不会受邪的，脾脏疾病既不能传给肾脏，必然再复返回传给肝脏，肝脏不肯受邪，而留止郁结成为积病。所以知道痞气是在冬季壬癸日的时候得病的。

肺脏的积病名叫息贲，发生在右胁下，像覆盖的杯子一样。经久不能痊愈，使人洒淅怕冷和发热，气喘咳嗽，发生肺痈。在春季甲乙日的时候得病。根据什么这样说呢？心脏疾病传给肺脏，肺脏疾病应当传给肝脏，肝脏在春季正是当旺的的时候，当旺之时是不会受邪的，肺脏疾病既不能传给肝脏，必然再复回返传给心脏，心脏不肯受邪，而留止郁结成为积病。所以知道息贲是在春季甲乙日的时候得病的。

肾脏的积病名叫贲豚，发生在少腹部，其部上达心胸的下方，状如豚奔跑的样子，上下没有定时。经久不能痊愈，使人喘息咳逆，骨骼痿弱，倦怠无力。在夏季丙丁日的时候得病。根据什么这样说呢？脾脏疾病传给肾脏，肾脏疾病应该传给心脏，心脏在夏季正是当旺的时候，当旺之时是不会受邪的，肾脏疾病既不能够传给心脏，必然再复回返传给脾脏，脾脏不肯受邪，而留止郁结成为积病。所以知道贲豚是在夏季丙丁日的时候得病的。

这些就是五脏积病诊断的主要方法。

第五十七难

【原文】

五十七难曰：泄凡有几？皆有名不？

然：泄凡有五，其名不同。有胃泄，有脾泄，有大肠泄，有小肠泄，有大瘕泄，名曰后重。

胃泄者，饮食不化，色黄。

脾泄者，腹胀满，泄注，食即呕吐逆。

大肠泄者，食已窘迫，大便色白，肠鸣切痛。

小肠泄者，溲而便脓血，少腹痛。

大瘕泄者，里急后重，数至圊而不能便，茎中痛。

此五泄之要法也。

【译文】

问：泄泻一病大凡有几种？都有名称吗？

答：泄泻病一般有五种，它们的名称各不相同。有胃泄，有脾泄，有大肠泄，有小肠泄，有大瘕泄，又叫后重。

胃泄，症状有饮食不能消化，大便颜色发黄。

脾泄，症状有腹部胀满，泄下如水注，进食饮食则气逆呕吐。

大肠泄，症状有进食饮食则腹部困窘急迫，大便颜色发白，肠中鸣响并疼痛如刀割。

小肠泄症状有小便而同时大便下脓血，少腹部疼痛。

大瘕泄，症状有大便时里急后重，腹中急迫，肛门重坠，多次临厕却不易排便，阴茎中疼痛。

这些就是五泄辨别的主要方法。

第五十八难

【原文】

五十八难曰：伤寒有几？其脉有变否？

然：伤寒有五，有中风，有伤寒，有湿温，有热病，有温病，其所苦各不同。

中风之脉，阳浮而滑，阴濡而弱；湿温之脉，阳浮而弱，阴小而急；伤寒之脉，阴阳俱盛而紧涩；热病之脉，阴阳俱浮，浮之而滑，沉之散涩；温病之脉，行在诸经，不知何经之动也，各随其经所在而取之。

伤寒有汗出而愈，下之而死者；有汗出而死，下之而愈者，何也？

然：阳虚阴盛，汗出而愈，上之即死；阳盛阴虚，汗出而死，下之而愈。

寒热之病，候之如何也？

然：皮寒热者，皮不可近席，毛发焦，鼻槁不得汗。肌寒热者，皮肤痛，唇舌槁无汗。骨寒热者，病无所安，汗注不休，齿本槁痛。

【译文】

问：伤寒病有几种？它们的脉象有没有变化？

答：伤寒病有五种：有中风，有伤寒，有湿温，有热病，有温病，它们的症状各不相同。

中风的脉象，属阳的寸部浮而滑，属阴的尺部濡而弱；湿温的脉象，属阳的寸部濡而弱，属阴的尺部小而急；伤寒的脉象，属阴属阳之尺寸部都有力而紧涩；热病的脉象，属阴属阳之尺寸部都浮，浮取而兼滑象，沉取而见散涩；温病的脉象，移动在各条经上，不知道哪条经上脉象变动，应该各自随着疾病所在的经上取按脉象。

问：伤寒的治疗，有用发汗的方法使汗出而疾病痊愈，有用攻下的方法却使病人死亡；有用发汗的方法却使病人死亡，有用攻下的方法而使疾病痊愈，这是为什么呢？

答：病人阳虚阴盛，用发汗的方法治疗，汗出而疾病痊愈，如果攻下即会死亡；病人阳盛阴虚，用发汗的方法治疗，汗出则病人死亡，如果用攻下的方法治疗却疾病痊愈。

问：身体寒热的疾病，如何来诊候它呢？

答：皮毛寒热的，病人皮肤灼热不能贴近席子，毛发憔悴，鼻子枯槁干燥，不能汗出；肌肉寒热的，病人肌肉疼痛，唇舌枯燥焦槁，没有汗出；骨骼寒热的，病人没有安静的时候，汗泄如注不能休止，牙齿根本枯槁疼痛。

第五十九难

【原文】

五十九难曰：狂癫之病，何以别之？

然：狂疾之始发，少卧而不饥，自高贤也，自辨①智也，自倨②贵也，妄笑好歌乐，妄行不休是也。癫疾始发，意不乐，僵仆直视，其脉三部阴阳俱盛是也。

【注释】

①辨：通"辩"，能言善辩的意思。

②倨（jù 剧）：傲慢。

【译文】

问：狂病和癫病，如何区别呢？

答：狂病刚开始发作的时候，病人很少睡眠而不知道饥饿，有自以为是高尚贤能的，有自以为是能言善辩，聪颖明智的，有自以为高贵傲慢的，有傻笑，喜好歌唱玩乐，妄乱奔跑不能休止的。癫病刚开始发作的时候，意志不快乐，突然跌倒，僵硬不动，两眼发呆，望人直视。他们的脉象，其寸关尺三部之寸部与尺部都搏动有力。

第六十难

【原文】

六十难曰：头心之病，有厥痛，有真痛，何谓也？

然：手三阳之脉，受风寒，伏留而不去者，则名厥头痛。

入连在脑者，名真头痛。

其五脏气相干，名厥心痛。

其痛甚，但在心，手足青者，即名真心痛。其真心痛者，旦发夕死，夕发旦死。

【译文】

问：头痛心痛之疾病，有叫厥痛的，有叫真痛的，这是为什么呢？

答：手少阳、手阳明、手太阳等手三阳经，遭受风寒，潜伏留止于经脉而作痛，且不去的，则叫厥头痛。

若病邪深入，留连于脑而作痛的，则名叫真头痛。

五脏之气相互干扰而致心痛的，则名叫厥心痛。

其疼痛厉害，只在心脏部位，手足清冷的，即名叫真心痛。其患真心痛的，白天发作则晚上死亡，晚上发作则白天死亡。

第六十一难

【原文】

六十一难曰：经言望而知之谓之神，闻而知之谓之圣，问而知之谓之工，切脉而知之谓之巧，何谓也？

然：望而知之者，望见其五色以知其病。

闻而知之者，闻其五音以别其病。

问而知之者，问其所欲五味，以知其病所起所在也。

切脉而知之者，诊其寸口，视其虚实，以知其病，病在何脏腑也。

经言以外知之曰圣，以内知之曰神，此之谓也。

【译文】

问：古典医书上讲，通过望诊就知道病情的就叫作神，通过闻诊就知道病情的就叫作圣，通过问诊就知道病情的就叫作工，通过切脉就知道病情的就叫作巧，这是说的什么呢？

答：所说望而知之的，就是观察病人所表现的青、赤、黄、白、黑五种颜色变化，从而知道疾病的情况。

　　所说闻而知之的，就是倾听病人所发出的呼、言、歌、哭、呻五种声音变化，从而辨别疾病的性质。

　　所说闻而知之的，就是询问病人对酸、苦、甘、辛、咸五种滋味的不同嗜好，从而知道病人的发病原因和病变的所在部位。

　　所说切脉而知之的，就是切按病人寸关尺三部的脉象，审察它的虚实，从而知道疾病的邪正盛衰，疾病是在哪一脏哪一腑。

　　古典医书上讲，根据外部细微变化就知道内部病情的叫作神，说的就是这个。

第五篇 腧 穴

本篇从六十二难至第六十八难是论述有关人体腧穴方面的问题。主要论述了人体的井、荥、输、经、合、原各经穴，同时也涉及论述到了五脏募穴和背俞穴，以及这些特定穴位的主治病证。

第六十二难

【原文】

六十二难曰：脏井荥①有五，腑独有六者，何谓也？

然：腑者阳也，三焦行于诸阳，故置一腧名曰原，腑有六者，亦与三焦共一气也。

【注释】

①井荥：例指井、荥、输、经、合五穴。荣，当作荥（yíng 营）。

【译文】

问：人体五脏经脉各有井、荥、输、经、合五穴，唯独六腑经脉各有六穴，这是为什么呢？

答：六腑的经脉，属阳，三焦的经气，是运行在各阳经之间的，所以又添置了一个腧穴，名叫原穴。六腑的阳络各有六穴，也就和三焦贯通共成一气了。

第六十三难

【原文】

六十三难曰：《十变》言，五脏六腑荥合，皆以井为始者，何也？

然：井者，东方春也，万物之始生，诸蚑①行喘息，蜎②飞蠕动③，当生之物，莫不以春生。故岁数始于春，日数始于甲，故以井为始也。

【注释】

①蚑（qí 歧）：形容虫行的样子。

②蜎（xuān 喧）：虫类飞行的样子。

③蠕（rú 如）：虫类慢慢爬行的样子。

【译文】

问：古代医经《十变》上讲，五脏六腑各经脉的荥、合等穴，都是以井穴作为起始的穴位，这是为什么呢？

答：井穴，就好像日出的东方和欣欣向荣的春天一样，是万物开始萌芽生长的象征。冬天蛰伏的各种虫类，于此时开始呼吸行动，爬行飞翔。一切应当恢复生机的生物，没有哪一种不是到了春天恢复生机的。所以一年的时序是开始于春季，计日的次序开始于甲子，因而人体十二经脉，也就以井穴作为起始的穴位。

第六十四难

【原文】

六十四难曰：《十变》又言，阴井木，阳井金；阴荥火，阳荥水；阴腧土，阳腧木；阴经金，阳经火；阴合水，阳合土。阴阳皆不同，其意何也？

然：是刚柔之事也。阴井乙木，阳井庚金。阳井庚，庚者乙之刚也，阴井乙，乙者庚之柔也。乙为木，故言阴井木也，庚为金，故言阳井金也。余皆仿此。

【译文】

问：古代医经《十变》上又讲，阴经的井穴属木，阳经的井穴属金；阴经的荥穴属火，阳经的荥穴属水；阴经的输穴属土，阳经的输穴属木；阴经的经穴属金，阳经的经穴属火；阴经的合穴属水，阳经的合穴属土。阴经阳经五输穴所属的五行都不相同，它们的意义是什么呢？

答：这是关于阴阳刚柔配合的事。以井穴为例，阴经的井穴配合乙木，阳经的井穴配合庚金。阳经井穴配合的庚金，在十天干中是阳刚之金，庚乙相合，就是乙的刚。阴经井穴配合的乙木，在十天干中是阴柔之木，乙庚相合，就是庚的柔。乙为阴木，所以说阴经的井穴属木；庚为阳金，所以说阳经的井穴属金。其余各穴的阴阳刚柔配合，都可以仿照这样的方法类推。

第六十五难

【原文】

六十五难曰：经言所出为井，所入为合，其法奈何？

然：所出为井，井者东方春也，万物也始生，故言所出为井也。所入为合，合者，北方冬也，阳气入脏，故言所入为合也。

【译文】

问：古典医书上讲，经脉之气所发出的为井穴，所深入的为合穴，它们的取法是怎样的呢？

答：经气所出发的地方为井穴。井穴，好比日出的东方和生气勃勃的春天，象征万物开始萌芽发生，所以说所出为井。合穴，好比寒冷的北方和万物生机潜伏的冬天，是阳气收敛内藏，所以说所入为合。

第六十六难

【原文】

六十六难曰：经言肺之原出于太渊，心之原出于太陵，肝之原出于太冲，脾之原出于太白，肾之原出于太溪，少阴之原出于兑骨，胆之原出于丘墟，胃之原出于冲阳，三焦之原出于阳池，膀胱之原出于京骨，大肠之原出于合谷，小肠之原出于腕骨。

十二经皆以腧为原者，何也？

然：五脏腧者，三焦之所行，气之所留止也。

三焦所行之腧为原者，何也？

然：齐下肾间动气者，人之生命也，十二经之根本也，故名曰原。三焦者，原气之别使也，主通行三气①，经历于五脏六腑。原者，三焦之尊号也，故所止辄为原。五脏六腑之有病者，皆取其原也。

【注释】

①三气：指上、中、下三焦之气。

【译文】

问：古典医书上讲，手太阴肺经的原穴，为太渊；心（系手厥阴心包络经）的原穴，为大陵；足厥阴肝经的原穴，为太冲；足太阴脾经的原穴，为太白；足少阴肾经的原穴，为太溪；手少阴心经的原穴，为掌后锐骨端的神门；足少阳胆经的原穴，为丘墟；足阳明胃经的原穴，为冲阳；手少阳三焦经的原穴，为阳池；足太阳膀胱经的原穴，为京骨；手阳明大肠经的原穴，为合谷；手太阳小肠经的原穴，为腕骨。手足阴阳十二经都是以腧穴作为原穴，这是为什么呢？

答：五脏各经腧穴，都是三焦之气运行和停留的地方。

问：三焦之气所运行和停留的腧穴是为原穴，这是为什么呢？

答：脐下两肾间的动气，是人体生命活动的原动力，是十二经脉的根本，所以叫作原气。三焦，是运送原气到达人体全身的使者，主持贯通运行上、中、下三焦之气，输布到五脏六腑。原，是三焦的尊号，所以三焦之气所止的腧穴常常作为原穴。五脏六腑有病时，都取用于各经的原穴而治疗。

第六十七难

【原文】

六十七难曰：五脏募皆在阴，而俞在阳者，何谓也？

然：阴病行阳，阳病行阴，故令募在阴，俞在阳。

【译文】

问：五脏的募穴都位于属阴的胸腹部，而五脏的俞穴都位于属阳的腰背部，这是什么道理呢？

答：内脏或阴经的病气常出行于阳分的俞穴，体表或阳经的病气常入行于阴分的募穴上，所以募穴都位于属阴的胸腹部，俞穴都位于属阳的腰背部。

第六十八难

【原文】

六十八难曰：五脏六腑，皆有井荥腧经合，皆何所主？

然：经言所出为井，所流为荥，所注为腧，所行为经，所入为合。井主心下满，荥主身热，腧主体重节痛，经主喘咳寒热，合主逆气而泄。此五脏六腑井荥腧经合所主病也。

【译文】

问：人体五脏六腑各经，都有井、荥、输、经、合五穴，它们都主治什么样的病证呢？

答：古典医书上讲，经气所出发的地方为井穴，经气缓缓流动的地方为荥穴，经气所灌注的地方为输穴，经气所流行的地方为经穴，经气所深入的地方为合穴。井穴主治心下胀满，荥穴主治身体发热，输穴主治身体困重、关节疼痛，经穴主治咳嗽气喘、身体寒热，合穴主治气上冲逆而泻泄。这就是五脏六腑各经的井、荥、输、经、合穴所主治的病证。

第六篇　针　法

本篇从第六十九难至第八十一难，主要论述有关人体针刺补泻手法的运用。内容有：随着各类疾病的不同，针刺手法上分别运用有迎随补泻法、刺井泻荥法、补母泻子法、泻火补水法、迎随补泻与母子补泻结合法，以及补泻手法的针刺深浅、候气、步骤等，强调了四时气候的不同，其针刺的手法亦不相同。

第六十九难

【原文】

六十九难曰：经言虚者补之，实者泻之，不虚不实，以经取之，何谓也？

然：虚者补其母，实者泻其子①，当先补之，然后泻之。不虚不实，以经取之者，是正经自生病，不中他邪也，当自取其经，故言以经取之。

【注释】

①母、子：根据五行相生的规律，凡生我者为母，我生者为子。

【译文】

问：古典医书上讲，疾病虚证用补法治疗，实证用泻法治疗，不虚不实的病证，在本经取穴治疗，这是为什么呢？

答：根据五行学说，虚证的应当补其母脏经气和它所属母经的有关穴位，实证的应当泻其子脏经气和它所属子经的有关穴位，在治疗步骤上，应当先用补法，然后用泻法。不实不虚的病证，没有受到他经之邪的影响，故当只需取用本经穴位，所以说是以经取之。

第七十难

【原文】

七十难曰：春夏刺浅，秋冬刺深者，何谓也？

然：春夏者，阳气在上，人气亦在上，故当浅取之。秋冬者，阳气在下，人气亦在下，故当深取之。

春夏各致^①一阴，秋冬各致一阳者，何谓也？

然：春夏温必致一阴者，初下针，沉之^②至肾肝之部，得气引持之阴也。秋冬寒必致一阳者，初内针，浅而浮之^③至心肺之部，得气推内之阳也。是谓春夏必致一阴，秋冬必致一阳。

【注释】

①致：引导的意思。

②沉之：深刺针。

③浮之：浅刺针。

【译文】

问：春夏之时，针刺疾病宜浅，秋冬之时，针刺疾病宜深，这是为什么呢？

答：春夏之时，自然界的阳气向上，人身中的阳气也向上行于肌肤表浅部位，所以针刺时应当浅刺治疗；秋冬之时，自然界的阳气向下，人身中的阳气也向下行于筋骨深层部位，所以针刺时应当深刺治疗。

问：春夏两季必须导引一阴之气，秋冬两季必须导引一阳之气，这是什么道理？

答：春夏之时必须引导一阴之气，即刚开始下针时，要深刺到肝肾所主的筋骨部位，得气后，再将针上提以引导肝肾的阴气，上达阳分。秋冬气候寒冷，必然引导一阳之气，即刚开始进针时，要浅刺到心肺所主的血脉皮肤部位，得气后，再将针推进以送入心肺的阳气，深达阴分。这就是春夏必须引导一阴之气，秋冬必须引导一阳之气的针法。

第七十一难

【原文】

七十一难曰：经言刺荣无①伤卫，刺卫无伤荣，何谓也？

然：针阳者，卧针而刺之。刺阴者，先以左手摄按所针荣腧之处，气散乃内针。是谓刺荣无伤卫，刺卫无伤荣也。

【注释】

①无：通"毋"。

【译文】

问：古典医书上讲，针刺荣分的时候不要伤及卫分，针刺卫分的时候不要伤及荣分，这是为什么呢？

答：针刺属阳之卫分时，应当横刺；针刺属阴之荣分时，应当先用左手往来按摩所要针刺的穴位，使局部的卫气散开，然后进行针刺。这就是所说的刺荣无伤卫，刺卫无伤荣的针法。

第七十二难

【原文】

七十二难曰：经言能知迎随①之气，可令调之。调气之方，必在阴阳，何谓也？

然：所谓迎随者，知荣卫之流行，经脉之往来也；随其逆顺而取之，故曰迎随。

调气之方，必在阴阳者，知其内外表里，随其阴阳而调之。故曰调气之方，必在阴阳。

【注释】

①迎随：针刺时逆着经气运行的方向叫作迎，顺着经气运行的方向叫作随。

【译文】

问：古典医书上讲，能够知道针刺手法上的迎随经脉之气，就可以使经脉之气得到调和。调和经气的方法，首先在于阴阳的辨别，这是为什么呢？

答：所说的迎随，就是要知道荣卫之气在经脉中的流通运行，经脉各自的往来行走方向，随着它行走的方向进行逆取或顺取，所以叫作迎随。

调理经气的方法，首先在于阴阳虚实情况的辨别，知道病变的内外表里，随着它的阴阳变化而调理治之。所以说调理经气的方法，首先在于辨别阴阳。

第七十三难

【原文】

七十三难曰：诸井者，肌肉浅薄气少不足使也，刺之奈何？

然：诸井者，木也。荣者，火也。火者，木之子。当刺井者，以荣泻之，故经言补者不可以为泻，泻者不可以为补，此之谓也。

【译文】

问：人体各个井穴，都在肌肉浅薄的部位，经气微少，不足以使用针刺泻法，若用针刺泻法，当怎样运用呢？

答：五脏所属的各个井穴，在五行中都是属木；荣穴，都是属火。火是木之子，应当针刺井穴的，可以据实者泻其子的原则，而改在荣穴施行泻法。所以古典医书上讲，用补法的不可以用泻法，用泻法的不可以用补法，说的就是这个意思。

第七十四难

【原文】

七十四难曰：经言春刺井，夏刺荣，季春刺腧，秋刺经，冬刺合者，何谓也？

然：春刺井者，邪在肝；夏刺荣者，邪在心；季夏刺腧者，邪在脾；秋刺经者，邪在肺；冬刺合者，邪在肾。

其肝心脾肺肾，而系于春夏秋冬者何也？

然：五脏一病，辄有五色。假令肝病，色青者，肝也，臊臭者，肝也，喜酸者，肝也，喜呼者，肝也，喜泣者，肝也。其病众多，不可尽言也。四时有数，而并系于春夏秋冬者也，针之要妙，在于秋毫者也。

【译文】

问：古典医书上讲，春季针刺井穴，夏季针刺荥穴，季夏针刺输穴，秋季针刺经穴，冬季针刺合穴，这是为什么呢？

答：春季针刺井穴，是邪气在肝；夏季针刺荥穴，是邪气在心；季夏针刺输穴，是邪气在脾；秋季针刺经穴，是邪气在肺；冬季针刺合穴，是邪气在肾。

问：肝、心、脾、肺、肾五脏，联系于春、夏、秋、冬四季，这是为什么呢？

答：五脏中的一脏有病，往往随着相应的季节而有色、臭、味、声、液五方面的表现。假使肝脏发生病变：病人表现为面色青，体有臊臭气，喜食酸味常发呼叫，时时哭泣流泪等。五脏病变很多，不可以全部说完。春夏秋冬四时有一定的节数，人体的井、荥、输、经、合穴都联系着春、夏、秋、冬四季气候，针刺的重要和微妙，在于这些精微的变化。

第七十五难

【原文】

七十五难曰：经言东方实，西方虚，泻南方，补北方，何谓也？

然：金木水火土，当更相平。东方木也，西方金也。木欲实，金当平之；火欲实，水当平之；土欲实，木当平之；金欲实，火当平之；水欲实，土当平之。东方肝也，则知肝实；西方肺也，则知肺虚。泻南方火，补北方水。南方火，火者，木之子也；北方水，水者，木之母也。水胜火，子能令母实，母能令子虚，故泻火补水，欲令金不①得平木也。经曰：不能治其虚，何问其余。此之谓也。

【注释】

①不：《难经本义》言"不字疑衍"。

【译文】

问：古典医书上讲，属东方的脏气实而有余，属西方的脏气虚而不足，治疗采用泻属南方的脏气，补属北方的脏气的治法，这是什么道理呢？

答：金木水火土五行之间，其关系应当是递相制约，保持相对协调平衡。东方属木，西方属金。如果木气将要偏于实盛时，则金气就当制约它；如果火气将要偏于实盛时，则水气就当制约它；如果土气将要偏于实盛时，则木气就当制约它；如果土气将要偏于实盛时，则木气就当制约它；如果金气将要偏于实盛时，则火气就要制约它；如果水气将要偏于实盛时，则土气就当制约它。东方属肝，那么就知道肝气实盛。而西方属肺，那么就知道肺气虚损。治疗泻属南方火的心脏，补属北方水的肾脏。是因为南方属火，火为木之子；北方属水，水为木之母。水能胜火，子脏能使母脏之气充实，母脏能使子脏之气虚衰。泻南方心火补北方肾水，是因为肺金有恢复制约肝木的作用。古典医书上讲，不能掌握治疗虚证的法则，怎么能够谈得上去掌握治疗其他疾病的方法呢？说的就是这个意思。

第七十六难

【原文】

七十六难曰：何谓补泻？当补之时，何所取气？当泻之时，何所置气？

然：当补之时，从卫取气，当泻之时，从荣置气。其阳气不足，阴气有余，当先补其阳，而后泻其阴。阴气不足，阳气有余，当先补其阴，而后泻其阳。荣卫通行，此其要也。

【译文】

问：什么叫作补法和泻法？当用补法的时候，从什么地方取气？当用泻法的时候，从什么地方散气？

答：当用补法的时候，从卫分取气；当用泻法的时候，从荣分散气。如果阳气不足，阴气有余，则应当先补其阳气，然后泻其阴气；如果阴气不足，阳气有余，则应当先补其阴气，然后泻其阳气。使荣卫之气能够正常流通运行，这就是针刺补泻方法的重要原则。

第七十七难

【原文】

七十七难曰：经言上工治未病，中工治已病者，何谓也？

然：所谓治未病者，见肝之病，则知肝当传之与脾，故先实其脾气，无令得受肝之邪，故曰治未病焉。中工者见肝之病，不晓相传，但一心治肝，故曰治已病也。

【译文】

问：古典医书上讲，医疗技术上等的医生能够防治尚未发生的疾病，医疗技术中等的医生只能治疗已经发生的疾病，这是为什么呢？

答：所谓治疗未发生的疾病，例如见到肝脏疾病，就知道肝脏疾病往往传给脾脏，所以治疗当先实补脾脏之气，不要让脾脏受到肝邪的侵犯，所以说叫作治未病。技术中等的医生，见到肝脏有病，不懂得它会传给脾脏的道理，只是一味的专治肝病，所以说叫作治已病。

第七十八难

【原文】

七十八难曰：针有补泻何谓也？

然：补泻之法，非必呼吸出内针①也。知为针者，信其左，不知为针者，信其右。当刺之时，先以左手厌②按所针荣腧之处，弹而努之，爪而下之，其气之来，如动脉之状，顺针而刺之。得气，因推而内之是谓补，动而伸之是谓泻。不得气，乃与男外女内③；不得气，是谓十死不治也。

【注释】

①呼吸出内针：针刺补泻法的一种，即吸气时进针，呼气时出针为泻法，反之为补法。

②厌：压的意思。

③男外女内：《难经本义》曰"男子则浅其针而候之卫气之分，女子则深其针而候之营气之分"。

【译文】

问：针刺有补法和泻法，如何操作呢？

答：补泻的针法，不是必须以呼吸出纳作为行针的唯一方法。知道针刺方法的人，信赖运用其押穴的左手；不知道针刺方法的人，只偏信运用其持针的右手。当针刺的时候，先以左手按压所要针刺的荥腧的部位，用手指轻弹所刺穴位的皮肤，使其脉络和肌肉怒张，再用爪甲向下将穴位切住，使其固定，当经气到来的时候，如同动脉搏动的形状，就顺势将针刺入。等到针下得气后，便把针推进而纳入深部，这就叫作补法；摇动针身而引气外出的，这就叫作泻法。如果下针后不得气，就用男子浅刺，女子深刺的提插方法；如果仍然不能得气，这就是一种难以治疗的死证。

第七十九难

【原文】

七十九难曰：经言迎而夺①之，安得无虚？随而济②之，安得无实？虚之与实，若得若失，实之与虚，若有若无③，何谓也？

然：迎而夺之者，泻其子也；随而济之者，补其母也。假令心病泻手心主腧，是谓迎而夺之者也；补手心主井，是谓随而济之者也。

所谓实之与虚者，牢濡之意也。气来实牢者为得，濡虚者为失，故曰若得若失也。

【注释】

①夺：指泻法而言。

②济：指补法而言。

③若有若无：与"若得若失"文义互通。

【译文】

问：古典医书上讲，运用迎而夺之的泻法，怎能不会使邪气由实转虚呢？运用随而济之的方法，怎能不会使正气由虚转实呢？针刺虚证和实证，虚证用补法，使正气充实，会使指下感觉若有所得；实证用泻法，使邪气虚衰，会使指下感觉若有所失。这是为什么呢？

答：迎而夺之的泻法，就是泻其子穴；随而济之的补法，就是补其母穴。假如心脏有病，针泻手厥阴心包络经的输穴，这就是所说的迎而夺之的泻法；针补手厥阴心包络经的井穴，这就是所说的随而济之的补法。

所谓实证与虚证的得失，是指针刺时指下感觉紧牢充实或软弱空虚的意思。指下感觉气来紧牢充实的就称之为得，指下感觉气来软弱空虚的就称之失。所以说若有所得，若有所失。

第八十难

【原文】

八十难曰：经言有见如入，有见如出者，何谓也？

然：所谓有见如入者，谓左手见气来至乃内针，针入见气尽乃出针。是谓有见如入，有见如出也。

【译文】

问：古典医书上讲，有见如入，有见如出，说的是什么意思呢？

答：所谓有见如入，有见如出，就是说先用左手按压所刺穴位，待指下显示出经气来到时，就随着将针刺入穴位，当针刺入穴位后显现经气已散时，就出针。这就是所谓有见如入，有见如出的意思。

第八十一难

【原文】

八十一难曰：经言无实实虚虚，损不足而益有余，是寸口脉耶？将病自有虚实耶？其损益奈何？

然：是病，非谓寸口脉也，谓病自有虚实也。假令肝实而肺虚，肝者木也，肺者金也，金木当更相平，当知金平木。假令肺实而肝虚，微少气，用针不补其肝，而反重实其肺，故曰实实虚虚，损不足而益有余。此者中工之所害也。

【译文】

问：古典医书上讲，不要实证用补法，虚证用泻法，虚损其不足而补益其有余。这是指寸口脉象虚实呢？还是指疾病本身的虚实呢？其虚损和补益的情况是怎样的呢？

答：这是指疾病本身所固有的虚实，而不是指寸口脉象的虚实，假如肝实而肺虚的病证，肝是属木，肺是属金，金与木应当相互制约协调平衡，应当知道肺金克制肝木，用补肺泻肝方法治疗，使金龙平木。假如肺实而肝虚，肝木之气微弱不定，用针刺治疗不补偏虚的肝，反而更加补益偏盛的肺，所以说实证用补法，虚证用泻法，虚损其不足而补益其有余。这就是医疗技术中等的医生所造成的危害。

灵枢经选篇语译

卷第七

阴阳系日月第四十一

【题解】

阴阳是指人体手足三阴三阳；日月，是指年、月、日之日月；系，有维系、联系的意思。因本篇是以天人相应的观点，论述人体阴阳与日月干支相对应的关系，故以"阴阳系日月"名篇。本篇主要论述了人体上下部位的阴阳配属；足经与月份的阴阳配属；手经与日次的阴阳配属；阴阳系日月的临床应用。

【原文】

黄帝曰：余闻天为阳，地为阴，日为阳，月为阴，其合之于人奈何？岐伯曰：腰以上为天，腰以下为地，故天为阳，地为阴。故足之十二经脉，以应十二月，月生于水，故在下者为阴；手之十指，以应十日，日主火，故在上者为阳。

黄帝曰：合之于脉奈何？岐伯曰：寅者，正月之生阳也，主左足之少阳；未者，六月，主右足之少阳。卯者，二月，主左足之太阳；午者，五月，主右足之太阳。辰者，三月，主左足之阳明；巳者，四月，主右足之阳明。此两阳合于前①，故曰阳明。申者，七月之生阴也，主右足之少阴；丑者，十二月，主左足之少阴。酉者，八月，主右足之太阴；子者，十一月，主左足之太阴。戌者，九月，主右足之厥阴；亥者，十月，主左足之厥阴。此两阴交尽，故曰厥阴。

甲主左手之少阳，己主右手之少阳。乙主左手之太阳，戊主右手之太阳。丙主左手之阳明，丁主右手之阳明。此两火并合，故为阳明。庚主右手之少阴，癸主左手之少阴。辛主右手之太阴，壬主左手之太阴。

故足之阳者，阴中之少阳也；足之阴者，阴中之太阴也。手之阳者，阳中之太阳也；手之阴者，阳中之少阴也。腰以上者为阳，腰以下者为阴。其于五藏也，心为阳中之太阳，肺为阴中之少阴③，肝为阴中之少阳，脾为阴中之至阴，肾为阴中之太阴。

黄帝曰：以治之奈何？岐伯曰：正月、二月、三月，人气在左，无刺左足之阳；四月、五月、六月，人气在右，无刺右足之阳。七月、八月、九月，人气在右，无刺右足之阴；十月、十一月、十二月，人气在左，无刺左足之阴。

黄帝曰：五行以东方为甲乙木王春。春者，苍色，主肝。肝者，足厥阴也。今乃以甲为左手之少阳，不合于数，何也？岐伯曰：此天地之阴阳也，非四时五行之以次行也。且夫阴阳者，有名而无形，故数之可十，离之可百，散之可千，推之可万，此之谓也。

【注释】

①此两阳合于前：王冰注引作"两阳合明"。

②肺为阴中之少阴：《太素》作"肺为阳中之少阴"。

【译文】

黄帝说：我听说天是阳，地是阴，日是阳，月是阴，它们相对应于人的又是什么样的关系呢？岐伯说：人体的腰以上为阳，相当于天，人体的腰以下为阴，相当于地，所以天为阳，地为阴。足之阴阳十二经脉则用来对应一年中的十二个月份，月生于水，属阴，所以在下的为阴。手之十个指头，是用来对应于一月中的十个日次，日生于火，属阳，所以在上者为阳。

黄帝说：如果十二个月份和十个日次与经脉相配合，又是怎么样的呢？岐伯说：以十二地支代表十二个月份，它们的配合及与足部十二经脉的相应关系是：寅是正月所配，此时为阳气初生，主左足的少阳经；未，是六月所配，主右足的少阳经；卯，是二月所配，主左足的太阳经；午，是五月所配，主右足的太阳经；辰，是三月所配，主左足的阳明经；巳，是四月所配，主右足的阳明经。此三四月间，是一年之中阳气最旺盛之时，其配属经脉为两足阳明经，阳明是阳盛之经，故而为两阳合明，所以叫作阳明。申，是七月所配，此时为阴气渐生，主右足的少阴经；丑，是十二月所配，主左足的少阴经；酉，是八月所配，主左足的太阴经；子，是十一月所配，主左足的太阴经；戌，是九月所配，主右足的厥阴经；亥，是十月所配，主左足的厥阴经，此九十两个月是一年之中阴气最盛之时，其配属经脉为两足厥阴经，为两阴交尽，所以称为厥阴。

十天干日与人体上肢十条经脉相应的关系是：甲日主左手的少阳经，己日主右手的少阳经，乙日主左手的太阳经，戊日主右手的太阳经，丙日主左手的阳明经，丁日主右手的阳明经，十天干按五行归类，丙、丁都属火，分主左、右手之阳明，所以两火合并，称为阳明。庚日主右手的少阴经，癸日主左手的少阴经，辛日主右手的太阴经，壬日主左手的太阴经。

足在下，属阴，所以足的阳经，为阴中的少阳，阳气微弱；足的阴经，为阴中的太阴，阴气隆盛；手在上，属阳，所以手的阳经，为阳中的太阳，阳气隆盛；手的阴经，为阳中的少阴，阴气微弱。人体腰以上部位为阳，人体腰以下部位为阴。

把这个划分阴阳的方法，应用到五脏上，由于心肺居于膈上，属阳部，心属火，肺属金，所以心为阳中之太阳，肺为阳中之少阴。由于肝脾肾居于膈下，属阴部，肝属木，脾属土，肾属水，所以肝为阴中之少阳，脾为阴中之至阴，肾为阴中之太阴。

黄帝说：将经脉与十二月的阴阳配属关系，应用到治疗上是怎样的呢？岐伯说：正月、二月、三月，人的正气偏盛于左部，治疗时不宜针刺左足之三阳经；四月、五月、六月，人的正气偏盛于右部，治疗时不宜针刺右足之三阳经；七月、八月、九月，人的正气偏盛于右部，治疗时不宜针刺右足之三阴；十月、十一月、十二月，人之正气偏盛于左部，治疗时不宜针刺左足之三阴。

黄帝说：以五行归类，则方位上的东方，天干中的甲、乙，同属于木，木气旺于春季，在颜色上为苍色，在内脏应于肝，肝的经脉为足厥阴。现在用甲来配属左手的少阳，与五行配天干的规律不相符合，这是为什么呢？岐伯说：这是根据天地阴阳消长变化的规律，来配合干支，以说明手足经脉阴阳属性的，不是按四时之序的五行属性配合干支来分阴阳。且阴阳是抽象概念，有名无形，用它可以推演万物变化，即十到百，到千，到万乃至无穷无尽，说的就是这个道理。

病传第四十二

【题解】

病传，即疾病的传变。由于本篇专论邪气入侵人体后，导致脏腑疾病传变的规律，所以篇名为"病传"。本篇主要内容有：脏腑疾病传变的次序，日数及死期的推定，疾病治疗和预后等。

【原文】

黄帝曰：余受九针于夫子，而私览于诸方，或有导引行气、乔摩、灸、熨、刺、焫①、饮药之一者，可独守耶，将尽行之乎？岐伯曰：诸方者，众人之方也，非一人之所尽行也。

黄帝曰：此乃所谓守一勿失，万物毕者也②。今余已闻阴阳之要，虚实之理，倾移之过，可治之属，愿闻病之变化，淫传绝败③而不可治者，可得闻乎？岐伯曰：要乎哉问。道，昭乎其如日醒，窘乎其如夜暝，能被而服之，神与俱成，毕将服之，神自得之，生神之理，可著于竹帛，不可传于子孙。

黄帝曰：何谓日醒？岐伯曰：明于阴阳，如惑之解，如醉之醒。黄帝曰：何谓夜暝？岐伯曰：瘖乎其无声，漠乎其无形，折毛发理，正气横倾，淫邪泮衍④，血脉传溜，大气入藏，腹痛下淫，可以致死，不可以致生。

黄帝曰：大气入藏奈何？岐伯曰：病先发于心，一日而之肺，三日而之肝，五日而之脾，三日不已，死，冬夜半，夏日中。病先发于肺，三日而之肝，一日而之脾，五日而之胃，十日不已，死，冬日入，夏日出。病先发于肝，三日而之脾，五日而之胃，三日而之肾，三日不已，死，冬日入，夏早食。病先发于脾，一日而之胃，二日而之肾，三日而之膂、膀胱，十日不已，死，冬人定，夏晏食。病先发于胃，五日而之肾，三日而之膂、膀胱，五日而上之心，二日不已，死，冬夜半，夏日

104

昳。病先发于肾，三日而之膂、膀胱，三日而上之心，三日而之小肠，三日不已，死，冬大晨，夏早晡。病先发于膀胱，五日而之肾，一日而之小肠，一日而之心，二日不已，死，冬鸡鸣，夏下晡。诸病以次相传，如是者，皆有死期，不可刺也。间一藏及二三四藏者，乃可刺也。

【注释】

①焫（ruò）：火针一类的治疗方法。

②守一勿失，万物毕者：坚守正确的治疗原则，那么各种疾病都能得到恰当的治疗。

③淫传绝败：淫乱之气的传变而使脏气败绝。

④泮（pān）衍：即蔓延、扩散。

【译文】

黄帝说：我从您那儿接受了九针知识，并且自己私下里阅览了各种方书，有的是导引行气、按摩、灸、熨、针刺、火针、汤药之其中一种，可遵守一种治疗方法，抑或几种方法全部使用上呢？岐伯说：各种方书上谈到的各种治疗方法，是适用于多种疾病的治疗方法，不是对每个病人都全部使用。

黄帝说：这就是所谓医生掌握了从各种疗法中总结出的治疗原则，也就能对各种疾病做出适当的治疗。现在我已听到阴阳的要点，虚实的理论，疾病传变的经过，可以治疗疾病的适当方法，我愿意听一听疾病的变化情况，淫乱邪气的传变而致脏气败绝不易救治的道理，可以吗？岐伯说：这个问题是至关重要的医学道理，明白了它就有如白昼一样清醒，不明白它有如黑夜一样看不清楚，能感受和掌握这些医学道理，则医者的智慧灵感便自然形成出现，全部按照这些道理去实践应用，就会出神入化、得心应手，这种神妙的理论，可以著录在竹简帛书上，不可以私下传给自己的子孙。

黄帝说：什么叫作白昼清醒？岐伯说：明白阴阳的道理，就好像迷惑的难题得到了透彻的解释，就好像从酒醉之中清醒过来一样。黄帝说：什么叫作黑夜看不清？岐伯说：邪气入侵人体后引起的内部变化，没有声音，没有形象，既不可以听见，又不可以见到，毛发枯折，腠理发泄，淫邪扩散蔓延，血脉留连传变，不正之气入于内脏，则腹部疼痛精气遗泄，可以导致死亡，而不可以使生命复苏。

黄帝说：大邪之气（不正之气）侵入内脏怎么样？岐伯说：疾病先发生于心脏，过了一天就会传到肺脏，过了三天就过传到肝脏，过了五天就会传到脾脏，如果再过了三天疾病不好转，人就会死亡。冬天死在半夜时分，夏天死在中午时分。

若疾病先发生于肺脏，过了三天就会传到肝脏，过了一天就会传到脾脏，过了五天就会传到胃腑，如果再过了十天疾病不好转，人就会死亡。冬天死在日落的时候，夏天死在日出的时候。

若疾病先发生于肝脏，过了三天就会传到脾脏，过了五天就会传到胃腑，过了三天就会传到肾脏，如果再过了三天疾病不好转，人就会死亡。冬天死在日落的时候，夏天死在吃早饭的时候。

若疾病先发生于脾脏，过了一天就会传到胃腑，过了两天就会传到肾脏，过了三天就会传到脊背和膀胱。如果再过了十天疾病不好转，人就会死亡。冬天死在人们刚入睡的黄昏时候，夏天死在吃晚饭的时候。

若疾病先发生于胃腑，过了五天就会传到肾脏，过了三天就会传到脊背和膀胱，过了五天就会向上传给心脏，如果再过了两天疾病不好转，人就会死亡。冬天死在夜半时分，夏天死在午后时分。

若疾病先发生于肾脏，过了三天就传到脊背和膀胱，又过了三天就会向上传给心脏，再过了三天就会传到小肠，如果再过了三天疾病不好转，人就会死亡。冬天死在天亮的时候，夏天死在黄昏的时候。

若疾病先发生于膀胱，过了五天就会传到肾脏，过了一天就会传到小肠，又过了一天就会传到心脏，如果再过了两天疾病不好转，人就会死亡。冬天死在鸡鸣的时候，夏天死在午后的时候。

以上各脏疾病都是按照五行相克的次序相互传变，像这样的都有一定的死期，不可以针刺治疗，如果疾病传变次序是间隔一脏或间隔二、三、四脏的，这才可以针刺治疗。

淫邪发梦第四十三

【题解】

淫邪，是指致病的淫乱邪气；发梦，即做梦。本篇所讨论的是关于淫邪侵扰人体而发生的各种梦境及其机理，故篇名为"淫邪发梦"。本篇较全面论述了有关邪气浸淫人体脏腑后，以致魂魄不定，睡卧不安而发梦的机理以及形成的原因和治疗；揭示了梦境与疾病之间的关系；提供了临床诊断疾病的具体方法。

【原文】

黄帝曰：愿闻淫邪泮衍奈何？岐伯曰：正邪①从外袭内，而未有定舍，反淫于藏，不得定处，与营卫俱行，而与魂魄飞扬，使人卧不得安而喜梦。气淫于府，则有余于外，不足于内；气淫于藏，则有余于内，不足于外。

黄帝曰：有余、不足，有形乎？岐伯曰：阴气盛则梦涉大水而恐惧，阳气盛则梦大火而燔焫②，阴阳俱盛则梦相杀。上盛则梦飞，下盛则梦堕，甚饥则梦取，甚饱则梦予。肝气盛则梦怒，肺气盛则梦恐惧、哭泣、飞扬，心气盛则梦善笑恐畏，脾气盛则梦歌乐、身体重不举，肾气盛则梦腰脊两解不属③。凡此十二盛者，至而泻之，立已。

厥气客于心，则梦见丘山烟火；客于肺，则梦飞扬，见金铁之奇物；客于肝，则梦山林树木；客于脾，则梦见丘陵大泽，坏屋风雨；客于肾，则梦临渊，没居水中；客于膀胱，则梦游行；客于胃，则梦饮食；客于大肠，则梦田野；客于小肠，则梦聚邑冲衢④；客于胆，则梦斗讼自刳；客于阴器，则梦接内；客于项，则梦斩首；客于胫，则梦行走而不能前，及居深地窌苑⑤中；客于股肱，则梦礼节拜起；客于胞腘，则梦溲便。凡此十五不足者，至而补之，立已也。

【注释】

①正邪：张介宾注曰"凡阴阳劳逸之感于外，声色嗜欲之动于内，但有干于身心者，皆谓正邪"。

②燔焫：即烧灼的意思。

③腰脊两解不属：腰脊分开而不相联属。

④聚邑冲衢：人口聚集的街道。

⑤窌苑：窌（jiào），同"窖"，即地洞；苑（yuàn），养禽兽，植树木的地方。

【译文】

黄帝说：我想听到关于淫乱邪气在人体内扩散蔓延是怎样的？岐伯说：正邪从外侵袭人体内，有时没有固定的侵犯部位，而淫溢于内脏，与营卫之气一起流动运行，没有固定的处所，并伴随魂魄飞扬，使人睡卧不安而喜做梦。邪气淫侵于腑器，则阳气在外有余，阴气在内不足；邪气淫浸于脏器，则阴气在内有余，阳气在外不足。

黄帝说：阴阳之有余不足，有什么表现吗？岐伯说：阴气偏盛，就会梦见涉大水而感到恐惧不安；阳气偏盛，就会梦见遇大火而感到灼热难忍；阴阳都盛，就会梦见相互之间杀戮砍伐。上部邪盛，就会梦见向上飞腾；下部邪盛，就会梦见向下坠堕；过度饥饿，就会梦见向别人索取东西；过度饱食，就会梦见给东西予别人；肝气偏盛，就会有发怒的梦境；肺气偏盛，就会有恐惧、哭泣的梦境；心气偏盛，就会有喜笑、恐惧和畏怯的梦境；脾气偏盛，就会有歌唱、娱乐或身体沉重难举的梦境；肾气偏盛，就会梦见腰脊分离而不相连接。大凡这十二种气盛的病，可据梦境分别察出病邪所在，针刺相应部位时使用泻法，立刻疾病就会好。

邪气客于心脏，就会梦见山丘烟火弥漫；邪气客于肺脏，就会梦见飞扬腾越，或看到金属奇异之物；邪气客于肝脏，就会梦见山林树木；邪气客于脾脏，就会梦见连绵丘陵巨大湖沼，以及风雨之中的破漏房屋；邪气客于肾脏，就会梦见身临深渊或浸没水中；邪气客于膀胱，就会梦见到处游荡不定；邪气客于胃中，就会梦见饮食之物；邪气客于大肠、就会梦见田间野外；邪气客于小肠，就会梦见人口聚集的都市的交通要冲；邪气客于胆腑，就会梦见与人斗殴、剖割自己；邪气客于阴器，就会梦见性交；邪气客于项部，就会梦见斩首示头；邪气客于足胫，就会梦见行走却不能向前，或梦见被困于地窖、苑囿之中；邪气客于股肱，就会梦见正行跪拜而起的礼节；邪气客于尿道直肠，就会梦见小便和大便。大凡这十五种因正虚而致邪扰的疾病，可据梦境分别察出所在的脏腑或部位，针刺相应部位时使用补法，立刻疾病就会好。

顺气一日分为四时第四十四

【题解】

顺，就是顺从、按照的意思；气，人体的阳气或正气；四时，指春、夏、秋、冬四时。本篇以"天人相应"的观点，将人与自然作为统一整体，并将一日划分为四时，人亦应之，所以篇名叫"顺气一日分为四时"。本篇论述了一日中旦、昼、夕、夜，相当于春、夏、秋、冬四季，人气、病气亦随之变化；论述了五变五输刺应五时，以及五变与五输之间的相应关系。

【原文】

黄帝曰：夫百病之所始生者，必起于燥湿寒暑风雨，阴阳喜怒，饮食居处，气合而有形①，得藏而有名②，余知其然也。夫百病者，多以旦慧、昼安、夕加、夜甚，何也？岐伯曰：四时之气使然。黄帝曰：愿闻四时之气。岐伯曰：春生夏长，秋收冬藏，是气之常也，人亦应之，以一日分为四时，朝则为春，日中为夏，日入为秋，夜半为冬。朝则气始生，病气衰，故旦慧；日中人气长，长则胜邪，故安；夕则人气始衰，邪气始生，故加；夜半人气入藏，邪气独居于身，故甚也。黄帝曰：其时有反者何也？岐伯曰：是不应四时之气，藏独主其病③者，是必以藏气之所不胜时者甚，以其所胜时者起也。黄帝曰：治之奈何？岐伯曰：顺天之时，而病可与期。顺者为工，逆者为粗。

黄帝曰：善。余闻刺有五变，以主五输，愿闻其数。岐伯曰：人有五藏，五藏有五变，五变有五输，故五五二十五输，以应五时。黄帝曰：愿闻五变。岐伯曰：肝为牡藏，其色青，其时春，其音角，其味酸，其日甲乙。心为牡藏，其色赤，其时夏，其日丙丁，其音徵，其味苦。脾为牝藏，其色黄，其时长夏，其日戊己，其音宫，其味甘。肺为牝藏，其色白，其音商，其时秋，其日庚辛，其味辛。肾为牝藏，其色黑，其时冬，其日壬癸，其音羽，其味咸。是为五变。黄帝曰：以主五输奈何？岐伯曰：藏主冬，冬刺井；色主春，春刺荥；时主夏，夏刺输；音主长夏，长夏刺经；味主秋，秋刺合。是谓五变，以主五输。黄帝曰：诸原安合以致六输？岐伯曰：原独不应五时，以经合之，以应其数，故六六三十六输。黄帝曰：何谓藏主冬，时主夏，音主长夏，味主秋，色主春？愿闻其故。岐伯曰：病在藏者，取之井；病变于色者，取之荥，病时间时甚者，取之输；病变于音者，取之经，经满而血者；病在胃及以饮食不节得病者，取之于合，故命曰味主合。是谓五变也。

【注释】

①气合而有形：邪气侵袭人体后，就会出现各种临床症状。

②得藏而有名：邪气侵袭脏腑，就形成一定的名称。

③藏独主其病：脏腑自身变化单独支配着病情。

【译文】

黄帝说：各种疾病的开始发生，必定起因于燥湿寒暑风雨邪气，喜怒不节情志因素，饮食不节起居失常，邪气合于人体而有各种病形表现，侵犯于内脏而有一定的名称，我知道其中的原因。各种疾病在发生以后，多半是病情在早晨减轻，神气爽快，白天病情安静，傍晚病情加重，夜间病情重甚，这是为什么呢？岐伯说：这是由于四时的不同变化，而使人身中的阳气发生了相应的盛衰而造成的。

黄帝说：愿意听一听有关四时之气的问题。岐伯说：春天阳气生发，夏天阳气长盛，秋天阳气收敛，冬天阳气潜藏，这是四时之气变化的一般规律，人体中的阳气也随之变化。将一昼夜分为四时，早晨则为春天，中午则为夏天，傍晚则为秋天，半夜则为冬天。人之阳气亦随之变化，早晨阳气刚刚生成，病气衰减，所以早晨的神情清爽；中午阳气逐渐隆盛，正能胜邪，所以病情安静；傍晚阳气开始衰退，邪气开始生长，所以病情加重；半夜阳气潜藏于内脏，邪气独自居留于人身，所以病情重甚。

黄帝说：有时疾病病情在一天中的轻重变化与旦慧、昼安、夕加、夜甚有不符合的情况，这是为什么呢？岐伯说：这是疾病变化不与四时变化相应的缘故，是脏腑本身的病变单独支配着病情的变化，而时气的影响表现不出来，受病的内脏被时日所克，病情就会加重，受病的内脏克制所逢时日，疾病的病情就会减轻。黄帝说：怎样治疗呢？岐伯说：治疗时能根据日、时的五行配属与受病内脏的五行配属关系，施以补泻，以避免时日克脏，那么疾病的治愈就大有希望。顺应时气的盛衰而据脏腑的虚实治疗的，就是高明的医生。不顺应时气的盛衰，不据脏腑的虚实治疗的，就是粗劣的庸医。

黄帝说：讲得好。我听说针刺法中有五种变化，是来决定针刺井、荥、输、经、合五类输穴的情况，愿意了解一下其中的规律。岐伯说：人有肝、心、脾、肺、肾五脏，五脏各有相应的色、时、日、音、味的五种变化，五种变化都有井、荥、输、经、合五种输穴，所以五五相乘即有二十五个输穴，用来与五时相应。黄帝说：愿意听讲五变。岐伯说：肝为牡脏，它在五色是青色，在五时是春季，在日次是甲乙，在五音是角音，在五味是酸味；心为牡脏，它在五色是赤色，在五时是夏季，在日次是丙丁，在五音是徵音，在五味是苦味；脾为牝脏，它在五色是黄色，在五时是长夏季，在日次是戊己，在五音是宫音，在五味是甘味；肺为牝脏，它在五色是白色，在五时是秋季，在日次是庚辛，在五音是商音，在五味是辛味；肾为牝脏，它在五色是黑色，在五时是冬季，在日次是壬癸，在五音是羽音，在五味是咸味，这就是五变。

黄帝说：用五变来分主五输穴怎么样？岐伯说：五脏主冬季，冬季针刺井穴；五色主春季，春季刺荥穴；五时主夏季，夏季针刺输穴；五音主长夏季，长夏季针刺经穴；五味主秋季，秋季针刺合穴。这就是五变分主五输的情况。

黄帝说：六腑阳经中各有原穴，如何将它配合成六输呢？岐伯说：六腑的原穴，独与五时不相配合，以经穴来包括原穴，把它归在经穴之中来配应五时，用来应其数目，即六腑各有井、荥、输、经、合六穴，六六就成为了三十六个输穴。

黄帝说：什么叫作脏主冬，时主夏，音主长夏，味主秋，色主春？我想知道其中的道理。岐伯说：疾病在脏器的取用井穴治疗；疾病变化在面色的取用荥穴治疗；疾病病情时轻时重的，取用输穴治疗；疾病变化发生在声音的，取用经穴治疗；经脉满盛而血瘀的，病变在胃以及饮食不节而得病的，取用合穴治疗，所以叫作味主合。这就是五变所表现的不同特征以及五输相应的针刺治疗法则。

外揣第四十五

【题解】

揣，估量，忖度揣摩、推测的意思。本篇以阴阳内外之间的密切联系及相互影响，探讨有关"司外揣内"的治病方法，揭示医者可以通过反映于外的客观临床表现，来推测诊断出人体内脏疾病，所以称为"外揣"篇。本篇论述了用针之道和疾病诊断治疗理论，告诉医者，可以从人体表现于外的五音五色变化之中，来推求内脏发生的疾病。

【原文】

黄帝曰：余闻九针九篇，余亲授其调①，颇得其意。夫九针者，始于一而终于九，然未得其要道也。夫九针者，小之则无内，大之则无外，深不可为下，高不可为盖，恍惚无穷，流溢无极，余知其合于天道人事四时之变也，然余愿杂之毫毛，浑束为一②，可乎？岐伯曰：明乎哉问也，非独针道焉，夫治国亦然。黄帝曰：余愿闻针道，非国事也。岐伯曰：夫治国者，夫惟道焉，非道，何可小大深浅，杂合而为一乎？黄帝曰：愿卒闻之。岐伯曰：日与月焉，水与镜焉，鼓与响焉。夫日月之明，不失其影，水镜之察，不失其形，鼓响之应，不后其声，动摇则应和，尽得其情。黄帝曰：窘乎哉！昭昭之明不可蔽。其不可蔽，不失阴阳也。合而察之，切而验之，见而得之，若清水明镜之不失其形也。五音不彰，五色不明，五藏波荡，若是则内外相袭，若鼓之应桴，响之应声，影之似形。故远者司外揣内，近者司内揣外，是谓阴阳之极，天地之盖，请藏之灵兰之室，弗敢使泄也。

【注释】

①亲授其调：授，《太素》作"受"，接受，领略；调，才略，智慧。亲受其调，亲身领略了其充满智慧的医学道理。

②浑束为一：归纳成一个完整系统的理论。

【译文】

黄帝说：我听说了关于九针的九篇文章，并且亲身接受领略了这种充满智慧的理论，很得其中的意义。九针的理论丰富，从一到九，有一定的规律和次序，然而我还没有掌握它的要领和主要精神。九针的理论，精细得不能再精细了，广博得不能再广博了，深刻得不能再深刻了，高超得不能再高超了，玄妙得无有穷尽，杂散得无以极限，我知道它与天道、人事、四时变化等都有密切关连，可是我想把这些如毫毛的论述集中在一起，归纳综合成一个完整系统的理论，你看可以吗？

岐伯说：问得真是明白详细啊！这并非只是九针的道理是这样，治理一个国家也是这样的。黄帝说：我愿意听到关于用针的道理，不是治国的道理。岐伯说：治国也好，用针也好，都必须有原则和法度，没有原则和法度，又怎么能使大的、小的、高深的、浅显的复杂事物归纳整理成一个完整的系统呢？

黄帝说：我愿意详细全面地了解它。岐伯说：日与月，水与镜，鼓与声响。日、月的明亮光照着物体，不失去它的影子；水、镜的观察，反映着物体，不失去它的形象；击鼓、声响的应和，动作在物体不失去它的声音。任何事物的运动变化，都会有一定的表现与之相应，了解了这个道理，那么用针的理论也就掌握了。

黄帝说：深奥啊！上述的道理就像日月的光辉一样无法遮蔽，它不可以遮蔽，是因为它不失其说明万事万物规律的这个阴阳总纲。把临床的各种现象综合起来观察，用切诊来察验脉象的变化，用望诊来获知外部的征象，而后以阴阳来分析归纳，就像清水明镜反映物体形象一样的真切。如果人的五音沉滞不响亮，五色晦暗不清明，五脏波动荡漾，如果像这样的就是由于人体阴阳内外相互影响的结果。内脏的病变表现在外部，就如同以槌击鼓，响声随之发出，就如同影子和形体相随而又相似的一样。所以通过反映于外的各种征象就可以测知内脏疾病，察知内脏疾病就可以测知外部的证候，这说的就是阴阳理论运用于诊法时的重点，天地之大，都离不开这个规律，请让我把它珍藏在灵兰秘室，不要使它泄露出去。

五变第四十六

【题解】

变，即病变。篇中以五种病变为例说明疾病的发生原因，诊法及预后，故篇名为"五变"。

【原文】

黄帝问于少俞曰：余闻百疾之始期也①，必生于风雨寒暑，循毫毛而人腠理，或复还②，或留止，或为风肿汗出，或为消瘅，或为寒热，或为留痹，或为积聚，奇邪淫溢，不可胜数。愿闻其故。夫同时得病，或病此，或病彼，意者天之为人生风乎，何其异也？少俞曰：夫天之生风者，非以私百姓也，其行公平正直，犯者得之，避者得无殆，非求人而人自犯之。黄帝曰：一时遇风，同时得病，其病各异，愿闻其故。少俞曰：善乎哉问！请论以比匠人。匠人磨斧斤砺刀，削斫材木。木之阴阳，尚有坚脆，坚者不入，脆者皮弛，至其交节③，而缺斤斧焉。夫一木之中，坚脆不同，坚者则刚，脆者易伤，况其材木之不同，皮之厚薄，汁之多少，而各异耶。夫木之早花先生叶者，遇春霜烈风，则花落而叶萎。久曝大旱，则脆木薄皮者，枝条汁少而叶萎。久阴淫雨，则薄皮多汁者，皮溃而漉④。卒风暴起，则刚脆之木，枝折杌伤。秋霜疾风，则刚脆之木，根摇而叶落。凡此五者，各有所伤，况于人乎。黄帝曰：以人应木奈何？少俞答曰：木之所伤也，皆伤其枝，枝之刚脆而坚，未成伤也。人之有常病也，亦因其骨节皮肤腠理之不坚固者，邪之所舍也，故常为病也。

黄帝曰：人之善病风厥漉汗者，何以候之？少俞答曰：肉不坚，腠理疏，则善病风。黄帝曰：何以候肉之不坚也？少俞答曰：腘肉不坚而无分理，理者粗理，粗理而皮不致也者，腠理疏。此言其浑深然者。黄帝曰：人之善病消瘅者，何以候之？少俞答曰：五藏皆柔弱者，善病消瘅。黄帝曰：何以知五藏之柔弱也？少俞答曰：夫柔弱者，必有刚强，刚强多怒，柔者易伤也。黄帝曰：何以候柔弱之与刚强？少俞答曰：此人薄皮肤而目坚固以深者，长冲⑤直扬，其心刚，刚则多怒，怒则气上逆，胸中畜积，血气逆留，臃皮充肌，血脉不行，转而为热，热则消肌肤，故为消瘅，此言其人暴刚而肌肉弱者也。黄帝曰：人之善病寒热者，何以候之？少俞答曰：小骨弱肉者，善病寒热。黄帝曰：何以候骨之小大，肉之坚脆，色之不一也。少俞答曰：颧骨者，骨之本也。颧大则骨大，颧小则骨小。皮肤薄而其肉无䐃，其臂懦懦然，其地⑥色殆然，不与其天⑦同色，污然独异，此其候也。然后臂薄者，其髓不满，故善病寒热也。黄帝曰：何以候人之善病痹者？少俞答曰：粗理而肉不坚者，善病痹。黄帝曰：痹之高下有处乎？少俞答曰：欲知其高下者，各视其部。黄帝曰：人之善病肠中积聚者，何以候之？少俞答曰：皮肤薄而不泽，肉不时而淖泽，如此则肠胃恶，恶则邪气留止，积聚乃伤。脾胃之间，寒温不次，邪气稍至；蓄积留止，大聚乃起。黄帝曰：余闻病形，已知之矣，愿闻其时。少俞答曰：先立其年，以知其时，时高则起，时下则殆，虽不陷下，当年有冲通，其病必起，是谓因形而生病，五变之纪也。

【注释】

①百疾之始期：各种疾病刚发生的时候。

②复还：即传变。

③交节：指树木的枝叉处。

④皮溃而漉：树皮溃烂而渗出汁液。

⑤冲：《甲乙经》作"衡"，即指眉上部位。

⑥地：地阁，即指下巴。

⑦天：天庭，即指前额。

【译文】

黄帝向少俞问道：我听说各种疾病刚开始发生时，一定是由于风雨寒暑邪气，沿着毫毛而侵入腠理，有的发生传变，有的停留在一定的部位，邪气滞留以后，可以发展成为各种疾病，或形成风肿汗出，或发为消渴之病，或发为寒热往来，或为留痹，或为积聚。反常气候形成的病邪，侵淫满溢，多得不可以数，我想听听其中的缘故。同时得病的，有的生这种病，有的生那种病，我意想到这是自然为人产生的各种不同性质的风邪吗？不然为什么会有这样的差异呢？少俞说：自然界产生风邪，不是为哪个设置的，它的活动是客观存在的，对谁都是没有偏奇，侵犯了谁，谁就得病，躲避了它，则就不会产生危害，并不是它一定要侵犯哪个人，是人自己未加预防而感触了它的缘故。

黄帝说：一个时期同时遇风，又同时得病，其产生的疾病各不相同，这是为什么呢？我想知道其中的缘故。少俞说：问得好啊！请允许我以工人伐树木为例，来说明这个问题。工匠磨快了刀斧，去砍削木材，木材的阴面阳面，就有坚硬和脆薄性质的差别，坚硬的不易砍削，脆薄的松散易裂。坚硬的砍到树木枝叉交节的地方，就更加坚硬，而使刀斧的刃损缺。同一个树木，它的各部分都有坚硬、脆薄的不同，更何况不同的树木材料，其外皮的厚薄，内含水分的多少，也都不相同。树木中开花长叶较早的，遇到早春的大风和寒霜，就会花落叶萎；木质脆而外皮薄的，遇到烈日的长期暴晒或大旱，就会枝条垂落，水分蒸发过多而干枯，树叶萎黄；如果长期阴雨连绵，那些皮薄而含水量多的树木，就会树皮溃烂，水湿漉漉；如果狂风骤起，就会使刚脆的树木折断枝干，树叶掉光；遇到秋季的严霜、大风，刚脆的树木就会树根动摇，树叶零落。这五种情况说明，不同的树木，受外界气候的影响，损伤还有这么大的区别，更何况是不同的人呢！

黄帝说：用人和上面说的树木情况相比，是怎样的呢？少俞回答说：树木的损伤，都是损伤其树枝，如果树枝坚硬刚强，就未必会损伤。人经常生病也就是因为他的骨节、皮肤、腠理等部分不够坚固，因而外邪侵入并且停留一定的部位，所以人经常发病。

黄帝说：人经常患风邪病而致洒洒汗出，用什么方法察看它呢？少俞回答说：肌肉不坚固，腠理疏松，就容易患风邪病。黄帝说：怎样才能够察看肌肉不坚固呢？少俞回答说：肌肉结聚而不坚固，且无皮肤纹理，皮肤粗劣不致密，腠理疏松，这说的就是大致情况。

黄帝说：人经常患消渴病，用什么方法来诊候它呢？少俞回答说：五脏都柔弱的人就容易患消渴病。黄帝说：怎样知道五脏是柔弱的呢？少俞回答说：五脏柔弱的人，必定有性情刚强的一面，性情刚强的多半容易发怒，怒则五脏容易受到伤害。黄帝说：怎样诊候五脏的柔弱与情性的刚强呢？少俞回答说：这一类人皮肤薄弱，两目转动不灵活且眼睛深陷于眶窝之中，两眉上长而直且带有怒气，他们的性情刚强，性情刚强就容易发怒，发怒就气机上逆，血随气上，积留胸中，并使皮肤肌肉充胀，血脉通行不利，郁积就转为热象，热则就能消灼津液而使肌肉皮肤瘦薄，所以成为消渴病。这说的是性情刚暴而肌肉脆弱的人的情况。

黄帝说：人经常患寒热病的，用什么方法诊候它呢？少俞回答说：小骨骼肌肉瘦弱的人，容易经常患寒热病。黄帝说：凭什么来诊候骨骼的大小，肌肉的坚固脆弱，气色的不一致呢？少俞回答说：颧骨，是人身骨骼的根本标志。颧骨大的，就全身骨骼大，颧骨小的，就全身骨骼小。皮肤瘦薄而肌肉没有结聚突出的部分，则他的臂膀懦弱得没有力气，地阁（下巴）的神色不足，与天庭的色泽不一致，土气卑污，是其证候。然而臂膀瘦薄无力，他的骨髓不盛满，所以经常患寒热病。

黄帝说：怎样诊候人经常患痹病的呢？少俞回答说：皮肤纹理粗疏而肌肉不坚实的人，就容易经常患痹病。黄帝说：痹病部位的上下有固定的处所吗？少俞回答说：要想知道它发病部位的上下，就要察视各个部位的情况。

黄帝说：人经常患肠中积聚的病，用什么方法来诊候它呢？少俞回答说：皮肤瘦薄而不润泽，肌肉不坚实虽微潮润。像这样的，就是肠胃功能不健全，肠胃功能不健全就会使邪气留止其中，形成积聚而发作，脾与胃之间，饮食寒热不节，邪气稍有侵犯，则致蓄积停留，而使大积大聚之病产生。

黄帝说：我听说显示这些疾病存在的形态特征，并且已经了解到它了，还想知道时序因素对疾病影响的情况。少俞回答说：先要确定代表某一年的干支，从干支来推算每年的客气加临于主气时的顺逆情况，一般地说：客气胜过主气，为上胜下，属顺，这时，疾病易于趋向轻缓和痊愈；反之，主气胜过客气，为下胜上，属逆，这时，疾病客易转向危重。有时虽然不属主气胜于客气的下胜上的情况，但由于年运的影响，也会发病，这是因各人不同的身体、气质类型与年运的五行属性的生克、反侮等关系所导致的。这些都是对五变的纲领性的认识。

本脏第四十七

【题解】

本，为根本；脏，指脏腑。人以脏腑为其根本，故名篇为"本脏"。本篇论述有人体气、血、精、神、脏、腑等的生理功能及与脏腑之间的关系，脏腑与体表组织之间的关系，脏腑与外在环境之间的关系，脏腑与疾病之间的关系，并从诊断的角度谈到以色泽、肤纹、肌肉等外部表现测候脏腑状态的方法。

【原文】

黄帝问于岐伯曰：人之血气精神者，所以奉生而周于性命者也。经脉者，所以行血气而营阴阳，濡筋骨，利关节者也。卫气者，所以温分肉，充皮肤，肥①腠理，司关②合者也。志意者，所以御精神，收魂魄，适寒温，和喜怒者也。是故血和则经脉流行，营复阴阳③，筋骨劲强，关节清利④矣。卫气和则分肉解利，皮肤调柔，腠理致密矣。志意和则精神专直，魂魄不散，悔怒不起，五藏不受邪矣。寒温和则六府化谷，风痹不作，经脉通利，肢节得安矣。此人之常平也。五藏者，所以藏精神血气魂魄者也。六府者，所以化水谷而行津液者也。此人之所以具受于天也，无愚智贤不肖，无以相倚也。然有其独尽天寿，而无邪僻之病，百年不衰，虽犯风雨卒寒大暑，犹有弗能害也；有其不离屏蔽室内，无怵惕之恐，然犹不免于病，何也？愿闻其故。

岐伯对曰：窘乎哉问也！五脏者，所以参天地，副阴阳⑤，而连四时，化五节者也。五藏者，固有小大高下坚脆端正偏倾者；六府亦有小大长短厚薄结直缓急。凡此二十五者，各不同，或善或恶，或吉或凶，请言其方。心小则安，邪弗能伤，易伤以忧；心大则忧不能伤，易伤于邪。心高则满于肺中，悗而善忘，难开以言；心下则藏外，易伤于寒，易恐以言。心坚则藏安守固；心脆则善病消瘅热中。心端正则和利难伤；心偏倾则操持不一，无守司也。肺小则少饮，不病喘喝；肺大则多饮，善病胸痹喉痹逆气。肺高则上气肩息咳；肺下则居贲迫肺，善胁下痛。肺坚则不病咳上气；肺脆则苦病消瘅易伤。肺端正则和利难伤；肺偏倾则胸偏痛也。肝小则藏安，无胁下之病；肝大则逼胃迫咽，迫咽则苦膈中，且胁下痛。肝高则上支贲，切胁悗，为息贲；肝下则逼胃，胁下空，胁下空则易受邪。肝坚则藏安难伤；肝脆则善病消瘅易伤。肝端正则和利难伤；肝偏倾则胁下痛也。脾小则藏安，难伤于邪也；脾大则苦凑⑥䏚而痛，不能疾行。脾高则䏚引季胁而痛；脾下则下加于大肠，下加于大肠则藏苦受邪。脾坚则藏安难伤；脾脆则善病消瘅易伤。脾端正则和利难伤；脾偏倾则善满善胀也。肾小则藏安难伤；肾大则善病腰痛，不可以俯仰，易伤以邪。肾高则苦背膂痛，不可以俯仰；肾下则腰尻痛，不可以俯仰，为狐疝。肾坚则不病腰背痛；肾脆则善病消瘅易伤。肾端正则和利难伤；肾偏倾则苦腰尻痛也。凡此二十五变者，人之所苦常病。

黄帝曰：何以知其然也？岐伯曰：赤色小理者心小，粗理者心大。无髑骬者心高，髑骬小短举者心下。髑骬长者心不坚，髑骬弱小以薄者心脆。髑骬直下不举者心端正，髑骬倚一方者心偏倾也。白色小理者肺小，粗理者肺大。巨肩反膺⑦陷喉者肺高，合腋张胁者肺下。好肩背厚者肺坚，肩背薄者肺脆。背膺厚者肺端正，胁偏疏者肺偏倾也。青色小理者肝小，粗理者肝大。广胸反骹者肝高，合胁兔骹者肝下。胸胁好者肝坚，胁骨弱者肝脆。膺腹好相得者肝端正，胁骨偏举者肝偏倾也。黄色小理者脾小，粗理者脾大。揭唇者脾高，唇下纵者脾下。唇坚者脾坚，唇大而不坚者脾脆。唇上下好者脾端正，唇偏举者脾偏倾也。黑色小理者肾小，粗理者肾大。高耳者肾高，耳后陷者肾下。耳坚者肾坚，耳薄不坚者肾脆。耳好前居牙车者肾端正，耳偏高者肾偏倾也。凡此诸变者，持则安，减则病也。帝曰：善。然非余之所问也。愿闻人之有不可病者，至尽天寿，虽有深忧大恐，怵惕之志，犹不能减也，甚寒大热，不能伤也；其有不离屏蔽室内，又无怵惕之恐，然不免于病者，何也？愿闻其故。岐伯曰：五藏六府，邪之舍也，请言其故。五藏皆小者，少病，苦燋心，大愁忧；五藏皆大者，缓于事，难使以忧。五藏皆高者，好高举措；五藏皆下者，好出人下。五藏皆坚者，无病；五藏皆脆者，不离于病。五藏皆端正者，和利得人心；五藏皆偏倾者，邪心而善盗，不可以为人平，反复言语也。

黄帝曰：愿闻六府之应。岐伯答曰：肺合大肠，大肠者，皮其应。心合小肠，小肠者，脉其应。肝合胆，胆者，筋其应。脾合胃，胃者，肉其应。肾合三焦膀胱，三焦膀胱者，腠理毫毛其应。黄帝曰：应之奈何？岐伯曰：肺应皮。皮厚者大肠厚，皮薄者大肠薄。皮缓腹里大者大肠大而长，皮急者大肠急而短。皮滑者大肠直，皮肉不相离者大肠结。心应脉，皮厚者脉厚，脉厚者小肠厚；皮薄者脉薄，脉薄者小肠薄。皮缓者脉缓，脉缓者小肠大而长；皮薄而脉冲⑧小者，小肠小而短。诸阳经脉皆多纡屈者，小肠结。脾应肉。肉䐃坚大者胃厚，肉䐃么者胃薄。肉䐃小而么者胃不坚；肉䐃不称身者胃下，胃下者下管约不利。肉䐃不坚者胃缓，肉困无小里累者胃急。肉䐃多少里累者胃结，胃结者上管约不利也。肝应爪，爪厚色黄者胆厚，爪薄色红者胆薄。爪坚色青者胆急，爪濡色赤者胆缓。爪直色白无约者胆直，爪恶色黑色多纹者胆结也。肾应骨。密理厚皮者三焦膀胱厚，粗理薄皮者三焦膀胱薄。疏腠理者三焦膀胱缓，皮急而无毫毛者三焦膀胱急。毫毛美而粗者三焦膀胱直，稀毫毛者三焦膀胱结也。黄帝曰：厚薄美恶皆有形，愿闻其所病。岐伯答曰：视其外应，以知其内藏，则知所病矣。

【注释】

①肥：一作"实"，即充实。

②关：一作"开"。

③营复阴阳：气血周流，往复营运内外阴阳各部。

④关节清利：《太素》作"关节滑利"。

⑤副阴阳：与阴阳相配合。

⑥凑：充塞的意思。

⑦反膺：一作"大膺"。

⑧脉冲：脉虚小弱。

【译文】

黄帝向岐伯问道：人的血气精神，是用来奉养生命，周全性命以维持正常生理机能的活动。经脉，是用来通行人体气血而营运营养物质到人体的内外阴阳，濡润筋骨，通利关节。卫气，是用来温养肌肉，充润皮肤，充实腠理，主司汗孔开合。志意，是用来统御精神，收摄魂魄，调适寒温和喜怒情志变化。所以血气调和则经脉通行流利，全身各处都在血气循环往复的过程中得到充分的营养，从而筋骨强劲有力，关节滑利自如。卫气调和则肌肉舒缓滑利，皮肤调顺柔润，腠理致密。志意调和则精神集中思维敏捷，魂魄不散乱，悔怒等情志变异不会发生，五脏不会受到邪气的侵犯。寒温调和则六腑能腐熟水谷，风痹之病不会发作，经脉运行通畅流利，肢体关节能够保持正常。这些就是人体的正常的生理状态。五脏，是用来贮藏精神血气魂魄的。六腑，是用来腐化水谷之物而使津液运行。这就是人所以禀受于先天的缘故，不论是愚笨和聪明，也不论是好人和坏人，都没有两样。然而有的人却能独自享尽天寿之年，而没有邪气侵犯所致的疾病，活到了一百年不衰老，虽然感受了风雨之邪，突然中于大寒大暑，还是不能使身体受到伤害。有的人不离开遮避的居室，也没有惊恐情志刺激，却还是不免于生病，这是为什么呢？我愿意听说其中的缘故。

岐伯回答说：问的可真是个难题啊！五脏的机能，是与天地自然相参照，与阴阳类别相配合，与四时相连通，与五个季节的五行变化相适应的。五脏，有大小、高下、坚脆以及端正、偏斜的区别；六腑也有小大、长短、厚薄、曲直、缓急的不同。这总共二十五种情况，各有不相同的地方，有好的有不好的，有吉利的有凶恶的，请让我分别说明它们。

心脏小的则神气安定，外邪不能伤害它，但容易伤于忧患，心脏大的则不能伤其忧患，却容易伤于外邪。心位偏高则肺中胀满，郁闷易于忘事，难以用言语开导；心位偏下则脏气（神气）涣散于外，容易伤于寒邪，容易受言语恐吓。心脏坚实则脏气（神气）安定固守致密；心脏脆弱则经常患消渴热中之类的病证。心脏端正，则脏气（神气）血脉和利难以受到邪气伤害；心脏偏倾，则神志不定，操守不坚，遇事没有定见。

肺脏小的则少有饮邪停留，不患喘喝病证；肺脏大的则多有饮邪停留，经常患胸痹，喉痹，逆气之病证。肺位偏高则气机上逆，喘息，抬肩与咳嗽；肺位偏下则逼于贲门，迫于肝肺，经常胁下作痛。肺脏坚实则不患咳逆上气之病证；肺脏脆弱则苦于患消渴病证而易伤于热邪。肺脏端正则肺气和利宣通，不容易受到邪气伤害；肺脏偏倾则胸中偏痛。

肝脏小的则脏气安定，没有胁下病痛证；肝脏大的则逼迫胃部与咽部，咽部被迫则咽膈不通饮食，从而形成膈中病证，并且胁下作痛。肝位偏高则向上支撑膈部，且胁部闷胀，成为息贲病；肝位偏下则逼迫胃脘，胁下空虚，胁下空虚则容易遭受邪气。肝脏坚实则脏气安定难以受伤害；肝脏脆弱则经常受伤而患消瘅疾病。肝脏端正则脏气调和通利难受邪气伤害；肝脏偏倾则胁下疼痛。

脾脏小的则脏气安定，不容易被邪气所伤；脾脏大的则胁下空软处经常充塞作痛，不能快步行走。脾位偏高则胁下空软处牵连季胁疼痛；脾位偏低则向下加临于大肠，加临于大肠则脏器经常容易遭受邪气。脾脏坚实则脏气安定难以受伤害；脾脏脆弱则经常受伤而患消瘅疾病。脾脏端正则脏气调和通利不容易受邪伤害；脾脏偏倾则易生胀满病证。

肾脏小的则脏气安定难以受伤；肾脏大的则经常患腰痛病，且不可以前俯后仰，容易被邪气所伤。肾脏偏高则经常背膂疼痛，不可以俯或仰；肾脏偏下则腰部尻部疼痛，同样不可以前俯后仰，且成为狐疝疾病。肾脏坚实则不患腰背疼痛疾患；肾脏脆弱则经常容易受伤害而患消瘅疾病。肾脏端正则脏气调和通利难以受邪气伤害；肾脏偏倾则经常腰尻部位疼痛。大凡这二十五种病变，是人经常患有的病证。

黄帝说：凭什么知道这样的情况呢？岐伯说：皮肤色红纹理致密的，是心脏小；纹理粗疏的，是心脏大。胸骨剑突不明显的，是心位偏高；胸骨剑突短小而高，突如鸡胸的，是心位偏低。胸骨剑突稍长的，是心脏坚实；胸骨剑突薄弱而小的，是心脏脆弱。胸骨剑突直向下方而没有突起的，是心位端正；胸骨剑突歪斜的，是心位偏倾不正。

皮肤色白纹理致密的，是肺脏小；纹理粗疏的，是肺脏大。两肩高起，胸膺部位突出而咽喉下陷的，是肺位偏高；两腋之间窄紧，胸廓上部敛缩，胁部开张的，是肺位偏低。肩部发育匀称，背部肌肉厚实的，是肺脏坚实；肩背部瘦薄的，是肺脏脆弱。胸背肌肉厚实匀称的，是肺位端正；肋骨歪斜而现疏密不匀的，是肺位偏倾不正。

皮肤色青纹理致密的，是肝脏小的；纹理粗疏的，是肝脏大。胸部宽阔，胁骨高张突起的，是肝位偏高；胁骨低合内收的，是肝位偏低。

胸胁发育匀称健壮的，是肝脏坚实；胁骨软弱的，是肝脏脆弱。胸腹部位发育良好高而匀称的，是肝脏端正；胁骨偏斜突起的，是肝脏偏斜。

皮肤色黄纹理致密的，是脾脏小的；纹理粗疏的，是脾脏大。口唇翘起而外翻的，是脾位偏高；口唇低垂弛缓的，是脾位偏低。口唇坚实的，是脾脏坚实；口唇大而松弛不坚的，是脾脏脆弱。口唇上下端正匀称而发育完好的，是脾脏位置端正；口唇不正而一侧偏高的，是脾脏倾斜。

皮肤色黑纹理致密的，是肾脏小；纹理粗疏的，是肾脏大。耳朵偏高的，是肾位偏高；耳朵向后方陷下的，是肾位偏低。耳朵坚挺厚实的，是肾脏实坚；耳朵瘦薄不坚实的，是肾脏脆弱。耳朵发育完好，前方位置贴近颊车的，是肾脏端正；耳朵高低不一，是肾脏偏斜。大凡这各种情况，保持正常功能的人体就安然无恙，但若受到损害就产生各种疾病。

黄帝说：讲得好。然而这并非是我所要问的问题。我想知道的是，有的人不生病，享尽了天寿之年，虽然有过过度的忧恐、惊惕情志刺激，还是不能够损害他，还有大寒大热之六淫邪气，也不能够伤害他；有的人不离开遮避的居室，又没有怵惕惊恐情志变异，然而还是不免于生病，这是为什么呢？愿意听说其中的缘故。岐伯说：人体的五脏六腑，是邪气留止的地方，请让我讲一讲其中的道理。五脏都小的，少于患病，却苦于经常焦心思虑，多愁善感；五脏都大的，做事从容和缓，思想开阔，难于使他忧愁。五脏位置偏高的，举止好高骛远，空想自大，不切实际；五脏位置偏低的，意志卑弱，甘居人下，不求进取。五脏都坚实的，内外邪气不能侵犯，所以不生疾病；五脏都脆弱的，易受病邪侵袭，所以病不离身。五脏位置都端正的，脏气调匀，性情和顺，为人平正，办事易得人心；五脏位置都偏斜的，心怀邪念而喜欢偷盗，不可以替别人评正交易物价，这种人言语反复无常，说话不算数。

黄帝说：我想了解六腑与其他部位的相应关系。岐伯回答说：肺脏与大肠相合，大肠，与皮毛相应；心脏与小肠相和，小肠，与脉相应。肝脏与胆腑相合，胆腑，与筋相应；脾脏与胃腑相合，胃腑，与肌肉相应；肾脏与三焦膀胱相合，三焦膀胱，与腠理毫毛相应。

黄帝说：脏腑与组织之间如何相应？岐伯说：肺脏与皮毛相应，又与大肠相合。皮肤厚的，大肠就厚；皮肤薄的，大肠就薄；皮肤弛缓，腹围胀大的，大肠松弛而且长；皮肤绷急的，大肠也紧而短；皮肤滑润的，大肠就通顺；皮肤干燥脱屑，与肌肉不相附丽的，大肠就结涩。心脏与脉相应，又与小肠相合，皮肤厚的，脉体厚，脉体厚的，小肠就厚；皮肤薄的，脉体薄，脉体薄的，小肠就薄；皮肤纵缓的，脉体纵缓，脉体纵缓的，小肠粗大而长；皮肤薄而脉虚小弱的，小肠短小；三阳经脉多弯曲血络的，小肠结涩。

脾脏与肌肉相应，又与胃腑相合，肌肉聚处坚实而大的，则胃腑（体）厚实；肌肉聚处细薄的，则胃腑（体）瘦薄。肌肉聚处细小薄弱的，则胃腑（体）不坚实；肌肉聚处不与身体相称的，则胃体下垂，胃体下垂，则胃下脘不舒肠不通利。肌肉聚处不坚实的，则胃体纵缓；肌肉聚处没有细小的颗粒状物轻轻相连的，则胃气急迫。肌肉聚处多有小颗粒状物累累相连的，则胃气结涩，胃气结涩，则胃上脘不舒畅不通利。

肝脏与指爪相应，又与胆腑相合，指爪厚实而色泽黄的，则胆腑厚实；指爪削薄而色泽红的，则胆腑薄弱。指爪坚实而色泽青的，则胆气急迫；指爪濡软而色泽红赤的，则胆气弛缓。指爪直正而色白无纹的，则胆气舒畅和顺；指爪畸形而色黑多纹的，则胆气郁结不舒畅。

肾脏与骨骼相应，又与膀胱三焦相合，纹理致密而皮肤厚实的，则三焦、膀胱也厚实；纹理粗疏而皮肤瘦薄的，则三焦、膀胱亦瘦薄。腠理疏松的，则三焦、膀胱弛缓；皮肤紧急而没有毫毛的，则三焦、膀胱也紧急；毫毛稀疏的，则三焦、膀胱之气郁结不畅。

黄帝说：脏腑的厚薄常变都有一定的形迹，我想知道它们所产生的病变是怎样的。岐伯回答说：观察它们各自外应的皮肉筋骨等组织的变化情况，就可以知道它们内部脏腑的变化情况，也就可以知道它们所产生的病变了。

卷第八

禁服第四十八

【题解】

禁，通"勤"；服，掌握之意。篇中有"旦暮勤服之"之句，故篇名为"禁服"。内容有关于药方的传授经过及药方的内容，说明针刺治疗时必须明确经脉的循行规律，及与脏腑、卫气之间的关系，并要明辨疾病的虚实寒热性质而确定其治疗原则和治疗方法。诊脉要领，通过人迎和寸口脉象变化的观察，以测知人体经脉脏腑的病变，并指出其治疗大法。

【原文】

雷公问于黄帝曰：细子得受业，通于九针六十篇，旦暮勤服之，近者编绝，久者简垢，然尚讽诵弗置，未尽解于意矣。《外揣》言浑束为一，未知所谓也。夫大则无外，小则无内，大小无极，高下无度，束之奈何？士之才力，或有厚薄，智虑褊浅①，不能博大深奥，自强于学若细子，细子恐其散于后世，绝于子孙，敢问约之奈何？黄帝曰：善乎哉问也！此先师之所禁，坐私传之②也，割臂歃血之盟也，子若欲得之，何不斋乎。雷公再拜而起曰：请闻命于是也。乃斋宿③三日而请曰：敢问今日正阳，细子愿以受盟。黄帝乃与俱入斋室，割臂歃血。黄帝亲祝曰：今日正阳，歃血传方，有敢背此言者，反受其殃。雷公再拜曰：细子受之。黄帝乃左握其手，右授之书，曰：慎之慎之，吾为子言之。凡刺之理，经脉为始，营其所行，知其度量，内刺五藏④，外刺六府⑤，审察卫气，为百病母，调其虚实，虚实乃止，泻其血络，血尽不殆矣。

灵枢经选篇语译

雷公曰：此皆细子之所以通，未知其所约也。黄帝曰：夫约方者，犹约囊也，囊满而弗约，则输泄，方成弗约，则神与弗俱。雷公曰：愿为下材者，勿满而约之。黄帝曰：未满而知约之以为工，不可以为天下师。

雷公曰：愿闻为工。黄帝曰：寸口主中，人迎主外，两者相应，俱往俱来，若引绳大小齐等。春夏人迎微大，秋冬寸口微大，如是者名曰平人。人迎大一倍于寸口，病在足少阳，一倍而躁，在手少阳。人迎二倍，病在足太阳，二倍而躁，病在手太阳。人迎三倍，病在足阳明，三倍而躁，病在手阳明。盛则为热，虚则为寒，紧则为痛痹，代则乍甚乍间。盛则泻之，虚则补之，紧痛则取之分肉，代则取血络且饮药，陷下则灸之，不盛不虚，以经取之，名曰经刺。人迎四倍者，且大且数，名曰溢阳，溢阳为外格，死不治。必审按其本末，察其寒热，以验其藏府之病。

寸口大于人迎一倍，病在足厥阴，一倍而躁，在手心主。寸口二倍，病在足少阴，二倍而躁，在手少阴。寸口三倍，病在足太阴，三倍而躁，在手太阴。盛则胀满、寒中、食不化，虚则热中、出糜、少气、溺色变，紧则痛痹，代则乍痛乍止。盛则泻之，虚则补之，紧则先刺而后灸之，代则取血络而后调之，陷下则徒灸之，陷下者，脉血结于中，中有著血⑥，血寒，故宜灸之，不盛不虚，以经取之。寸口四倍者，名曰内关，内关者，且大且数，死不治。必审察其本末之寒温，以验其藏府之病，通其营输，乃可传于大数。大数曰：盛则徒泻之，虚则徒补之，紧则灸刺且饮药，陷下则徒灸之，不盛不虚，以经取之。所谓经治者，饮药，亦曰灸刺。脉急则引，脉大以弱，则欲安静，用力无劳也。

【注释】

①褊浅：狭隘肤浅。

②坐私传之：对私下传授，被认为是有罪的。

③斋宿：沐浴更衣，独居素食，节制嗜欲，以示心诚志专。

④内刺五脏：《太素》作"内次五脏"。

⑤外刺六腑：《太素》作"外别六腑"。

⑥著血：停着而不易流通的血。

【译文】

雷公向黄帝问道说：小子我得以接受学业，通读有关九针的六十篇文章，并且早晚孜孜不倦地勤奋学习和钻研它，尽管皮条断绝，竹简尘污，还尚且诵读不弃置，但却没有全部了解它的意旨。灵枢《外揣》篇说的"浑束为一"，即把复杂的内容归纳总结起来，我还是没有能够了解它所说的意思。那九针六十篇的内容，广大到不可以再广大，细小到不可以再细小，它的大与小没有极限，高和下没有度数，这样广博精深的内容，将怎样归纳总结起来呢？学士的聪明才智，有的厚有的薄，其智慧思虑也有狭隘肤浅的，如果不能广泛深入地领会它的道理，又不能像我一样地自己强行刻苦学习，我恐怕时间长久下去，这精深的内容在以后的世纪中失散，使后代的子孙断绝那学习的资料，因此我冒昧地请问你如何把它们归纳概括起来呢？黄帝说：问得好啊！这是先师再三告诫，禁止轻易地传授给人的重要内容，须经过割臂歃血的盟誓，才可以传授的。你要想得到它，何不至诚地斋戒呢！雷公恭敬地行礼说道，请让我按照你的说法去做。于是斋宿三天而后请求说道：我冒昧请问今天正午的时候，小子我愿意接受盟约传授医方。黄帝于是与雷公一起进入斋室，举行割臂歃血仪式，黄帝亲自祝告说：今天正午，通过歃血仪式传授医方，有谁敢于违背今天誓言的，一定遭受其殃祸。雷公再次行礼说道：小子我接受它。黄帝于是用左手握着雷公的手，右手将书传授给雷公，并说道：一定要谨慎而又谨慎啊！我为你讲讲它的道理。

大凡针刺治病的道理，首先要熟悉经脉，掌握经脉的循行规律，知道它的长短和每经气血多少的差异，内知五脏的次序，外别六腑的功能，审察卫气的变化，作为研究百病发生原因的根据，以适当的方法调治疾病的虚实，若治疗得宜，则虚实疾病就可以得到调治而控制疾病的发展，用刺络法治疗病在血络的，泻其他的血络，使邪气尽去而病情就没有什么危险了。雷公说：这些都是小子我所知道的道理，但我还没能够掌握针刺的要领和方法。黄帝说：约方就像将一个袋子的口扎住一样，袋子满了而没有扎住袋口，所装的东西就会漏掉。学到的医学诊断和治疗方法，如果不能提纲挈领加以总结归纳，则高超神妙的医术不能随之产生。雷公说：愿作为下等人材的人，没有等到学满医学知识就想归纳精简它，怎么样呢？黄帝说：未学满知识就要归纳总结它，这样的人只能做一个一般的医生，而不可以成为天下的师表。

雷公说：我愿意听一听作为一般医生所应该知道的理论。黄帝说：寸口脉主候在内的五脏的变化，颈部的人迎脉主候在外的六腑的变化，寸口、人迎二脉表里相应，往来不息，其搏动力量应该是大小相等，但春夏之季阳气偏盛，人迎脉应略大一些，秋冬之季阴气偏盛，寸口脉应略大一些，这就是无病之人的表现。

人迎脉比寸口脉大一倍，是病在足少阳经，大一倍而躁疾的是病在手少阳经。人迎脉比寸口脉大两倍，是病在足太阳经，大二倍而躁疾的，是病在手太阳经。人迎脉比寸口脉大三倍，是病在足阳明经，大三倍而躁疾的，是病在手阳明经。人迎脉盛大，阳气内盛则为热，脉虚小，阳气内虚则为寒。脉紧的为痛痹，出现代脉的，则有忽痛忽止，时轻时重的病证。治疗时，脉盛的用泻法，脉虚的用补法，脉紧而酸痛的，则针刺分肉之间的穴位，脉代的取血络放血，并配合服药。脉陷下不起的，有寒滞，用灸法治疗。不盛不虚，正经自病的，则取治于有病的本经，这叫作经刺。人迎脉比寸口脉大四倍，大而且数，阳脉甚盛，名叫溢阳，溢阳是阴气格阳于外的现象，为阴阳离决，属不可以治疗的死证。必须审察疾病的全过程，察视它的寒热属性，以验明其脏腑的病变而进行治疗。

寸口脉比人迎脉大一倍，是病在足厥阴经，大一倍而躁疾的，是病在手厥阴经。寸口脉比人迎脉大二倍，是病在足少阴经，大二倍而躁疾的，是病在手少阴经。寸口脉比人迎脉大三倍，是病在足太阴经，大三倍而躁疾的，是病在手太阴经。寸口脉主阴，寸口脉现盛大的，是阴气过盛，可出现胀满，寒滞中焦，食不消化。寸口脉现虚弱的，是阴虚，阴虚则阳气来乘，出现肠胃中热，排便如糜粥样，少气，尿色变黄。脉紧的属寒，出现痛痹，脉代的是血脉不调，时痛时止。治疗时，脉盛的用泻法，脉虚的用补法，脉紧的先针刺而后用灸法，脉代的刺血络泄去邪血，而后用药物调治。脉虚陷下不起的，用灸法治疗。脉虚陷下不起是脉中血行凝结，并附着瘀血在其中，此因寒气入内，血因寒而滞，故适宜用灸法治疗。不盛不虚本经自病的，可以从本经取穴治疗。寸口脉比人迎脉大四倍，叫作内关，内关是阴气过盛，使阳气不能与阴气相交而外越，内关的脉象是大而且数，为阴阳隔绝，属不易治疗的死证。必须审视察看致病的本末及其寒热的不同，用以验明脏腑的病变而加以治疗。

通晓经脉的运行和输注的道理，这才可以传授治疗疾病的大法。大法的原则是：脉盛的用泻法，脉虚的用补法，脉紧的可灸、刺、服药三者并行运用。脉虚陷不起的用灸法，脉不盛不虚本经自病的，取自本经穴位治疗。所谓经治，就是或服药，或灸刺，随其经脉所宜而选用施治方法。脉急的是邪盛，可兼用导引法以去病。脉大而弱的属于阴不足，宜安静以养阴。用力时不要劳累过度。

五色第四十九

【题解】

五色，即青、赤、黄、白、黑五种颜色。本篇以五色分属五脏，通过对面部五色变化的观察来判断疾病，故篇名为"五色"。本篇是色诊大纲。篇中说明了脏腑和肢节的病变其色反应于面部时，各自分布的位置，指出根据面部色泽变化可以判断疾病，推断疾病的转归、预后等。同时又联系到脉诊，以色脉的结合运用，察知病之间甚，此在临床上有很大的指导意义。

【原文】

雷公问于黄帝曰：五色独决于明堂乎？小子未知其所谓也。黄帝曰：明堂者鼻也，阙者眉间也，庭者颜也，蕃者颊侧也，蔽者耳门也。其间欲方大^①，去之十步，皆见于外，如是者寿必中百岁。雷公曰：五官之辨奈何？黄帝曰：明堂骨高以起，平以直，五藏次于中央，六府挟其两侧，首面上于阙庭，王宫在于下极^②，五藏安于胸中，真色以致，病色不见，明堂润泽以清，五官恶得无辨乎。雷公曰：其不辨者，可得闻乎？黄帝曰：五色之见也，各出其色部。部骨陷者，必不免于病矣。其色部乘袭^③者，虽病甚，不死矣。雷公曰：官五色奈何？黄帝曰：青黑为痛，黄赤为热，白为寒，是谓五官。

雷公曰：病之益甚，与其方衰如何？黄帝曰：外内皆在焉。切其脉口滑小紧以沉者，病益甚，在中；人迎气大紧以浮者，其病益甚，在外。其脉口浮滑者，病日进；人迎沉而滑者，病日损。其脉口滑以沉者，病日进，在内；其人迎脉滑盛以浮者，其病日进在外。脉之浮沉及人迎与寸口气小大等者，病难已。病之在藏，沉而大者，易已，小为逆；病在府，浮而大者，其病易已。人迎盛坚者，伤于寒；气口盛坚者，伤于食。雷公曰：以色言病之间甚奈何？黄帝曰：其色粗以明④，沉夭者为甚，其色上行者病益甚，其色下行如云彻散者病方已。五色各有藏部，有外部，有内部也。色从外部走内部者，其病从外走内；其色从内走外者，其病从内走外。病生于内者，先治其阴，后治其阳，反者益甚；其病生于阳者，先治其外，后治其内，反者益甚。其脉滑大以代而长者，病从外来，目有所见，志有所恶，此阳气之并也，可变而已。雷公曰：小子闻风者，百病之始也；厥逆者，寒湿之起也，别之奈何？黄帝曰：常候阙中，薄泽为风，冲浊为痹，在地为厥，此其常也，各以其色言其病。

雷公曰：人不病卒死，何以知之？黄帝曰：大气入于藏府者，不病而卒死矣。雷公曰：病小愈而卒死者，何以知之？黄帝曰：赤色出两颧，大如母指者，病虽小愈，必卒死。黑色出于庭，大如母指，必不病而卒死。雷公再拜曰：善哉！其死有期乎？黄帝曰：察色以言其时。雷公曰：善乎！愿卒闻之。黄帝曰：庭者，首面也。阙上者，咽喉也。阙中者，肺也。下极者，心也。直下者，肝也。肝左者，胆也。下者，脾也。方上者，胃也。中央者，大肠也。挟大肠者，肾也。当肾者，脐也。面王以上者，小肠也。面王以下者，膀胱子处也。颧者，肩也。颧后者，臂也。臂下者，手也。目内眦上者，膺乳也。挟绳而上者，背也。循牙车以下者，股也。中央者，膝也。膝以下者，胫也。当胫以下者，足也。巨分者，股里也。巨屈者，膝膑也。此五藏六府肢节之部也，各有部分。有部分，用阴和阳，用阳和阴，当明部分，万举万当，能别左右，是谓大道，男女异位，故曰阴阳，审察泽夭，谓之良工。沉浊为内，浮泽为外，黄赤为风，青黑为痛，白为寒，黄而膏润为脓，赤甚者为血，痛甚者为挛，寒甚为皮不仁。五色各见其部，察其浮沉，以知浅深，察其泽夭，以观成败，察其散抟，以知远近，视色上下，以知病处，积神于心，以知往今。故相气不微，不知是非，属意勿去⑤，乃知新故。色明不粗，沉夭为甚；不明不泽，其病不甚。其色散，驹驹然未有聚，其病散而气痛，聚未成也。肾乘心，心先病，肾为应，色皆如是。男子色在于面王，为小腹痛，下为卵痛，其圜直为茎痛，高为本，下为首，狐疝癀阴之属也，女子在于面王，为膀胱子处之病，散为痛，抟为聚，方员左右，各如其色形。其随而下至胝为淫，有润如膏状，为暴食不洁。左为左，右为右，其色有邪，聚散而不端，面色所指者也。色者，青黑赤白黄，皆端满有别乡。别乡赤者，其色亦大如榆荚，在面王为不日。其色上锐，首空上向，下锐下向，在左右如法。以五色命藏，青为肝，赤为心，白为肺，黄为脾，黑为肾。肝合筋，心合脉，肺合皮，脾合肉，肾合骨也。

【注释】

①方大：端正、丰满、宽大。

②王宫在于下极：张介宾注曰"下极居两目之中，心之部也，心为君主，故曰王宫"。

③色部乘袭：即指在母部出现了子之色。如心部出现黄色，肝部出现红色，肺部出现黑色，肾部出现青色。

④色粗以明：颜色略为明显。

⑤属意勿去：专心致志的观察。

【译文】

雷公向黄帝问道：五色的善恶变化，能单独取决于明堂的部位吗？我不知道其中的道理。黄帝说：明堂就是鼻，阙就是两眉中间的部位，庭就是天庭亦即额部，蕃就是两颊的外侧，蔽就是耳门前的部位。这些部位之间要端正丰满宽大，在十步以外都能看得明朗清楚的，像这样的，他的寿命必定是享尽天年。

雷公说：五官的辨别是怎样的？黄帝说，鼻骨高而隆起，平正而端直，五脏外应的部位依次分布在鼻的中部，六腑外应部位在鼻的两旁，在上的阙中和天庭是头部的部位，心在两目之间的下极部位。若五脏和平而安居胸中，则正常的五色可见，而病色不现，鼻部色泽滋润光泽清明。五官怎么会不能辨别呢！雷公说：五色之见，各有一定的部位，如果在一定的部位上有变化，就是要发病的征象。在其部位上有乘袭之色，病虽严重，也没有死亡的危险。雷公说：五色所主的病证是什么呢？黄帝说：青和黑主痛，黄和红主热，白主寒，这就是五官所主。

雷公说：病势的进退应如何判断呢？黄帝说：应该色脉结合，作表里内外的全面观察。切按病人的寸口脉，如出现滑、小、紧而沉者，主阴分邪盛病进，病在五脏；若人迎脉出现大、紧而浮者，主阳分邪盛病进，病在六腑；寸脉浮滑的，主气和病退；若人迎脉沉而滑的，主阳邪渐退，其病渐减。寸口脉滑而沉的，是阴邪渐盛，为病进，其病在脏；若人迎脉滑盛而浮的，是阳邪逐渐旺盛，主病势渐进，其病在腑。若寸口脉象与人迎脉象浮沉大小不一样，就与春夏人迎微大，秋冬寸口微大的正常生理相悖，所以病难治愈。病在五脏，若脉见沉而大的，为阴气充足，病容易治好。如见小脉，为阴气不足，病难以治疗。病在六腑，若脉见浮而大，是正气充足，病易治；若见小脉，为正气虚不能抗邪，病难治。人迎主表，脉盛而紧者，主伤于寒邪，为外感病。寸口主里，脉盛而紧者，主伤于饮食不节，为内伤病。

雷公说：怎样从色泽的表现来判断疾病的轻重呢？黄帝说：色的表现若含蓄而略显明润的为病轻，晦滞的为病重。色上行的，是浊气方升病气较盛，色日增，是疾病向严重方面发展的现象。色下行的，是浊气渐退，病气渐衰如乌云消散，天空晴朗，为病将愈的现象。五色见于面部，分现于脏腑所属的部位。鼻两侧为外部，外部属六腑，鼻中央为内部，内部属五脏。病色从外部走向内部者，为病邪从表入里。病色从内部走向外部者，为病邪从里出表。脏为阴，腑为阳，病生于五脏的，当先治其脏，后治其腑，如先后颠倒，是舍本治末，诛伐无过，病情必然加重。病生于六腑的，应该先治其表，后治其里，内外表里颠倒而误治，也会引邪深入，加重病情。如果脉象滑大或更易以长脉，这是阳脉，是阳邪太盛，侵犯人体，使人目有妄见，神志反常，这是因为邪入于阳，则阳邪盛，阴不胜其阳而出现的病变。通过恰当的治疗，如泻阳补阴，使阴阳协调，病变就会转好。雷公说：我听说百病的发生，多从受风开始，厥痹病变，都由寒湿之邪引起，从面色上应怎样鉴别呢？黄帝说：在通常情况下，观察两眉之间的气色变化就可以判断出来。色现浮薄而光泽的是风病的表现，沉浊而晦暗的为痹病，若沉浊晦暗的颜色出现在地阁部位，为厥逆病。这是根据面色的不同来判断疾病的一般规律。

雷公说：人没有病象而突然死亡，这是为什么？又怎样知道它呢？黄帝说：这是因为人的元气大虚，又加以大邪之气乘之，侵入脏腑，元气衰败故不病而突然死亡。雷公说：病稍愈而突然死亡的，怎么会知道呢？黄帝说：如两颧发现赤色，大如拇指的，病虽暂时好转，仍会突然死亡。黑色出现在天庭的部位，大如拇指一样，为肾绝，虽外无显著病象，也会突然死亡。雷公说：讲的好啊！病的死期能预先知道吗？黄帝说：根据观察面部气色的变化，就可以判断出死亡的大概时间。

雷公说：好啊！我愿意全面地听你讲一遍。黄帝说：脏腑肢节应于面的部位是：天庭应头面；眉心之上应咽喉；眉心应肺；两眉之间应心；由此直下的鼻柱部位应肝；鼻柱左边应胆；鼻头应脾；鼻准两旁应胃；面的中央部位应大肠，挟面中央两旁的颊部应肾；肾与脐相对，故肾所属颊部的下方应脐；在鼻准的上方两侧，两颧以内的部位应小肠；鼻准以下的人中穴处应膀胱和子宫；颧骨处应肩；颧骨的后方应臂；臂下部应手；内眼角以上的部位应胸与乳房；颊的外部上方应背；沿颊车以下应股；两牙床的中央应膝；膝以下的部位应胫；胫部以下应足，口角大纹处应股的两侧；颊下曲骨的部位应膝盖。以上是五脏六腑肢体分布在面的部位。而五色主病也是各有一定的部位。脏腑肢节在颜面的分属部位既已确定，阴阳也就明确了。治疗时，阴衰而致阳盛的，应该补阴以配阳，阳衰而致阴盛的，应该助阳以和阴，只要明确部位和五色的关系以及阴阳盛衰，辨证治疗就会恰当。左右者，阴阳之道路，阴气右行，阳气左行。能别左右，就能知道阴阳运动的规律了。男女病色的转移，其位置是不同的，男子左为逆，右为从，女子右为逆，左为从，这是因为男子属阳，女子属阴，男女阳阴不同的缘故。能掌握阴阳的演变规律，再根据所属部位去审察面色的润泽和晦暗，从而诊察出疾病的善恶逆从，才是一个高明的医生。

面色沉滞晦暗的，为在里在脏的病，浮露而鲜明的，为在表在腑的病。色见黄赤主风；色见青黑主痛；色见白的，主寒证；色黄而局部软如膏，皮肤润泽的，为痈脓已成；赤色深的为有留血；痛甚的多因筋脉发生挛急。寒伤皮肤，寒邪较甚则使皮肤麻木不仁，不知痛痒。五色各表现在面的一定部位上，可以从色的浮沉中，以察知病邪的浅深，色浮的病浅，色深的病深。从对病色的润泽与晦暗的观察中，就可以判断疾病的预后吉凶，色润泽的预后好，色晦暗的预后差。观察病色的消散与聚结，可以知道病程的长短，色散漫的病程短，为新病，色团聚的病程长，为久病。从病色出现的上下脏腑肢节部位，就可知道病在何处。医生聚精会神地望色辨证，就能正确分析和判断已往疾病的情况，和当前疾病的发展变化。所以，对于气色的变化，如果不作精微细致的观察，就判断不出来疾病的是非。必须专心致志地分析研究，才能知道新病旧病的关系及其及发展变化的规律。面色不显现应有的明亮，却见沉滞而晦暗的，主病重。虽不明亮，亦不润泽，只要没有晦暗的现象，其病不致趋向严重。色散而不聚的，则其病势亦将分散，即使有痛证，也仅是由于气滞不通所引起，而不是积聚的病。

肾邪侵犯心脏，是因为心先病，心虚，故肾邪乘虚而入，这时肾主黑色就会出现在心所属的部位上。一般病色的出现，若不是某一部位上应见的本色，都可以依此类推。男子病色出现在鼻准上的，主小腹痛，向下牵引到睾丸也痛。若病色出现在人中沟上，主阴茎作痛，病色出现在人中沟上半部的主茎根痛，出现在下半部的主茎头痛。这些都是属于狐疝和阴癫之类的疾病。女子病色出现在鼻准上的，主膀胱和胞宫的病，其色散而不聚的为无形之气，其色结聚而不散的，为有形之血凝，为积聚病。其积聚或方或圆，或左或右，都和它的病色的形态相似。若病色一直下行到唇部，则为白淫带浊病。其色润泽如膏状，多为因暴饮暴食，内伤饮食不洁，饮食停滞之证。色的表现和病的部位是一致的，色现于左的病在左，色现于右的病在右。其色斜，或聚或散而不端正的，一如其面色所指，即可以知道其病变所在。上面所言色者，即青、黑、赤、白、黄五种颜色，都应该端正盈满地表现在所应出现的部位上。如赤色不出现在心的部位，而出现在鼻准的部位且大如榆荚，则为女子经闭的征象。如病色的尖端向上的，就是头面部的正气空虚，病邪有乘机向上发展之势，病色尖端向下的，病邪有向下的趋势，在左在右都和这个辨认方法相同。以五色与五脏相应的关系来说，青为肝色，赤为心色，白为肺色，黄为脾色，黑为肾色。而肝合于筋，心合于脉，肺合于皮，脾合于肉，肾合于骨。依据这种内外相应的关系，就可以诊察疾病所在的内脏和组织。

论勇第五十

【题解】

由于本篇的主要内容是论勇怯，包括勇怯的形成原因，勇怯之人的体质特征和性格表现，以及勇怯在疾病诊断、治疗上的意义，所以篇名为"论勇"。

【原文】

黄帝问于少俞曰：有人于此，并行并立，其年之长少等也，衣之厚薄均也，卒然遇烈风暴雨，或病或不病，或皆病，或皆不病，其故何也？少俞曰：帝问何急^①？黄帝曰：愿尽闻之。少俞曰：春青风，夏阳风，秋凉风，冬寒风。凡此四时之风者，其所病各不同形。黄帝曰：四时之风，病人如何？少俞曰：黄色薄皮弱肉者，不胜春之虚风；白色薄皮弱肉者，不胜夏之虚风；青色薄皮弱肉，不胜秋之虚风；赤色薄皮弱肉，不胜冬之虚风也。黄帝曰：黑色不病乎？少俞曰：黑色而皮厚肉坚，固不伤于四时之风。其皮薄而肉不坚，色不一者，长夏至而有虚风者，病矣。其皮厚而肌肉坚者，长夏至而有虚风，不病矣。其皮厚而肌肉坚者，必重感于寒，外内皆然，乃病。黄帝曰：善。

黄帝曰：夫人之忍痛与不忍痛者，非勇怯之分也。夫勇士之不忍痛者，见难则前，见痛则止；夫怯士之忍痛者，闻难则恐，遇痛不动。夫勇士之忍痛者，见难不恐，遇痛不动；夫怯士之不忍痛者，见难与痛，目转面盼^②，恐不能言，失气惊，颜色变化，乍死乍生。余见其然也，不知其何由，愿闻其故。少俞曰：夫忍痛与不忍痛者，皮肤之薄厚，肌肉之坚脆缓急之分也，非勇怯之谓也。黄帝曰：愿闻勇怯之所由然。少俞曰：勇士者，目深以固，长衡直扬，三焦理横，其心端直，其肝大以

坚，其胆满以旁，怒则气盛而胸张，肝举而胆横，眦裂而目扬，毛起而
面苍，此勇士之由然者也。黄帝曰：愿闻怯士之所由然。少俞曰：怯士
者，目大而不减，阴阳相失，其焦理纵，髑骺短而小，肝系缓，其胆不
满而纵，肠胃挺，胁下空，虽方大怒，气不能满其胸，肝肺虽举，气衰
复下，故不能久怒，此怯士之所由然者也。黄帝曰：怯士之得酒，怒不
避勇士者，何藏使然？少俞曰：酒者，水谷之精，熟谷之液也，其气慓
悍，其入于胃中，则胃胀，气上逆，满于胸中，肝浮胆横。当是之时，
固比于勇士，气衰则悔。与勇士同类，不知避之，名曰酒悖也。

【注释】

①急：先的意思。

②目转面盼：目转，眼花视物旋转；面盼，面部偏向一侧而不敢
正视。

【译文】

黄帝向少俞问道：假使有人在这里一同行走，一同站立，他们的年
龄大小一致，穿的衣服厚薄也相等，突然遭遇狂风暴雨，有的生病，有
的不生病，或都生病，或都不病，这是什么缘故呢？少俞说：你先问哪
一个问题呢？黄帝说：我都想听一听它的道理。少俞说：春季当令的是
温风，夏季是热风，秋季是凉风，冬季是寒风，四季的风，性质不同，
影响到人体发病的情况也不同。黄帝说：四季的风，怎样使人发病呢？
少俞说：色黄皮薄而肌肉柔弱的人，是脾气不足，不能抗拒秋天的虚邪
贼风；色赤皮薄肌肉柔弱的人，是心气不足，不能抗拒冬天的虚邪贼
风。黄帝说：色黑的人不受病吗？少俞说：色黑而皮肤宽厚，肌肉致密
坚固，就不会被四季虚邪贼风所伤。如果其人皮肤薄弱，肉不坚实，又
不是始终黑色如一，到了长夏的季节，遇到了虚邪贼风就会生病。如果
其人色黑皮肤宽厚，肌肉坚实，虽遇到长夏季节的虚邪之风，因抵抗力
强，也不会发病。这样的人必须是外伤于虚风，内伤于饮食生冷，内外
俱伤，才会生病。黄帝说：你讲得很好。

黄帝说：人的忍痛与不忍痛，不能以性格的勇敢和怯懦来分别。勇
敢而不能忍受疼痛的人，遇到危难时可以勇往直前，而当遇到疼痛时，
则就退缩不前；怯懦而能忍受疼痛的人，虽然他听说有危难的事就恐慌

不安，但是遇到疼痛，却能忍耐而不动摇。勇敢而又能忍受疼痛的人，见到危难不恐惧，遇到疼痛也能忍耐。怯懦而又不能耐受疼痛的人，见到危难，遇到疼痛，就会吓得头眩眼花，颜面变色，两眼不敢正视，话也不敢说，心惊气乱，死去活来。我看到这些情况，却不知是什么原因，愿意听一听其中的道理。少俞说：忍痛与不忍痛，主要取决于皮肤的厚与薄，肌肉的坚实、脆弱及松紧的不同，是不能用性格的勇敢、怯弱来说明的。

黄帝说：我愿意听您讲一讲关于形成勇敢怯懦的缘由。少俞说：勇敢的人，目光深邃而坚定，眉毛宽大长直，皮肤肌腠的纹理是横的。心脏端正，肝脏坚厚，胆汁盛满，在发怒时，气壮盛而胸廓张大，肝气上举，胆气横溢，眼睛瞪大，目光逼射，毛发竖起，面色铁青，这就是决定勇士性格的基本原因。黄帝说：我还愿意知道怯懦之人性格的产生是什么道理。少俞说：怯懦的人，目虽大而不深固，神气散乱，气血不协调，皮肤肌腠的纹理是纵而不横，肌肉松弛，胸骨剑突短而小，肝系松缓，胆汁也不充满，胆囊松弛，肠胃纵缓，胁下空虚而肝气不能充满，虽值大怒，怒气也不能充满胸中，肝肺虽因怒而上举，但坚持不久，气衰即复下落，所以不能长时期发怒，这就是决定怯士性格的原因。

黄帝说：怯懦的人喝了酒以后，当他发怒的时候也和勇士差不多，这是哪一脏的功能使他这样呢？少俞说：酒是水谷的精华，是谷类酿造而成的液汁，其气迅猛，当酒液进入胃中以后，促使胃部胀满，气机上逆，而充满于胸中，同时也影响到肝胆，使肝气冲动，胆气横逆。酒醉的时候，他的言谈举止，虽然和勇士差不多，但当酒气一过，则怯态如故，懊悔不及。酒醉以后，言谈举止悖逆冲动，像勇士那样行为不知避忌的表现，称为酒悖。

背腧第五十一

【题解】

本篇的内容主要是论述背部五脏腧穴的部位刺灸的补泻方法及禁忌等，故篇名为"背腧"。

【原文】

黄帝问于岐伯曰：愿闻五藏之腧，出于背者。岐伯曰：胸中大腧在杼骨之端，肺腧在三焦①之间，心腧在五焦之间，膈腧在七焦之间，肝腧在九焦之间，脾腧在十一焦之间，肾腧在十四焦之间，皆挟脊相去三寸所，则欲得而验之，按其处，应在中而痛解，乃其腧也。灸之则可，刺之则不可。气盛则泻之，虚则补之。以火补者，毋吹其火，须②自灭也。以火泻者，疾吹其火，传其艾，须其火灭也。

【注释】

①焦：《甲乙经》及《太素》均作"椎"字，下各焦字同。

②须：等待。

【译文】

黄帝向岐伯问道：我愿意知道出于背部的五脏俞穴所在的位置。岐伯说：胸中的大俞是在项后的第一椎骨下的两旁，肺俞是在第三椎下的两旁，心俞是第五椎下的两旁，膈俞是在第七椎下的两旁，肝俞是在第九椎下的两旁，脾俞是在第十一椎下的两旁，肾俞是在第十四椎下的两旁，这些穴位都在脊骨的两旁，左右穴位挟脊于中，相距大约三寸。若想知道这些穴位并验证它们，可以用手按压其腧穴部位，其处酸痛而因之缓解的，是为腧穴所在。这些腧穴，灸法可用，刺法却不可用。施灸法时，邪气盛的用泻法，正气虚的用补法。用艾灸来补时，艾火点燃后，不要吹其火，让它慢慢燃烧以待自灭。用艾灸来泻时，艾火点燃后，迅速吹旺，并用手傅拥其艾，使之急燃而速灭。

卫气第五十二

【题解】

篇名"卫气"，是因其篇中有"其浮气之不循经者为卫气"一句，故名之。本篇论述有营卫之气的生理功能，十二经标本所在，六腑气街的部位及主治病证和针刺方法。

【原文】

黄帝曰：五藏者，所以藏精神魂魄者也。六府者，所以受水谷而行化物者也。其气内于五藏①，而外络肢节。其浮气之不循经者，为卫气；其精气之行于经者，为营气。阴阳相随，外内相贯，如环之无端，亭亭淳淳②乎，孰能穷之。然其分别阴阳，皆有标本虚实所离之处。能别阴阳十二经者，知病之所生。候虚实之所在者，能得病之高下。知六府之气街者，能知解结契绍于门户③。能知虚石④之坚软者，知补泻之所在。能知六经标本者，可以无惑于天下。

岐伯曰：博哉，圣帝之论！臣请尽意悉言之。足太阳之本，在跟以上五寸中，标在两络命门。命门者，目也。足少阳之本，在窍阴之间，标在窗笼之前。窗笼者，耳也。足少阴之本，在内踝下上三寸中，标在背腧与舌下两脉也。足厥阴之本，在行间上五寸所，标在背腧也。足阳明之本，在厉兑，标在人迎颊挟颃颡也。足太阴之本，在中封前上四寸之中，标在背腧与舌本也。手太阳之本，在外踝⑤之后，标在命门之上一寸也。手少阳之本，在小指次指之间上二寸，标在耳后上角下外眦也。手阳明之本，在肘骨中，上至别阳，标在颜下合钳上⑥也。手太阴之本，在寸口之中，标在腋内动也。手少阴之本，在锐骨之端，标在背腧也。手心主之本，在掌后两筋之间二寸中，标在腋下三寸也。凡候此者，下虚则厥，下盛则热；上虚则眩，上盛则热痛。故石者⑦绝而止之，虚者引而起之。

请言气街：胸气有街，腹气有街，头气有街，胫气有街。故气在头者，止之于脑。气在胸者，止之膺与背腧。气在腹者，止之背腧，与冲脉于脐左右之动脉者。气在胫者，止之于气街，与承山踝上以下。取此者用毫针，必先按而在久应于手，乃刺而予之。所治者，头痛眩仆，腹痛中满暴胀，及有新积。痛可移者，易已也；积不痛，难已也。

【注释】

①内于五脏：《太素》作"内入于五脏"。

②亭亭淳淳：意为源远流长，运行不息。

③解结契绍于门户：解开绳结，开达门户。

④能知虚石：《甲乙经》《太素》均作"能知虚实"。

⑤外踝：此处指手尺骨头，即手腕关节外侧的高骨。

⑥钳上：杨上善注曰"颊下一寸，人迎后，扶突上，名为钳。钳，

颈铁也，当此铁处，名为钳上"。

⑦石者：《甲乙经》《太素》均作"实者"。

【译文】

黄帝说：五脏，是用来藏精神魂魄的，六腑是用来接受和运化水谷之物的。脏腑所化生的水谷精微之气在内入于五脏，在外行于人体肢节。其浮而在外不循行于经脉之中的气，是为卫气；其精微之气循行于经脉之中的，是为营气。阴阳相互依随，内外相互贯通，如圆环无端，营为阴，卫为阳，营卫运行于周身，有如水之源远流长，运行不息，谁能穷尽其中的道理呢？然而经脉分别为阴为阳，都有标本虚实和离合之处。能够分别三阴三阳十二经脉的起止径路，就可以知道疾病所产生的地方。知道诊候疾病的虚实所在，就能够掌握疾病发生部位的在上在下。知道六腑之气的来往通行径路，就能够知道在诊断和治疗上，像解开绳结，开达门户一样方便自如。能够知晓病虚之为软，病实之为坚的道理，就可以知道针刺补虚泻实所在的部位。能够知道六经标本的，就可以在治疗疾病时应付自如而无有疑惑。

岐伯说：多么高深博大的理论啊！请让我把所知道的全部讲出来。足太阳膀胱经的本部，在足跟以上五寸中的跗阳穴；标部，在两目的睛明穴。命门，是指眼睛。足少阳胆经的本部，在足第四趾外侧端的窍阴穴之间；标部，在窗笼之前，即在耳珠前陷中的听宫穴。足少阴肾经的本部，在内踝上三寸的复溜，交信穴；标部，在背部的肾俞穴，与舌下两脉的廉泉穴。足厥阴肝经的本部，在行间穴上五寸的中封穴；标部，在背部的肝俞穴。足阳明胃经的本部，在足次趾端的厉兑穴；标部，在颊下结喉两旁的人迎穴。足太阴脾经的本部，在中封穴前上四寸中的三阴交穴；标部，在背部的脾俞与舌根部。手太阳小肠经的本部，在手外踝之后的养老穴；标部，在睛明穴上一寸处。手少阳三焦经的本部，在手无名指之间的液门穴；标部，在耳后上角的角孙穴与下外眦的丝竹空穴。手阳明大肠经的本部，在肘骨中的曲池穴，上至臂臑处；标部，在颊下一寸，人迎之后，扶突之上。手太阴肺经的本部，在寸口中的太渊穴；标部，在腋内动脉，就是腋下三寸的天府穴处。手少阴心经的本部，在掌后锐骨之端的神门穴；标部，在背部的心俞穴。手厥阴心包络

经的本部，在掌后两筋之间二寸内关穴；标部，在腋下三寸的天池穴
处。凡要测候十二经标本上下所主的疾病，一般在下的为本，下虚则元
阳衰于下而为厥逆，下盛则阳气盛于下而为热；在上者为标，上虚则清
阳不升而为眩晕，上盛则阳盛于上而为热痛。属实证的当泻，以绝其根
而使疾病停止发作，属虚证的当补，以助其气而益其不足。

请让我再谈谈各部的气街：胸、腹、头、胫之气，各有所聚所行的
道路。气在头部的，聚之于脑；气在胸之前部的，聚之于胸之两旁的膺
部，气在胸之后部的，聚之于背俞，即自十五椎膈膜以上，足太阳经诸
脏之俞；气在腹部的，聚之于背俞，即自十一椎膈膜以下，足太阳经诸
脏之俞穴，并聚于腹前冲脉及在脐左右动脉处的穴位（肓俞、天枢等
穴）。气在胫部的，聚之于足阳明经的气街穴与承山穴、足踝部上下等
处。凡刺取各部之气往来行聚的部位时都用毫针，操作时一定用手先在
穴位上作较长时间的按压，等待气至应手时，于是就针刺而予以补泻
它。所针刺各部气街的穴位，可以治疗头痛、眩晕、中风眩仆，腹痛、
中满、腹部突然胀满，以及新得的积聚。疼痛而按之可移动的，治疗容
易康复；积聚不疼痛的，治疗难以痊愈。

论痛第五十三

【题解】

本篇论述了人的体质不同，因而对各种疼痛的耐受力亦不同，故名
"论痛"。篇之内容说明人的个体差异，对于针石火焫及药物的耐受性
亦有所差异，揭示医者在临床实践当中要因人制宜，施用不同的治疗
方法。

【原文】

黄帝问少俞曰：筋骨之强弱，肌肉之坚脆，皮肤之厚薄，腠理之疏
密，各不同，其于针石火焫①之痛何如？肠胃之厚薄坚脆亦不等，其于
毒药如何？愿尽闻之。少俞曰：人之骨强筋弱肉缓皮肤厚者耐痛，其于
针石之痛，火焫亦然。黄帝曰：其耐火焫者，何以知之？少俞答曰：加
以黑色而美骨者，耐火焫。黄帝曰：其不耐针石之痛者，何以知之？少

俞曰：坚肉薄皮者，不耐针石之痛，于火焫亦然。黄帝曰：人之病，或同时而伤，或易已，或难已，其故何如？少俞曰：同时而伤，其身多热者易已，多寒者难已。黄帝曰：人之胜毒②，何以知之？少俞曰：胃厚色黑大骨及肥者，皆胜毒；故其瘦而薄胃者，皆不胜毒也。

【注释】

①火焫：此处指艾火灸灼。

②胜毒：指耐受毒药。

【译文】

黄帝向少俞问道：人之筋骨的强与弱，肌肉的坚脆，皮肤的厚与薄，腠理的粗疏与致密，各自都有不相同，他们对于针刺和艾火灸灼所引起的疼痛其耐受的情况是怎样的呢？人之肠胃的厚薄，坚脆亦不相等同，他们对于有强烈刺激作用并攻毒疗病的药物所耐受的情况又是怎样的呢？我想全部地听你说一说。少俞说：人的骨骼强壮筋软弱，肌肉舒缓，皮肤厚实的能够耐受疼痛，其对于针刺引起的疼痛和艾火烧灼引起的疼痛其耐受力也是如此。黄帝说：有些人可以耐受艾火引起的疼痛，当如何知道呢？少俞回答说：皮肤加以黑色，骨骼发育完美的人，可以耐受艾火引起的灼热疼痛。黄帝说：哪些不能耐受针刺引起的疼痛，当如何知道呢？少俞说：肌肉坚脆皮肤薄弱的人，不能耐受针刺引起的疼痛，对于艾火引起的灼痛也同样不能耐受。

黄帝说：人患病，或者有的同时患同样的病，有的治疗后容易病好，有的治疗后却难以病好，其中的原因是怎样的呢？少俞说：同时患同样的病，如果身体多发热的就容易治好，如果身体多寒冷则病难以治好。黄帝说：人耐受毒性药物的程度，当如何知道呢？少俞说：胃厚实而色黑，骨骼粗大，肥胖之人，都能够耐受较强烈的毒性药物；身体瘦弱而胃薄，不能够耐受较强烈的毒性药物。

天年第五十四

【题解】

天，即自然之意；年，即寿命之意。天年，就是指人的自然寿命。

本篇讨论了人体的形成，人体的生长衰老的各个阶段所表现出来的各种特征。重点指出人的寿命长短与脏腑组织的强弱，血气的盛衰，营卫运行正常与否等关系极为密切。

【原文】

黄帝问于岐伯曰：愿闻人之始生，何气筑为基①，何立而为楯②，何失而死，何得而生？岐伯曰：以母为基，以父为楯，失神者死，得神者生也。黄帝曰：何者为神？岐伯曰：血气已和，荣卫已通，五藏已成，神气舍心，魂魄毕具，乃成为人。黄帝曰：人之寿夭各不同，或夭寿，或卒死，或病久，愿闻其道。岐伯曰：五藏坚固，血脉和调，肌肉解利③，皮肤致密，营卫之行，不失其常，呼吸微徐④，气以度行，六府化谷，津液布扬，各如其常，故能长久。黄帝曰：人之寿百岁而死，何以致之？岐伯曰：使道隧以长，基墙高以方，通调营卫，三部三里起，骨高肉满，百岁乃得终。

黄帝曰：其气之盛衰，以至其死，可得闻乎？岐伯曰：人生十岁，五藏始定，血气已通，其气在下，故好走。二十岁，血气始盛，肌肉方长，故好趋。三十岁，五藏大定，肌肉坚固，血脉盛满，故好步。四十岁，五藏六府十二经脉，皆大盛以平定，腠理始疏，荣华颓落，发颇斑白，平盛不摇，故好坐。五十岁，肝气始衰，肝叶始薄，胆汁始灭，目始不明。六十岁，心气始衰，苦忧悲，血气懈惰，故好卧。七十岁，脾气虚，皮肤枯。八十岁，肺气衰，魄离，故言善误。九十岁，肾气焦，四藏经脉空虚。百岁，五藏皆虚，神气皆去，形骸独居而终矣。黄帝曰：其不能终寿而死者，何如？岐伯曰：其五藏皆不坚，使道不长，空外以张，喘息暴疾，又卑基墙，薄脉少血，其肉不石，数中风寒，血气虚，脉不通，真邪相攻，乱而相引，故中寿而尽也。

【注释】

①基：即基础。

②楯：本为栏杆，在此有捍卫、卫外的意思。

③肌肉解利：肌肉舒缓滑利。

④呼吸微徐：呼吸均匀和缓。

【译文】

黄帝向岐伯问道：我愿意知道人在开始有生命的时候，是以什么气作为基础，以什么气作为捍卫？失去什么就会死亡，得到什么就会生存？岐伯说，依靠母亲的血作为基础，依靠父亲的精作捍卫，失去神气的就会死亡，得到神气的就会生存。黄帝说：什么是神气呢？岐伯说：血气已经调和，荣卫已经通利，五脏已经形成，则神气产生而藏舍于心中，神气即是人体生命活动的表现，神气产生，则魂魄精神活动全部具备，于是就成为了一个健全的人。

黄帝说：人的寿命各不相等同，有早年夭折的，有年老长寿的，有突然死亡的，有病程长久的，我希望听您谈其中的道理。岐伯说：五脏坚固，血脉调和，肌肉滑利，皮肤致密，营卫的运行，不失掉它的常度，呼吸均匀和缓，气机运行有规律，六腑能传化谷食之物，津液敷布周身，各脏腑组织生理活动维持正常，所以能够使人体生命保持长久。

黄帝说：人能够活到一百岁才死亡，是什么原因使他这样的呢？岐伯说：鼻孔深邃而且长，面部高厚而方大，营卫之气通调，面之上中下三部高起而不平陷，骨骼高耸，肌肉丰满，所以人能够活到一百岁才得以年寿终止。

黄帝说：人的血气盛衰，以及从生到死这一过程的情况，可以讲给我听听吗？岐伯说：人生长到十岁的时候，五脏开始发育到一定的健全程度，血气已经流通，生气在下，所以喜好走动。人到了二十岁的时候，血气开始强盛，肌肉开始发达，所以喜好急趋行走。人到了三十岁的时候，五脏已经全部发育强健，肌肉坚固，血脉充满盈盛，所以喜好稳步健履，从容不迫行走。人到了四十岁的时候，五脏六腑十二经脉，都发育健全至极点而始以平定，此时腠理开始疏松，颜面荣华逐渐衰落，鬓发开始花白，精气平定盛满不再会有突出的发展，精力也已不十分充沛，所以喜好静坐。人到了五十岁的时候，肝气开始衰减，肝叶开始薄弱，胆汁也开始减少，目为肝之外窍，所以两眼目也开始昏花而不能明视。人到了六十岁的时候，心气开始衰弱，心气不足，经常苦于忧愁、悲伤的情绪，血气营运不畅，形体懈惰无力，所以喜好躺卧。人到了七十岁的时候，脾气衰弱，皮肤枯槁。人到八十岁的时候，肺气衰弱，魄散而不藏舍，所以经常言语发生错误。人到了九十岁的时候，肾气焦燥枯竭，肝心脾肺四脏经脉气血空虚不足。人到了百岁的时候，五脏皆已虚衰，神气皆已离去，只有形骸独自空存则年寿终结。

黄帝说：那些不能享尽年寿而活到应该活到一定岁数的人，这是为什么呢？岐伯说：那是因为他们的五脏不坚固，鼻道不深长，鼻孔外张，呼吸喘促疾速，面部两腮肌肉无有而塌陷，脉体薄弱而少气血，身体肌肉不充实，经常卒中风寒侵袭，血气更虚亏，脉络不通利，真气邪气相互攻击，真气败乱而引邪气内入，所以人到中年的时候其寿命终止。

逆顺第五十五

【题解】本篇论述了人身之气运行逆顺，脉象盛衰，针刺逆顺治疗大法等内容，所以篇名为"逆顺"。

【原文】

黄帝问于伯高曰：余闻气有逆顺，脉有盛衰，刺有大约①，可得闻乎？伯高曰：气之逆顺者，所以应天地、阴阳、四时、五行也。脉之盛衰者，所以候血气之虚实有余不足。刺之大约者，必明知病之可刺，与其未可刺，与其已不可刺也。黄帝曰：候之奈何？伯高曰：兵法曰：无迎逢逢之气②，无击堂堂之阵③。刺法曰：无刺熇熇之热④，无刺漉漉之汗⑤，无刺浑浑之脉⑥，无刺病与脉相逆者。黄帝曰：候其可刺奈何？伯高曰：上工，刺其未生者也。其次，刺其未盛者也。其次，刺其已衰者也。下工，刺其方袭者也，与其形之盛者也，与其病之与脉相逆者也。故曰：方其盛也，勿敢毁伤，刺其已衰，事必大昌。故曰：上工治未病，不治已病，此之谓也。

【注释】

①刺有大约：针刺有大的原则。

②逢逢之气：逢（péng），逢逢之气，其气锐利，来势迅疾。

③堂堂之阵：形容军队阵容整齐盛大。

④熇熇之热：熇（hè），熇熇之热，形容热势很高。

⑤漉漉之汗：形容汗出之多，汗流不断。

⑥浑浑之脉：形容脉搏混乱不清。

【译文】

黄帝向岐伯问道：我听说气的运行有逆有顺，血脉有盛有衰，针刺有大法，可以讲给我听吗？伯高说：气的运行，是与天地、阴阳、四时、五行相适应的。血脉的盛衰，是气血虚实的表现，从脉象上可以诊察出气血的有余和不足。针刺的大法，必须明确掌握病机何时可以针刺，何时不可以针刺，何时已经到了不可以针刺的程度。

黄帝说：如何诊候它们呢？伯高说：古书《兵法》说，作战时不要迎击其对方的锐利之气，不要出击其对方的齐整盛大阵势。医经《刺法》说，针刺时不要刺其炽热，不要刺其汗多，不要刺其脉乱，不要刺其病与脉不符。

黄帝说：如何诊候可以针刺的时机呢？伯高说：高明的医生，是在疾病未发作而邪气尚浅显的时候针刺它，其次，是在疾病虽发作而邪气未盛的时候进行针刺；再次，是在邪气已衰而正气欲复的时候针刺它。技术低劣的医生，是在邪气正旺的时候针刺它，或者是在外形强盛而实已内虚的时候进行针刺，或者是在病情与脉象相违背的时候针刺。所以说：正当邪气强盛的时候，不要以针刺而毁伤其元气，如果针刺其已衰的邪气，就会取得成功。所以说：高明的医生是治疗未发生的疾病，不治疗已经发生的疾病，说的就是这个道理。

五味第五十六

【题解】

本篇论述饮食五味对人体生理、病理、治疗所引起的不同作用，所以篇名为"五味"。

【原文】

黄帝曰：愿闻谷气有五味，其入五藏，分别奈何？伯高曰：胃者，五藏六府之海也，水谷皆入于胃，五藏六府皆禀气于胃。五味各走其所喜，谷味酸，先走肝，谷味苦，先走心，谷味甘，先走脾，谷味辛，先走肺，谷味咸，先走肾。谷气津液^①已行，营卫大通，乃化糟粕，以次传下。黄帝曰：营卫之行奈何？伯高曰：谷始入于胃，其精微者，先出于胃之两焦，以溉五藏，别出两行，营卫之道。其大气^②之抟而不行者，积于胸中，命曰气海，出于肺，循喉咽，故呼则出，吸则入。天地之精气^③，其大数常出三入一^④，故谷不入，半日则气衰，一日则气少矣。

黄帝曰：谷之五味，可得闻乎？伯高曰：请尽言之。五谷：秔米^⑤甘，麻酸，大豆咸，麦苦，黄黍辛。五果：枣甘，李酸，栗咸，杏苦，桃辛。五畜：牛甘，犬酸，猪咸，羊苦，鸡辛。五菜：葵甘，韭酸，藿^⑥咸，薤苦，葱辛。五色：黄色宜甘，青色宜酸，黑色宜咸，赤色宜苦，白色宜辛。凡此五者，各有所宜。五宜：所言五色者，脾病者，宜食秔米饭牛肉枣葵；心病者，宜食麦羊肉杏薤；肾病者，宜食大豆黄卷猪肉栗藿；肝病者，宜食麻犬肉李韭。肺病者，宜食黄黍鸡肉桃葱。五禁：肝病禁辛，心病禁咸，脾病禁酸，肾病禁甘，肺病禁苦。肝色青，宜食甘，秔米饭牛肉枣葵皆甘。心色赤，宜食酸，犬肉麻李韭皆酸。脾色黄，宜食咸，大豆豕肉栗藿皆咸。肺色白，宜食苦，麦羊肉杏薤皆苦。肾色黑，宜食辛，黄黍鸡肉桃葱皆辛。

【注释】

①谷气津液：水谷所化生成的各种精微物质。

②大气：此指宗气。

③天地之精气：天之精气是指自然界的清阳之气，地之精气是指水谷之气。

④出三入一：入一，指进入人体内的天地之精气；出三，是指天地之精气进入体内化作津液、宗气、糟粕三方面输出。

⑤秔米：秔（jīng）米，即是粳米。

⑥藿：即是豆叶。

【译文】

黄帝说：我想听一听关于谷气之五味，进入人体后是如何分别归于人体五脏的？伯高说：胃，是五脏六腑营养物质的化生处，所食的水谷之物都是从口中进入到胃腑，胃腑所化生的精微物质，为五脏六腑所禀受。所入五味各自又归走于同性所喜之脏器，谷味酸的，先走于肝脏；谷味苦的，先走于心脏；谷味甘的，先走于脾脏；谷味辛的，先走于肺脏；谷味咸的，先走于肾脏。水谷精气，津液及营卫已输布运行，而营养脏腑四肢百骸，所剩糟粕，依次向下传送到大肠膀胱，成为二便而排出体外。

黄帝说：营卫运行是怎样的呢？伯高说：水谷刚开始进入到胃中，通过脾胃中焦的作用，所化生的精微部分，从胃出至上、中二焦，经过肺脏的敷布而灌溉五脏，从中分别出两条道路，清纯的化为营气，浊厚的化为卫气，而分别行于经脉内外，成为营卫运行之道路。所产生的宗气抟集于人体胸中，叫作气海。它出于肺而沿循于咽喉，所以行呼吸。天地的精气，它在人体内代谢的大致情况是，宗气、卫、营和糟粕的三方面输出，但另一方面又要从天地间吸入空气与摄取饮食物的精微，以补给全身营养的需要。所以半天不吃饭就会气衰，一天不吃饭就会气少。

黄帝说：饮食物的五谷性味是怎样的呢，可以了解它们吗？伯高说：请让我详细地讲解它们。五谷之中，粳米味甘，芝麻味酸，大豆味咸，麦味苦，黄米味辛。五果之中，枣子味甘，李子味酸，栗子味咸，杏子味苦，桃子味辛。五畜之中，牛肉味甘，狗肉味酸，猪肉味咸，羊肉味苦，鸡肉味辛。五菜之中，葵菜味甘，韭菜味酸，豆叶味咸，薤菜味苦，葱菜味辛。五色与五味的关系，黄色适宜于甘味，青色适宜于酸味，黑色适宜于咸味，赤色适宜于苦味，白色适宜于辛味。大凡这五种色与味，各有其相宜的关系。五宜：所说的五宜就是指五脏患病时，所适合选择的五味。如脾患病的，适宜食用粳米饭、牛肉、枣子、葵菜；心患病的，适宜食用麦、羊肉、杏子、薤菜；肾患病的，适宜食用大豆芽、猪肉、栗子、藿；肝患病的，适宜食用芝麻、犬肉、李、韭菜；肺患病的，适宜食用黄米、鸡肉、桃、葱。

五禁，即五脏疾病对五味的禁忌：它们是肝病禁辛味，心病禁咸味，脾病禁酸味，肾病禁甘味，肺病禁咸味，脾病禁酸味，肾病禁甘味，肺病禁苦味。肝的颜色是青色，宜食用甘味，粳米饭、牛肉、枣子、葵等都是甘味东西。心的颜色是赤色，宜食用酸味，犬肉、芝麻、李、韭等都是酸味东西。脾的颜色是黄色，宜食用咸味，大豆、猪肉、粟子、藿等都是咸味的东西。肺的颜色是白色，宜食用苦味，麦、羊肉、杏子、薤菜等都是苦味的东西。肾的颜色是黑色，宜食用辛味，黄黍、鸡肉、桃、葱等都是辛味东西。

卷第九

水胀第五十七

【题解】

本篇论述了水胀、肤胀、鼓胀等胀病的主要临床表现，各自的特点，以及肤胀、鼓胀的治疗原则。同时还讨论了肠覃、石瘕两种病的病因、病机、主证、鉴别以及治疗大法等。因篇中首论水胀，所以篇名为"水胀"。

【原文】

黄帝问于岐伯曰：水与肤胀、鼓胀、肠覃①、石瘕②、石水，何以别之。岐伯答曰：水始起也，目窠上微肿，如新卧起之状，其颈脉动，时咳，阴股间寒，足胫肿，腹乃大，其水已成矣。以手按其腹，随手而起，如裹水之状，此其候也。黄帝曰：肤胀何以候之？岐伯曰：肤胀者，寒气客于皮肤之间，䴷䴷然不坚③，腹大，身尽肿，皮厚，按其腹，窅而不起，腹色不变，此其候也。鼓胀何如？岐伯曰：腹胀身皆大，大与肤胀等也，色苍黄，腹筋起，此其候也。肠覃何如？岐伯曰：寒气客于肠外，与卫气相搏，气不得荣，因有所系，癖而内著，恶气乃起，息肉④乃生。其始生也，大如鸡卵，稍以益大，至其成如怀子之状，久者离岁，按之则坚，推之则移，月事以时下，此其候也。石瘕何如？岐伯曰：石瘕生于胞中，寒气客于子门，子门闭塞，气不得通，恶血当泻不泻，衃以留止⑤，日以益大，状如怀子，月事不以时下。皆生于女子，可导而下。黄帝曰：肤胀鼓胀可刺邪？岐伯曰：先泻其胀之血络，后调其经，刺去其血络也。

【注释】

①肠覃：覃（xún），通"蕈"。肠覃，生于肠外，形如菌状的肿瘤。

②石瘕：生于妇女子宫，坚硬如石的肿瘤。

③鼛鼛然不坚：鼛（kóng）鼛然不坚，中空如鼓而不坚硬。

④息肉：即恶肉。

⑤衃以留止：衃（pēi）以留止，凝聚不散的败血停留于体内。

【译文】

黄帝向岐伯问道：水胀病与肤胀、鼓胀、肠覃、石瘕、石水等病证，用什么方法来鉴别它们呢？岐伯回来说：水胀病刚开始发生的时候，目窠上即眼胞微微肿起；好像刚刚睡醒过来的样子，他的人迎动脉处有明显的搏动，时时咳嗽，大腿内侧间有寒凉的感觉，足胫部肿，腹胀大，这些都说明水胀病已经形成了。用手按压其腹部，随手而起，有如按在裹水的袋子上一样，这就是水胀病的证候。

黄帝说：肤胀病用什么方法来诊候它呢？岐伯说：肤胀病，是寒气客留于人体皮肤之间，腹部胀大，叩之如鼓样，空而不实在，全身尽肿胀，皮厚实，按压其腹皮处，凹陷而不起，其腹皮颜色也不改变，这就是它的证候。

鼓胀是怎样的呢？岐伯说：腹部胀满全身肿大，肿大的程度与肤胀等同，它的颜色苍黄，腹部青筋暴起，这就是它的证候。

肠覃是怎样的呢？岐伯说：寒气留舍于肠道之外，与卫气相搏，卫气不得营运，因而寒气束缚卫气，积聚而内附着肠道，病恶之邪气于是就发生，息肉于是就生成。它刚开始生成的时候，大小如同鸡卵一般，逐渐长大，等到长成时，就如同妇女怀孕的样子，病程长久时可以是多年，如果用手按压它则患部坚硬，用手推动它时则又可以移动，月经按时来潮，这些就是肠覃的证候表现。

石瘕是怎样的呢？岐伯说：石瘕病产生于女子胞宫之中，寒气客舍于子门处，子门因寒气而闭塞，气血不能够流通，恶败之血当排泄而不能排泄，以致凝结成块而留止于胞宫之中，日复一日逐渐增大，它的形状如同怀孕一般，月经不能够按时来潮。这种病邪都发生在女子身上，治疗时可以用通导的方法攻下它。

黄帝说：肤胀病和鼓胀病可以用针刺方法治疗吗？岐伯说：治疗时先用针泻其瘀血的络脉，再调整它的经脉虚实，但必先刺去其血络中的恶血。

贼风第五十八

【题解】

贼风，又称虚邪贼风，或称为虚风。本篇主要讨论了人体内原有旧邪，就容易感受新邪而发病的道理，因而篇名为"贼风"。

【原文】

黄帝曰：夫子言贼风邪气之伤人也，令人病焉，今有其不离屏蔽，不出空穴①之中，卒然病者，非不离贼风邪气，其故何也？岐伯曰：此皆尝有所伤于湿气，藏于血脉之中，分肉之间，久留而不去；若有所堕坠，恶血在内而不去。卒然喜怒不节，饮食不适，寒温不时，腠理闭而不通。其开而遇风寒，则血气凝结，与故邪相袭，则为寒痹。其有热则汗出，汗出则受风，虽不遇贼风邪气，必有因加而发①焉。黄帝曰：今夫子之所言者，皆病人之所自知也。其毋所遇邪气，又毋怵惕之所志，卒然而病者，其故何也？唯有因鬼神之事乎？岐伯曰：此亦有故邪留而未发，因而志有所恶，及有所慕，血气内乱，两气相搏。其所从来者微，视之不见，听而不闻，故似鬼神。黄帝曰：其祝而已者，其故何也？岐伯曰：先巫者，因知百病之胜，先知其病之所从生者，可祝而已也。

【注释】

①空穴：古人多挖穴而居，所以称住处为空穴。

②必有因加而发：必因于故邪而加以新感，于是产生疾病。

【译文】

黄帝说：您说贼风邪气伤害人体，会使人患病，但现在有人不离开遮蔽的房屋，不走出居室，却突然患病，他并没有遭遇到贼风邪气的侵袭，这是什么缘故呢？岐伯说：这都是曾经有过邪气的伤害，或是湿邪之气藏舍在血脉和肌肉之间，久久留滞于人体体内；或者因跌仆堕落，致人体受伤而瘀血留积于体内不去。如果再突然喜怒情志不节制，饮食不调适，气候忽冷忽热，使人体腠理闭塞而不宣通。若腠理开泄而遇感风寒之邪，那么血气凝结，新感与旧邪相互搏结，则成为了寒痹病证。又有因热而汗出，因汗出而肌腠疏松感受风邪，虽然没有遇到贼风邪气的侵袭，但一定有内因加外因而发生疾病的。

黄帝说：现在您所说的，都是病人自己所能够知道的，其没有遇到的邪气，又没有惊恐之情志变异的，却突然而发病，这是什么缘故呢？是因为鬼神作祟吗？岐伯说：这也是因为有旧邪停留在体内而未发作，在情志上恶其所憎，以及在情志上慕其所好，血气于体内发生逆乱，外在的邪气和内在的病邪相互搏结，因而成病。这所从来的变异细微，以眼看不见，以耳听不到，好似鬼神作祟一般。黄帝说：既然不是鬼神作祟，却用祝告的方法就使病好，这是什么缘故呢？岐伯说：古代的巫医，因为知道治疗疾病，事先知道了疾病发生的原因，是可以用祝告的方法治疗好的。

卫气失常第五十九

【题解】

本篇论述卫气运行失常所引起的各种病变以及针刺治疗的方法，指出了治疗疾病要因人而宜。另外还简略介绍了一些诊断方法。因其篇首论卫气失常，故以"卫气失常"名篇。

【原文】

黄帝曰：卫气之留于腹中，搐积不行，苑蕴①不得常所，使人支胁胃中满，喘呼逆息者，何以去之？伯高曰：其气积于胸中者，上取之；积于腹中者，下取之；上下皆满者，旁取之。黄帝曰：取之奈何？伯高对曰：积于上，泻人迎、天突、喉中；积于下者，泻三里与气街；上下皆满者，上下取之，与季胁之下一寸（一本云季胁之下深一寸）；重者，鸡足取之②。诊视其脉大而弦急，及绝不至者，及腹皮急甚者，不可刺也。黄帝曰：善。

黄帝问于伯高曰：何以知皮、肉、气、血、筋、骨之病也？伯高曰：色起两眉薄泽者，病在皮。唇色青黄赤白黑者，病在肌肉。营气濡然者，病在血气。目色青黄赤白黑者，病在筋。耳焦枯受尘垢，病在骨。黄帝曰：病形何如？取之奈何？伯高曰：夫百病变化，不可胜数，然皮有部，肉有柱③，血气有输，骨有属。黄帝曰：愿闻其故。伯高曰：皮之部，输于四末。肉之柱，在臂胫诸阳分肉之间，与足少阴分间。血气之输，输于诸络，气血留居，则盛而起。筋部无阴无阳，无左无右，候病所在。骨之属者，骨空之所以受益而益脑髓者也。黄帝曰：取之奈何？伯高曰：夫病变化，浮沉深浅，不可胜穷，各在其处，病间者浅之，甚者深之，间者小之，甚者众之，随变而调气，故曰上工。

黄帝问于伯高曰：人之肥瘦大小寒温，有老壮少小，别之奈何？伯高对曰：人年五十已上为老，二十已上为壮，十八已上为少，六岁已上为小。黄帝曰：何以度知其肥瘦？伯高曰：人有肥有膏有肉。黄帝曰：别此奈何？伯高曰：腘肉坚，皮满者，肥。腘肉不坚，皮缓者，膏。皮肉不相离者，肉。黄帝曰：身之寒温何如？伯高曰：膏者其肉淖，而粗理者身寒，细理者身热。脂者其肉坚，细理者热，粗理者寒。黄帝曰：其肥瘦大小奈何？伯高曰：膏者，多气而皮纵缓，故能纵腹垂腴④。肉者，身体容大。脂者，其身收小。黄帝曰：三者之气血多少何如？伯高曰：膏者多气，多气者热，热者耐寒。肉者多血则充形，充形则平。脂者，其血清，气滑少，故不能大。此别于众人者也。黄帝曰：众人奈何？伯高曰：众人皮肉脂膏不能相加也，血与气不能相多，故其形不小不大，各自称其身，命曰众人。黄帝曰：善。治之奈何？伯高曰：必先别其三形，血之多少，气之清浊，而后调之，治无失常经。是故膏人，纵腹垂腴；肉人者，上下容大；脂人者，虽脂不能大者。

【注释】

①苑蕴：苑，即郁，苑蕴，亦即蕴结不散的意思。

②鸡足取之：古针刺法，即同时上、中、下三取之，形于鸡足三趾。

③肉有柱：指四肢隆起丰厚的肌肉之处。

④纵腹垂腴：腹肉肥大，腹皮松弛，肌肉下垂。

【译文】

黄帝说：卫气留滞在胸腹之中，蓄积而不运行，它郁结和蕴聚没有固定的地方，并使人发生胸胁与胃部胀满，喘息气逆等证，用什么方法使它消除掉呢？伯高说：气蓄积在胸中的，取用上部穴位治疗；气蓄积在腹中的，取用下部穴位治疗；如果上部胸与下部腹都胀满的，取用旁部及上下部穴位治疗。黄帝说：如何取穴呢？伯高回答说：积蓄在上部的，针泻人迎、天突、喉中（廉泉）穴；积蓄在下部的，针泻三里穴与气街穴；上下部都胀满的，取用上下部位的穴位，和季胁下一寸处的章门穴；病情重的，采用鸡足取法。如果诊视到病人的脉象大而弦急，以及脉绝不至，以及腹皮急绷厉害的，不可以针刺治疗。黄帝说：讲得好。

黄帝向岐伯问道：怎样知道皮、肉、气、血、筋、骨病呢？伯高说：病色出现在两眉之间，浮薄而光泽的，主病在皮；口唇出现青、黄、赤、白、黑颜色的，主病在肌肉；皮肤湿润而多汗的，主病在血气；目现青、黄、赤、白、黑颜色的，主病在筋；耳轮枯憔如尘垢的，主病在骨。黄帝说：病变表现如何呢？又怎样治疗它们呢？伯高说：各种疾病的变化，是不可以数得完全的，然而皮有部，肉有柱，血气有输，骨有属，亦即它们都有所属的部位。黄帝说：愿意听你讲讲其中的缘故。伯高说：皮之部，在于四肢之末。肉之柱，在上肢臂，下肢胫的手足六阳经分肉之间，与足少阴经循行通路上的分肉之间。血气之输，在诸经的络穴，若气血留居，则络脉壅盛而高起。病在筋部的，没有阴阳左右之分，但随其诊候疾病的发病部位。病在骨的，当取治于骨之所属，因为骨空是输注精气而能补溢脑髓的。黄帝说：怎样取穴治疗呢？伯高说：疾病的变化，病的浮沉，刺的浅深，其治疗的方法是很多的，各随其疾病具体情况和部位来决定，治疗疾病，其疾病轻的浅刺，疾病重的深刺，病轻的少用针，病重的多用针，随着病情变化而调理气机，所以说这就是高明的医生。

黄帝向岐伯问道：人的肥瘦大小，体质的寒与温，年龄的老壮少小，如何来区别呢？伯高回答说：人的年龄满了五十岁以上的是为老，满了三十岁以上的是为壮，满了十八岁以上的是为少，满了六岁以上的是为小。黄帝说：用什么方法测知他们的肥与瘦呢？伯高说：人有脂、有膏、有肉的不同。黄帝说：怎样区别这三种类型呢？伯高说：腘肉坚厚，皮肤丰满的，是脂。腘肉不坚厚，皮肤弛缓的，是膏。皮与肉不相分离而紧相连的，是肉。黄帝说：身体的寒与温是怎样的呢？伯高说：属于膏类型的人，肌肉柔润，纹理粗疏，卫气外泄而身体多寒，纹理致密，卫气收藏而身体多热；属于脂类型的人，肌肉坚厚，纹理致密而身体多热，纹理粗疏而身体多寒。

黄帝说：人的肥瘦大小是怎样的呢？伯高说：膏类型的人，多阳气而皮肤宽松弛缓，所以能命名皮肤脂厚宽纵下垂。肉类型的人，身体宽大。脂类型的人，肉坚而身形瘦小。黄帝说：这三种类型的人其气血多少是怎样的呢？伯高说：膏类型的人多阳气，多阳气则身体发热，身体发热则能够耐受寒气。肉类型的人多血气则充盛形体，充盛形体则气度不寒不热而平和。脂类型的，其血清淡，气滑利而少，所以身形不大。这些都有别于其他一般人情况。黄帝说：一般人的情况是怎样的呢？伯高说：一般人他们的皮肉脂膏血气都没有偏多的情况，所以他们的形体不小不大，而身材匀称，这样的情况就叫作一般人标准。黄帝说：讲得好。怎样治疗呢？伯高说：必须首先辨别这三种类型的形体，其血的多与少，气的清与浊，而后根据虚实来调理它们，治疗时不要失去常规。所以膏类型的人，腹皮纵缓、脂肥下垂；肉类型的人，上下形体宽大；脂类型的人，虽脂多却形体不大。

玉版第六十

【题解】

玉版，即玉石制成的版，因其本篇的内容被认为是重要的，所以刻于玉版以示诊重，故名"玉版"。本篇以痈疽为例，说明疾病当防患于未然，要做到早预防、早诊断、早治疗。并具体讨论了疾病的逆顺、预后以及正确的用针方法。

【原文】

黄帝曰：余以小针为细物也，夫子乃言上合之于天，下合之于地，中合之于人，余以为过针之意矣，愿闻其故。岐伯曰：何物大于天乎？夫大于针者，唯五兵者焉。五兵①者，死之备也，非生之具。且夫人者，天地之镇也②，其不可不参乎？夫治民者，亦唯针焉。夫针之与五兵，其孰小乎？黄帝曰：病之生时，有喜怒不测，饮食不节，阴气不足，阳气有余，营气不行，乃发为痈疽。阴阳不通，两热相搏，乃化为脓，小针能取之乎？岐伯曰：圣人不能使化者，为之邪不可留也。故两军相当，旗帜相望，白刃陈于中野者，此非一日之谋也。能使其民，令行禁止，士卒无白刃之难者，非一日之教也，须臾之得也。夫至使身被痈疽之病，脓血之聚者，不亦离道远乎。夫痈疽之生，脓血之成也，不从天下，不从地出，积微之所生也。故圣人自治于未有形也，愚者遭其已成也。黄帝曰：其已形，不予遭，脓已成，不予见，为之奈何？岐伯曰：脓已成，十死一生，故圣人弗使已成，而明为良方，著之竹帛，使能者踵而传之后世，无有终时者，为其不予遭也。黄帝曰：其已有脓血而后遭乎，不导之以小针治乎？岐伯曰：以小治小者其功小，以大治大者多害，故其已成脓血者，其唯砭石铍锋之所取也。黄帝曰：多害者其不可全乎？岐伯曰：其在逆顺焉。黄帝曰：愿闻逆顺。岐伯曰：以为伤者，其白眼青黑，眼小，是一逆也；内药而呕者，是二逆也；腹痛渴甚，是三逆也；肩项中不便，是四逆也；音嘶色脱，是五逆也。除此五者为顺矣。

黄帝曰：诸病皆有逆顺，可得闻乎？岐伯曰：腹胀，身热，脉大，是一逆也；腹鸣而满，四肢清③，泄，其脉大，是二逆也；衄而不止，脉大，是三逆也；咳且溲血脱形，其脉小劲，是四逆也；咳，脱形身热，脉小以疾，是谓五逆也。如是者，不过十五日而死矣。其腹大胀，四末清，脱形，泄甚，是一逆也；腹胀便血，其脉大，时绝，是二逆也；咳，溲血，形肉脱，脉搏，是三逆也；呕血，胸满引背，脉小而疾，是四逆也；咳呕腹胀，且飧泄，真脉绝，是五逆。如是者，不及一时而死矣。工不察此者而刺之，是谓逆治。

黄帝曰：夫子之言针甚骏④，以配天地，上数天文，下度地纪，内别五藏，外次六府，经脉二十八会，尽有周纪，能杀生人，不能起死者，子能反之乎？岐伯曰：能杀生人，不能起死者也。黄帝曰：余闻之则为不仁，然愿闻其道，弗行于人。岐伯曰：是明道也，其必然也，其如刀剑之可以杀人，如饮酒使人醉也，虽勿诊，犹可知矣。黄帝曰：愿卒闻之。岐伯曰：人之所受气者，谷也。谷之所注者，胃也。胃者，水谷气血之海也。海之所行云气者，天下也，胃之所出气血者，经隧也。经隧者，六藏六府之大络也，迎而夺之而已矣。黄帝曰：上下有数乎？岐伯曰：迎之五里，中道而止，五至而已，五往而藏之气尽矣，故五五二十五而竭其输矣，此所谓夺其天气者也，非能绝其命而倾其寿者也。黄帝曰：愿卒闻之。岐伯曰：阚门而刺⑤之者，死于家中；入门而刺之者，死于堂上。黄帝曰：善乎方，明哉道，请著之玉版，以为重宝，传之后世，以为刺禁，令民勿敢犯也。

【注释】

①五兵：指古代的五种兵器。

②人者天地之镇：人是天地之间最为宝贵的。

③四肢清：指四肢厥冷。

④针甚骏：骏，大也。针甚骏，即针的作用很大。

⑤阚门而刺：阚（kuī）门而刺，即浅刺。

【译文】

黄帝说：我以为小针是一种细小的东西，而您却说它是在上合于天，在下合于地，在中合于人，我认为您言过小针的意义，我想听听其中的道理。岐伯说：什么东西比天大呢？比针大的，只有五种兵器。五种兵器，是用来在战争中杀死人备用的东西，而不是治病活人用的工具。所谓人，是天地之间最宝贵的，天地人三者不可不参合它，治疗民众之患，也只有小针。针与五种兵器相比，谁大谁小，不是很清楚了吗？

黄帝说：疾病产生的时候，有喜怒不测，饮食无节，阴气不足，阳气有余，营气不予运行，郁滞之营气与有余之阳热互结，于是发为痈疽病证，如果阴阳不通，阳热与邪热相互搏结，熏蒸肌肤，于是化而为脓，用小针能够治疗它吗？岐伯说：那些通晓医理的人发现了这种疾病是不会让它化脓的，而在未化脓之前就进行治疗，是使邪气不要久留于体内，以免久留生变。所以就譬如两军作战，旗帜相望，刀光剑影遍于旷野，这必是策划已久，而绝不是一天的计谋。能够使民众服从命令，有令必行，有禁必止，使兵士敢于冲锋陷阵，不怕牺牲，这也不是一天教育的结果，顷刻之间就能办得到的。等到身体已经患了痈疽之病，脓血已经形成，这时再想用小针治疗，不也是距离太远了吗？痈疽的产生，脓血的生成，不是从天而降，不是从地而生，而是病邪侵犯机体后，未得及时除掉，逐渐积累而成的。所以聪明的人能够防微杜渐，积极预防，不使疾病发生，愚拙的人，预先不知防治，就会遭遇到疾病形成后的痛苦。黄帝说：如果痈疽已经形成，医者不能预先遇到，脓血形成，亦不能预先看出，这又怎么办呢？岐伯说：脓已成的，十死一生，所以高明的医生不等它形成，就治疗它，而明确好的方子，书刻在竹简帛书上，令有才能的人能够继承下来而一代一代地传给后世，没有终止地相传，是为了不让人们再遭受到痈疽所造成的痛苦。黄帝说：那些已经有脓血形成了，不用小针来治疗吗？岐伯说：用小针治疗痈疽之小，难以病好，用大针治疗痈疽之大，又多有逆死之害，所以痈疽已成脓血的，只有采用砭石、铍针、锋针之类进行治疗。

黄帝说：有些痈疽病证多向恶化方面发展，这样还能治好吗？岐伯说：这主要是根据病证的逆顺来决定的。黄帝说：我愿意知道有关病证的逆顺。岐伯说：成为痈疽的，其白眼青黑，眼小，是逆证之一；服药而呕的，是逆证之二；伤痛，口渴厉害的，是逆证之三；肩背颈项强直转动不便，是逆证之四；声音嘶哑面色无华，是逆证之五。除了这五种逆证之外，其余的是为顺证。

黄帝说：各种病证都有逆与顺，可以让我知道吗？岐伯说：腹部胀大，身体发热，脉小，是逆证一；腹满肠鸣，四肢清冷，泄泻，脉大，是逆证二；衄血不止，脉大，是逆证三；咳嗽小便尿血，肌肉消瘦，脉小而有力，是逆证四；咳，形体消瘦，身体发热，脉小而快，是逆证五，像这样的，是为正气衰竭，不超过十五天就会死亡。如果腹部胀大，四末逆冷，形体脱失、泄泻急甚，是逆证一；腹部满而大便下血，脉大，时有间歇，是逆证二；咳，小便尿血，形体肌肉消脱，脉坚搏指，是逆证三；呕血，胸满而牵引背部，脉小而快，是逆证四；咳嗽腹胀满，大便泄泻，完谷不化，脉绝不至，是逆证五。像这样的，亦为真元衰竭，不到一天的时间就会死亡。医生不审察这些危候而针刺它们，这就叫作逆治。

黄帝说：您所说的针刺的作用很大，可以用来与天地相配，在上可以合于天文，在下可以合于地理，在人体内可以分别关联于五脏，在人体外可以依次贯通于六腑，并能疏通经脉，宣导气血，使二十八脉的循行畅通，周而复始。但有时针刺又可以杀活人，而不能救治死人，你能扭转这种情况吗？岐伯说：针刺不当，能够杀活人，如果针刺得当，却不能救治死人。黄帝说：我听说那针刺能杀活人感到太不仁道了，然而我还是愿意听听其中的道理，不要再错误地施行于人了。岐伯说：这是明显的道理，也是必然会出现的结果，比如刀剑可以杀人，饮酒可以醉人，这个道理虽然没有被诊察，还是可以知道的。黄帝说：我愿意听你讲一讲它。岐伯说：人所禀受的精气，是来自于水谷之物，水谷之物所注入的地方，是胃也。胃，是水谷容纳并化生气血的所在地。海所行云气的地方是广阔的天际，胃所化生的气血，则是随着十二经的经隧流动，所谓经隧，就是联络五脏六腑的大络，如果在这些大络要害的地方，行迎而夺之的刺法，就会误泻真气，而致人于死。黄帝说：经隧在手足经脉，有一定的数目和部位吗？岐伯说：误用迎而夺之的泻法，比如针刺手阳明大肠经的五里穴，就会使脏气运行到中途而止。一脏的真气，大约是五至而已，所以若连续五次用迎而夺之的泻法，则一脏的真气泻尽。若连续泻二十五次，则五脏所输注的脏气就会竭绝。这就是所谓劫夺了人的天真之气，然亦不是针本身能够绝其生命使之短寿的，这是不知刺禁的人误刺夺其天真之气的结果。黄帝说：我愿意再详细地听您说一下。岐伯说：在气血出入门户的要害处妄行针刺，若刺之浅则害迟，病人回到家中就死亡，若刺之深则害速，病者就会死在医者的堂上。黄帝说：你讲的这些方法很完善，道理也很明确，请把它著录在玉版上面，把它作为最珍贵的文献，留传于后世，做为禁刺的戒律，使人民不敢违犯它。

五禁第六十一

【题解】

五禁，指五种针刺的禁忌。本篇讨论了针刺的五禁、五夺、五过、五逆、九宜，因其首论五禁，所以篇名为"五禁"。

【原文】

黄帝问于岐伯曰：余闻刺有五禁，何谓五禁？岐伯曰：禁其不可刺也。黄帝曰：余闻刺有五夺^①。岐伯曰：无泻其不可夺者也。黄帝曰：余闻刺有五过^②。岐伯曰：补泻无过其度。黄帝曰：余闻刺有五逆^③。岐伯曰：病与脉相逆，命曰五逆。黄帝曰：余闻刺有九宜。岐伯曰：明知九针之论，是谓九宜。

黄帝曰：何谓五禁？愿闻其不可刺之时。岐伯曰：甲乙日自乘，无刺头，无发蒙于耳内。丙丁日自乘，无振埃于肩喉廉泉。戊己日自乘四季，无刺腹去爪泻水。庚辛日自乘，无刺关节于股膝。壬癸日自乘，无刺足胫。是谓五禁。黄帝曰：何谓五夺？岐伯曰：形肉已夺，是一夺也；大夺血之后，是二夺也；大汗出之后，是三夺也；大泄之后，是四夺也；新产及大血之后，是五夺也。此皆不可泻。黄帝曰：何谓五逆？岐伯曰：热病脉静，汗已出，脉盛躁，是一逆也；病泄，脉洪大，是二逆也；著痹不移，䐃肉破，身热，脉偏绝，是三逆也；淫^④而夺形身热，色夭然白，及后下血衃，血衃笃重，是谓四逆也；寒热夺形，脉坚搏，是谓五逆也。

【注释】

①五夺：气血虚弱，元气大衰时用泻法针刺就称为夺。

②五过：指用补法或泻法超过了一定的范围。

③五逆：脉与证相反就称为逆。

④淫：此处泛指津液耗伤的病变。

【译文】

黄帝向岐伯问道：我听说刺有五禁，什么叫作五禁呢？岐伯说：禁止其针刺的时日，凡逢禁日，对某些部位禁止针刺的就叫作五禁。黄帝说：我听说刺有五夺。岐伯说：气血衰弱元气大虚时用泻法针刺的就叫作五夺。黄帝说：我听说刺有五过。岐伯说：补泻过其常度的就叫作五过。黄帝说：我听说刺有五逆。岐伯说：疾病与脉象相反的就叫作五逆。黄帝说：我听说刺有九宜。岐伯说：明确知道九针的理论并能恰当运用的就叫作九宜。

黄帝说：什么叫作五禁？愿意知道这不可以针刺的时日。岐伯说：天干应于人身，甲乙应头，所以逢到甲乙日，不要针刺头部，也不要用发蒙的针法针刺耳内。丙丁应肩喉，逢到丙丁日，不要用振埃法针刺肩、喉及廉泉穴部位。戊己应手足四肢，逢到戊己日，不可以针刺腹部和用去爪法泻水。庚辛应于股膝，逢庚辛日，不可以针刺股膝的穴位。壬癸应足胫，逢壬癸日，不可以针刺足胫的穴位。这就是所谓五禁。黄帝问：什么叫五夺？岐伯说：五夺，就是五种大虚的病证。形体肌肉消瘦已极，是一夺；大失血之后，是二夺；大汗出后，是三夺；大泄之后，是四夺；新产流血过多，及大量出血之后，是五夺。这些都不可以用泻法治疗。黄帝说：什么叫作五逆？岐伯说：热性病证而脉象但见沉静，汗出以后，而脉象但见躁动，这是脉证相反，是为逆证之一；患泄泻之病，脉象但见洪大，这是正虚邪盛，是为逆证之二；肢体痹着不移，聚起的肌肉破溃，身体发热，一侧的脉搏触而不及，是为逆证之三；阴津耗伤而致形体消瘦身体发热，肤色苍白枯晦不泽，以及大便下血有瘀块严重的，是为逆证之四；身体寒热而身体消瘦，脉象坚硬搏指的，是为逆证之五。

动输第六十二

【题解】

本篇论述了手太阴、足阳明、足少阴三脉分别在太渊、人迎、太溪穴处搏动不休的机理，以及它们与全身气血输注的关系，故以"动输"名篇。

【原文】

黄帝曰：经脉十二，而手太阴、足少阴、阳明独动不休，何也？岐伯曰：是明胃脉也①。胃为五藏六府之海，其清气上注于肺，肺气从太阴而行之，其行也，以息往来②，故人一呼脉再动，一吸脉亦再动，呼吸不已，故动而不止。黄帝曰：气之过于寸口也，上十焉息？下八焉伏③？何道从还？不知其极。岐伯曰：气之离藏也，卒然如弓弩之发，如水之下岸，上于鱼以反衰，其余气衰散以逆上，故其行微。

黄帝曰：足之阳明何因而动？岐伯曰：胃气上注于肺，其悍气上冲头者，循咽，上走空窍，循眼系，入络脑，出颟，下客主人，循牙车，合阳明，并下人迎，此胃气别走于阳明者也。故阴阳上下，其动也若一。故阳病而阳脉小者为逆，阴病而阴脉大者为逆。故阴阳俱静俱动，若引绳相倾者病。

黄帝曰：足少阴何因而动？岐伯曰：冲脉者，十二经之海也，与少阴之大络，起于肾下，出于气街，循阴股内廉，邪入腘中，循胫骨内廉，并少阴之经，下入内踝之后，入足下；其别者，邪入踝，出属跗上，入大指之间，注诸络，以温足胫，此脉之常动者也。

黄帝曰：营卫之行也，上下相贯，如环之无端，今有其卒然遇邪气，及逢大寒，手足懈惰，其脉阴阳之道，相输之会，行相失也，气何由还？岐伯曰：夫四末阴阳之会者，此气之大络也。四街者，气之径路也。故络绝则径通，四末解则气从合，相输如环。黄帝曰：善。此所谓如环无端，莫知其纪，终而复始，此之谓也。

【注释】

①是明胃脉也：《太素》《甲乙经》作"足阳明胃脉也"。

②以息往来：一呼一吸谓之息。以息往来，指肺气的运行是依照呼吸而往来的。

③上十焉息，下八焉伏：张介宾注曰"上十焉息，言脉之进也其气盛，何所来而生也；下八焉伏，言脉之退也其气衰，何所去而伏也"。

【译文】

黄帝说：在十二条经脉之中，只有手太阴肺经、足少阴肾经、足阳明胃经的脉搏跳动不休止而表现于外，这是为什么呢？岐伯说：足阳明是胃的经脉。胃腑是为五脏六腑营养物质聚集生化的地方，它的清精之气向上注入于肺脉，肺气从手太阴肺经开始而循行于十二经脉，其肺气的运行是随着人的气息而往来的，所以人一呼气的时候脉搏跳动两次，一吸气的时候脉搏也是跳动两次，人的呼吸不停止，故脉搏跳动不休止。黄帝说：脉气通过寸口部位时，上下出入是怎样运行的呢？它的道理是从哪里来？不知道它的标准。岐伯说：肺气离开内脏而外行经脉时，突然得有如弓箭离弦一般的迅急，有如水冲决堤岸一样的迅猛，当强盛的脉气上达到了鱼际部位后，脉象由盛到衰，余留之气尚且借助衰散之力逆而上行，所以它运行的气势微弱。

黄帝说：足阳明胃经为什么搏动不止呢？岐伯说：胃气向上注于肺中，它的慓悍之气上冲到头部，循着咽部，上走于空窍，循着眼系，入络于脑部，再从脑部出于颃部，下行会于足少阳胆经的客主人穴，沿循着颊车，合于足阳明本经，同时下达到人迎穴，这就是胃气别走而又合于阳明经使其搏动的原因。所以阴阳上下之气互相贯通，它们的搏动（上手太阴肺经脉，下足阳明胃经脉）如同一致。所以阳病而阳明脉反小的是为逆象，阴病而太阴脉反大的是为逆象。所以脉气的阴阳动静就好像同牵一根绳子，有所偏倾都会产生疾病。

黄帝说：足少阴肾经的脉象为什么跳动？岐伯说：冲脉，是十二经脉聚会的地方，与足少阴之络，同起于肾下，出于足阳明胃经的气街（气冲穴），沿着大腿内侧，向下斜行入于腘中，再沿着胫骨内侧，并合于少阴经，而下行入于足内踝之后，入于足下。它别出的分支，斜入内踝，出而入于胫骨、跗骨相连之处的属部及足背上，入于大趾之间，再进入诸络脉之中，用来温养足部胫部，这就是足少阴经脉经常跳动的原因。

黄帝说：营气和卫气的运行，是上下相互贯通连接，如圆环一般没有端止，现在突然遭遇邪气的侵袭，以及遇到大寒之邪，手足四肢懈惰无力，营卫在经脉内外运行，阴阳有度，若邪气居之，则其运行之道路及运输会合之处，都因外邪的影响而阻滞不通，运行失常，在这样的情况下，营卫之气是怎样往返循环的呢？岐伯说：四肢末端是阴阳会合的地方，也是营卫之气通行的径路，头、胸、腹、胫四部的气街，是营卫之气循行必经之路，故邪气阻塞了小的络脉后，则像四街这样的一些径路就能开通，使之运行如常，当四末的邪气得以解除后，则络脉又沟通，气又从这里输运会合，如环之无端，周则复始，运行不息。黄帝说：好。有了这种络绝则经通的协调配合作用，才能保持营卫之气环周运输，往来不息，说的就是这个道理。

五味论第六十三

【题解】

本篇主要论述五味与人体脏腑经络的关系，以及五味偏嗜，太过所出现的病理变化和引起的各种病证。马莳："内论五味，各有所走，故名篇。"

【原文】

黄帝问于少俞曰：五味入于口也，各有所走，各有所病。酸走筋，多食之，令人癃①；咸走血，多食之，令人渴；辛走气，多食之，令人洞心②；苦走骨，多食之，令人变呕；甘走肉，多食之，令人悗心。余知其然也，不知其何由，愿闻其故。少俞答曰：酸入于胃，其气涩以收，上之两焦，弗能出入也，不出即留于胃中，胃中和温，则下注膀胱，膀胱之胞薄以懦，得酸则缩绻，约而不通，水道不行，故癃。阴者，积筋之所终也，故酸入而走筋矣。黄帝曰：咸走血，多食之，令人渴，何也？少俞曰：咸入于胃，其气上走中焦，注于脉，则血气走之，血与咸相得则凝，凝则胃中汁注之，注之则胃中竭，竭则咽路焦，故舌本干而善渴。血脉者，中焦之道也，故咸入而走血矣。黄帝曰：辛走气，多食之，令人洞心，何也？少俞曰：辛入于胃，其气走于上焦，上焦者，受气而营诸阳者也，姜韭之气熏之，营卫之气不时受之，久留心下，故洞心二辛与气俱行，故辛入而与汗俱出。黄帝曰：苦走骨，多食之，令人为呕，何也？少俞曰：苦入于胃，五谷之气，皆不能胜苦，苦入下脘，三焦之道皆闭而不通，故变呕。齿者，胃之所终也，故苦入而走骨，故入而复出，知其走骨也。黄帝曰：甘走肉，多食之，令人愧心，何也？少俞曰：甘入于胃，其气弱小，不能上至于上焦，而与谷留于胃中者，令人柔润者也，胃柔则缓，缓则虫动，虫动则令人悗心。其气外通于肉，故甘走肉。

【注释】

①癃：小便不通。

②洞心：病人有心中空虚不实之感。

【译文】

黄帝向岐伯问道：饮食五味从人口中进入体内，它们各自归走于所喜欢的脏腑，也各自都有其所产生的病变。酸味走筋，多食酸味，则会使人小便不通；咸味走血，多食咸味，则会使人口渴不已；辛味走气，多食辛味，则会使人内心空虚；苦味走骨，多食苦味，则会使人呕吐食物；甘味走肉，多食甘味，则会使人心中烦闷。我知道这些情况，但是不知道产生这些情况的原因，我想了解其中的缘故。

少俞回答说：酸味入于胃中，它的气味涩滞而收敛，在上行于上中二焦部位，不能遽行出入，不出入则停留于胃腑之中，胃腑之中温和，则下行注入膀胱，膀胱之皮薄而软，如得酸味则会收缩曲卷，膀胱之口的束紧闭不通，水液运行之道不能通行，所以小便就会不通。前阴，是宗筋所聚集的地方，筋为肝所主，在味为酸，所以酸味入走筋。

黄帝说：咸味走血，多食咸味，则会使人口渴，这是为什么呢？少俞说：咸味人于胃中，它的气味上走行于中焦部位，并注入血脉中，与血相合，血与咸相得则血液浓稠，血液浓稠则需胃中津液不断注以补充调剂，胃中津液不断注以补充调剂血液而被消耗，则津液减少而不足，不足则难以上润咽部舌根而呈焦燥，所以舌本干燥而多口渴。血脉，是中焦精微输布于周身的道路，血亦出于中焦，咸味上行于中焦部位，所以咸味入走于血分。

黄帝说：辛味走气，多食辛味，则会使人内心空虚，这是为什么呢？少俞说：辛味入于胃中，它的气味走行于上焦部位，上焦，是接受中焦之气而营运于腠理，主司卫外作用。若姜、韭之辛味常熏蒸于上焦，营卫之气不断受扰，且其气久久停留于心下之处，就会使人产生内心空虚。辛味走散，其与卫气一起运行，所以辛味入于胃中而能与汗液同时外出。

黄帝说：苦味走骨，多食苦味，则会使人变生呕吐，这是为什么呢？少俞说：苦味入于胃中，五谷之气味都不能胜过苦味，苦味入于胃之下脘，三焦之道受其形响而气机皆阻闭不通，三焦之道不通，则入胃之水谷，变生异常使其胃气上逆而变呕吐。牙齿，是骨之所余部分，苦味入胃后走骨亦走齿，如已入胃之苦味重复吐出，就可以知道其已经走骨了。

黄帝说：甘味走肌肉，多食甘味，则会使人心中烦闷，这是为什么呢？少俞说：甘味入于胃中，它的气味柔弱细小，不能上达于上焦部位，而与饮食物一同存留在胃腑之中，使人胃腑柔润，胃腑柔润则气机和缓，气机和缓则甘从湿化致生诸虫而动，虫行扰动则会使人心中烦闷。脾之气在外通达于肌肉，甘味入脾，所以甘味走于肌肉。

阴阳二十五人第六十四

【题解】

阴阳，指事物相对双方的属性；二十五人，指二十五种人的各自不同的体质类型。本篇根据人的禀赋不同，运用阴阳五行学说理论，把人的形体分为五型，并配合五色、五音归纳分析了二十五种人在形体、生理、病理上的不同特点，及针刺法则等。故以"阴阳二十五人"名篇。

【原文】

黄帝曰：余闻阴阳之人何如？伯高曰：天地之间，六合之内，不离于五，人亦应之。故五五二十五人之政^①，而阴阳之人不与焉。其态又不合于众者五，余已知之矣。愿闻二十五人之形，血气之所生，别而以候，从外知内何如？岐伯曰：悉乎哉问也，此先师之秘也，虽伯高犹不能明之也。黄帝避席遵循而却曰：余闻之，得其人弗教，是谓重失，得而泄之，天将厌之。余愿得而明之，金柜藏之，不敢扬之。岐伯曰：先立五形金木水火土，别其五色，异其五形之人，而二十五人具矣。黄帝曰：愿卒闻之。岐伯曰：慎之慎之，臣请言之。

木形之人，比^③于上角，似于苍帝。其为人苍色，小头，长面，大肩背，直身，小手足，好有才，劳心，少力，多忧劳于事。能春夏不能秋冬，感而病生，足厥阴佗佗然^③。大角之人，比于左足少阳，少阳之上遗遗然。左角（一曰少角）之人，比于右足少阳，少阳之下随随然。

钛角（一曰右角）之人，比于右足少阳，少阳之上推推然。判角之人，比于左足少阳，少阳之下栝栝然。

火形之人，比于上徵，似于赤帝。其为人赤色，广䏚④，锐面小头，好肩背髀腹，小手足，行安地，疾心，行摇，肩背肉满，有气轻财，少信，多虑，见事明，好颜，急心，不寿暴死。能春夏不能秋冬，秋冬感而病生，手少阴核核然。质徵之人（一曰质之人，一曰太徵），比于左手太阳，太阳之上肌肌然。少徵之人，比于右手太阳，太阳之下慆慆然。右徵之人，比于右手太阳，太阳之上鲛鲛然（一曰熊熊然）。质判（一曰质徵）之人，比于左手太阳，太阳之下支支颐颐然。

土形之人，比于上宫，似于上古黄帝。其为人黄色，圆面，大头，美肩背，大腹，美股胫，小手足，多肉，上下相称，行安地，举足浮，安心，好利人，不喜权势，善附人也。能秋冬不能春夏，春夏感而病生，足太阴敦敦然。太宫之人，比于左足阳明，阳明之上婉婉然。加宫之人（一曰众之人），比于左足阳明，阳明之下坎坎然。少宫之人，比于右足阳明，阳明之上枢枢然。左宫之人（一曰众之人，一曰阳明之上），比于右足阳明，阳明之下兀兀然。

金形之人，比于上商，似于白帝。其为人方面，白色，小头，小肩背，小腹，小手足，如骨发踵外，骨轻，身清廉，急心，静悍，善为吏。能秋冬不能春夏，春夏感而病生，手太阴敦敦然。钛商之人，比于左手阳明，阳明之上廉廉然。右商之人，比于左手阳明，阳明之下脱脱然。右商之人，比于右手阳明，阳明之上监监然。少商之人，比于右手阳明，阳明之下严严然。

水形之人，比于上羽，似于黑帝。其为人黑色，面不平，大头，廉颐，小肩，大腹，动手足，发行摇身，下尻长，背延延然，不敬畏，善欺绐人，戮死。能秋冬不能春夏，春夏感而病生，足少阴汗汗然。大羽之人，比于右足太阳，太阳之上颊颊然。少羽之人，比于左足太阳，太阳之下纡纡然。众之为人（一曰加之人），比于右足太阳，太阳之下洁洁然。桎之为人，比于左足太阳，太阳之上安安然。是故五形之人二十五变者，众之所以相欺者是也。

黄帝曰：得其形，不得其色何如？岐伯曰：形胜色，色胜形者，至其胜时年加，感则病行，失则忧矣。形色相得者，富贵大乐。黄帝曰：其形色相胜之时，年加可知乎？岐伯曰：凡年忌下上之人，大忌常加七岁，十六岁，二十五岁，三十四岁，四十三岁，五十二岁，六十一岁，皆人之大忌，不可不自安也，感则病行，失则忧矣。当此之时，无为奸事，是谓年忌。

黄帝曰：夫子之言，脉之上下，血气之候，以知形气奈何？岐伯曰：足阳明之上，血气盛则髯美长；血少气多则髯短；故气少血多则髯少；血气皆少则无髯，两吻多画。足阳明之下，血气盛则下毛美长至胸；血多气少则下毛美短至脐，行则善高举足，足指少肉，足善寒；血少气多则肉而善瘃⑤；血气皆少则无毛，有则稀枯悴，善痿厥足痹。足少阳之上，气血盛则通髯美长；血多气少则通髯美短；血少气多则少髯；血气皆少则无须，感于寒湿则善痹，骨痛爪枯也。足少阳之下，血气盛则胫毛美长，外踝肥；血多气少则胫毛美短，外踝皮坚而厚；血少气多则胻毛少，外踝皮薄而软；血气皆少则无毛，外踝瘦无肉。足太阳之上，血气盛则美眉，眉有毫毛；血多气少则恶眉，面多少理；血少气多则面多肉；血气和则美色。足太阴之下，血气盛则跟肉满，踵坚；气少血多则瘦，跟空；血气皆少则喜转筋，踵下痛。手阳明之上，血气盛则髭⑥美；血少气多则髭恶；血气皆少则无髭。手阳明之下，血气盛则腋下毛美，手鱼肉以温；气血皆少则手瘦以寒。手少阳之上，血气盛则眉美以长，耳色美；血气皆少则耳焦恶色。手少阳之下，血气盛则手卷多肉以温；血气皆少则寒以瘦；气少血多则瘦以多脉。手太阳之上，血气盛则有多须，面多肉以平；血气皆少则面瘦恶色。手太阳之下，血气盛则掌肉充满；血气皆少则掌瘦以寒。

黄帝曰：二十五人者，刺之有约乎？岐伯曰：美眉者，足太阳之脉，气血多；恶眉者，血气少；其肥而泽者，血气有余；肥而不泽者，气有余，血不足；瘦而无泽者，气血俱不足。审察其形气有余不足而调之，可以知逆顺矣。黄帝曰：刺其诸阴阳奈何？岐伯曰：按其寸口人迎，以调阴阳，切循其经络之凝涩，结而不通者，此于身皆为痛痹，甚则不行，故凝涩。凝涩者，致气以温之，血和乃止。其结络者，脉结血不和，决之乃行。故曰：气有余于上者，导而下之；气不足于上者，推而休之；其稽留不至者，因而迎之；必明于经隧，乃能持之。寒与热争者，导而行之；其宛陈血不结者，则而予之。必先明知二十五人，则血气之所在，左右上下，刺约毕也。

【注释】

①之政：《甲乙经》作“之形”。

②比：比类的意思。

③佗佗然：佗（tuō）佗然，柔美而安重的意思。

④胭：一作“矧”。矧，齿本，即牙根。

⑤瘃（zhú）：冻疮。

⑥髭：生长于上口唇上的胡须。

【译文】；

黄帝说：我听说人有阴阳类型的不同，它们是怎样区别的呢？伯高说：天地之间，六合之内，一切事物之理，都离不开五行，人也是这样。所以五五二十五人之形，各有其特征，而不包括阴阳两类人在内。这二十五种类型的人与阴阳之人的五种形态是不同的，阴阳五种人的情况我已经知道了。我愿意再了解一下二十五人的形态，及由于血气不同而产生的各种特点，究竟怎样从外部表现就能测知内部的情况呢？岐伯说：你问得真详细啊。这是先师秘而不传的，就是伯高也不能彻底明白其中的道理。黄帝离开座位后退了几步，很恭谨地说：我听说，遇到可以传授学术的人而不教给他，就是重大损失。得到了这种学术，而不加以重视，随便泄漏它，上天就会厌异。我希望得到这种学术知识，并且将它弄明白，藏之金柜，不敢随便传扬出去。岐伯说：先明确金、木、水、火、土五种类型的人，然后再根据五色的不同加以区别，这样就容易知道二十五种人的形态了。黄帝说：我希望听你详尽地讲解。岐伯说：一定要慎而再慎啊，请让我给你说一说吧。

木形的人，属于木音中的上角，像东方的苍帝一样。他的特征是：皮肤苍色，头小，面长，肩背宽大，身直，手足小，有才智，好用心机，体力不强，多忧劳于事物，对时令的适应，能耐受春夏，不能耐受秋冬，秋冬容易感受病邪而发生疾病。这一类型的人，属于足厥阴肝经，其特征是柔美而安重，是禀受木气最全的人。禀木气之偏者有四，分为左右上下：左之上方，在木音中属于大角一类的人，类属于左足少阳经之上，其特征是逶迤而美长。右之下方，在木音中，属于右角一类的人，类属于右足少阳经之下，其特征是随和而顺从。右之上方，在木音中属于钛角一类的人，类属于右足少阴经之上，其特征是努力向前进取。左之下方，在木音中属于判角一类的人，类属于左足少阳经之下，其特征是正直而不阿。

火形的人，属于火音中的上徵，他的皮肤类似赤帝。其特征是肤色赤，齿根宽广，颜面瘦小，头小，肩背髀腹各部的发育匀称美好，手足小，行路步履急速，心性直，走路时身体摇晃，肩背部的肌肉丰满，有气魄，轻财，但少信用，多忧虑，对事物观察和分析很善长和明白，喜好颜色，性情急躁，不能享长寿而多暴死。这种人对时令的适应，多能受耐春夏的温暖，不能耐受秋冬的寒凉，秋冬时感受外邪，容易发生疾病。这一类人在五音中比为上徵，属于手太阴心经，是禀火气最全的一种类型的人。其特征是讲求实效，对事物认识很深刻。禀火气之偏的有上下左右四种类型。左之上方，在火音中属于质徵一类的人，类属于右手太阳之上，这一类型的人的特征是为人光明正大而明白事理。右之下方，在火音中属于少徵一类的人，类属于右手太阳经之下。这一类型人的特征是多疑。右之上方，右火音中属于右徵一类的人，类属于右手太阳之上，这一类型的人的特征是勇猛而不甘落后。左之下方，在火音中属于质判一类的人，类属于左手太阳之下，这一类型的人的特征是乐观，怡然自得而无忧愁烦恼。

土形的人，属于土音中的上宫，他的皮肤颜色类似黄帝。他们的特征是：皮肤黄色，面圆，头大，肩背丰满而健美，腹大，大腿足胫部健美，手足小，肌肉丰满，周身上下各部匀称，步履稳重，做事足以取信于人，人安静，不急躁，喜好帮助人，不争逐权势，善于团结人。这种人对时令的适应，能耐于秋冬，不能耐于春夏，春夏感受了外邪就容易生病。这一类人在土音中称为上宫，属于足太阴脾经，这种类型的人是禀土气最全的人。其特征是诚恳而忠厚。禀土气之偏的有左右上下四类：左之上方，在土音中属于大宫一类的人，类属于左足阳明经之上，其特征是平和而柔顺。左之下方，在土音中属于加宫一类的人，类属于左足阳明经之下，其特征是神情喜悦快活。右之上方，在土音中属于少宫一类的人，类属于左足阳明经之下，其特征是神情表现兀兀然而独立不动。

金形的人，属于金音中的上商，其肤色类似白帝。其特征是：面方，皮肤白色，小头，小肩背，小腹，小手足，足跟坚壮，其骨如生在足踵的外面一样，行动轻快，禀性廉洁，性急，不动则静，动时则猛悍异常，明于吏治，有斧断之才。这种人对时令的适应，能耐受秋冬，不能耐受春夏，感受了春夏的邪气就容易患病。这一类型人在金音中称为上商，属于手太阴肺经，这类型的人是禀金气最全的人。其特征是峭薄寡恩。禀金气之偏的有上下左右四类。左之上方，在金音中属于钛商一类的人，类属于左手阳明经之上，其特征是廉洁白守。左之下方，在金音中属于右商一类的人，类属于左手阳明经之下。其特征是美俊而潇洒。右之上方，在金音中属于大商一类的人，类属于右手阳明经之上，这一类型的人的特征是善于明察是非。右之下方，在金音中属于少商一类的人，类属于右手阳明经之下，这一类型人的特征是有威严而庄重。

水型的人，属地水音中的上羽，其肤色类似于黑帝。他们的特征是：皮肤黑色，面多皱纹，大头，颐部宽广，两肩小，腹部大，手足喜动，行路时摇摆身体，尻骨较长，脊背亦长，对人的态度既不恭敬又不畏惧，善于欺诈，常被刺杀身死。这一类人对时令的适应是，能耐受秋冬，不能耐受春夏，若春夏感受外邪，就容易发生疾病。这一类型人在水音中称为上羽，属于足少阴肾经，这是禀水气最全的人，其特征是人格卑下。禀水气之偏的，有左右上下四种：右之上方，在水音中，属于大羽一类的人，类属于右足太阳经之上，这一类型的人，其特征是神情洋洋自得。左之下方，在水音中属于少羽一类的人，类属于左足太阳经之下。这一类型的人的特征是心情经常郁闷不舒。右之下方，在水半日中属于众羽一类的人，类属于右足太阳经之下，这种人的特征是很文静，像水一样清澈。左之上方，在水音中属于桎羽一类的人，类属于左足太阳之上。这种人的特征是很安定，就好像戴着桎梏，不能随便活动一样。

以上木、火、土、金、水五种形态的人，由于各自的不同特征，又分为二十五种不同的类型。因为禀赋的不同，所以才有这二十五种不同的变化。

黄帝说：人体已经具备了五形的体形特征，但并未显现出每一类应出现的肤色，这又将怎样呢？岐伯说：根据五行生克学说，体形的五行属性克制肤色的五行属性，或肤色的五行属性克制形体的五行属性，有这种形色相克的现象出现，每逢有年忌相加，若感受了病邪就要生病，若有失治、误治，或自己疏忽不重视，就难免会有生命之忧。如果形色相称，则气质调和，是康泰的表现。黄帝问：在形色相克制之时，年忌的相加能够知道吗？岐伯说：凡人重大的年忌，从七岁这一大忌之年算起，以后就在此基础上递加九年，则十六岁、二十五岁、三十四岁、四十三岁、五十二岁、六十一岁，这些年龄，都是大忌之年，当此之年，必须注意精神和身体的调护，否则容易感受病邪而发生疾病，既病之后又加之有所疏失，就有生命之忧了。所以，在这种年龄的时候，要谨慎保养，预防疾病的发生，更不要做那些奸邪之事，以损伤精神和身体，以上讲的就是年忌。

黄帝说：您所说的，手足三阳经脉循行于人体的上部和下部，根据其气血的多少变化，反映到体表的现象又是怎样的呢？岐伯说：循行于机体上部的足阳明经脉，若血气充足，则两颊的胡须美好而长；血少气多的髯就短；气少血多的髯就稀少；血气皆少则两颊完全无须，而口角两旁的纹理很多。循行于机体下部的足阳明经脉，若气血充足，下部的毛美好而长，可上至胸部亦生毛；血多气少则下部之毛虽美而短小，可下至脐部亦生毛。走路时善高举足，足趾的肌肉较少，足部觉寒冷；血少气多的则易生冻疮；血气皆不足，则下部不生毛，即便有亦甚稀少，而枯槁憔悴，并且易患痿、厥、痹等病证。

循行于上部的足少阳经脉，若气血充盛，则生于两颊连鬓的胡须美而长；若血多气少则生于两颊连鬓的胡须虽美而短小；血少气多则少胡须；血气皆少则不生胡须，感受了寒湿之邪则易患痹证，及骨痛、爪甲干枯等证。循行于下部的足少阳经脉，若血气充盛，则腿胫部的毛美好而长，外踝附近的肌肉丰满；若血多气少则腿胫部的毛虽美好而短小，外踝处皮坚而厚；若血少气多则腿胫部的毛少，外踝处皮薄而软；血气都少则不生毛，外踝处瘦而没有肌肉。

循行于上部的足太阳经脉，若血气充足，则眉毛清秀而长，眉中并出现长的毫毛；若血多气少，则眉毛枯悴，脸面部多细小皱纹；血少气多则面部肌肉丰满；气血调和则面色秀丽，循行于下部的足太阳经脉，若气血充盛则足跟部肌肉丰满，坚实；若气少血多则跟部肌肉瘦削，甚者无肉；气血都少的，易发生转筋、足跟痛等证。

手阳明经脉的上部，若气血充盛则髭清秀华美；若血少气多则髭粗疏无华；血与气都少则不生髭。手阳明经脉的下部，若气血充盛则腋下的毛秀美，手部的肌肉经常是温暖的；若气血皆不足则手部肌肉瘦削而寒凉。手少阳经脉的上部气血充盛则眉毛美好而长，耳部的气色明润；血气都少则耳部焦枯无光泽。手少阳经脉的下部气血充盛则手部的肌肉丰满，且常觉温暖；气血都不足的，则手部肌肉消瘦且寒凉；气少血多则手部肌肉消瘦而络脉多浮显易见。手太阳经脉的上部血气充盛则须多而美，面部丰满；血气少则面部消瘦而无光华。手太阳经脉的下部气血充盛则掌肉充实而丰满；气血少则掌部肌肉消瘦而寒凉。

黄帝说：这二十五种不同类型的人，在针刺治疗时有一定的准则吗？岐伯说，眉清秀而美者，是足太阳经脉的气血充足；眉毛粗疏不好者，是气血均少；人体肌肉丰满而润泽的，是血气有余；肥胖而无润泽的，是气有余、血不足；瘦而不润泽的，是气血均不足。根据其形体外在表现和体内气血的有余不足，就可以知道疾病的虚实，病势的顺逆，这样就可以做出恰当的治疗，不致贻误病机。黄帝说：怎样去针刺三阴三阳所出现的病变呢？岐伯说：切诊其人迎、寸口脉，以审察阴阳盛衰之变化，再循按其经络所行之处，看有无聚结等气血凝滞阻涩不通的现象。若发现气血闭阻不通的结聚现象，大都会出现痛痹之病，严重的，气血不能通行，故出现气血凝结涩滞的现象。气血出现凝涩了，应当用针补气使阳气运行至该处以温通其涩滞的气血，待其气血通调，然后停止治疗。若有小的脉络出现气血的结聚，而血不通行的，可刺出瘀血，开通脉络，脉络开通，气血就可以正常地运行了。所以说，凡是上部病气有余的，应该采取上病下取的取穴方法，以引导病气下行；凡上部正气不足的，用推而扬之的针法，催其气以上行。这样就会达到气血新的平衡。其气迟迟不至者，或气行迟滞，中途滞留者，当于其滞留之处，再用针速刺之，以接引其气使继续运行至病所。必须明了经脉的循行，才能正确采用各种不同的针刺方法。如有寒热交争的现象，根据其阴阳偏盛偏虚的不同情况，予以补不足，泻有余，引导其气血达到平衡。其脉中虽有郁滞而血尚未瘀结的，根据不同情况，予以不同的治疗。总之，必须首先了解二十五种人的不同外部特征和内部上下气血的盛衰、通滞等具体情况，左右上下各方面的情况都很清楚了，针刺的各种标准以及原则，也就尽在其中了。

卷第十

五音五味第六十五

【题解】

本篇主要讨论了五音之人的经脉调治和五味宜忌，所以篇名为"五音五味"。篇中也以人的胡须生成为例，说明了由于性别、先天禀赋等不同，对人所造成的个体差异，另外还论述了人体三阴三阳、经脉、气血等内容。

【原文】

右徵与少徵，调右手太阳上。左商与左徵，调左手阳明上。少徵与大宫，调左手阳明上。右角与大角，调右足少阳下。大徵与少徵，调左手太阳上。众羽与少羽，调右足太阳下。少商与右商，调右手太阳下。桎羽与众羽，调右足太阳下。少宫与大宫，调右足阳明下。判角与少角，调右足少阳下。鈇商与上商，调右足阳明下。鈇商与上角，调左足太阳下。

上徵与右徵同，谷麦，畜羊，果杏，手少阴，藏心，色赤，味苦，时夏。上羽与大羽同，谷大豆，畜彘，果栗，足少阴，藏肾，色黑，味咸，时冬。上宫与大宫同，谷稷，畜牛，果枣，足太阴，藏脾，色黄，味甘，时季夏。上商与右商同，谷黍，畜鸡，果桃，手太阴，藏肺，色白，味辛，时秋。上角与大角同，谷麻，畜犬，果李，足厥阴，藏肝，色青，味酸，时春。

大宫与上角同，右足阳明上。左角与大角同，左足阳明上。少羽与大羽同，右足太阳下。左商与右商同，左手阳明上。加宫与大宫同，左足少阳上。质判与大宫同，左手太阳下。判角与大角同，左足少阳下。大羽与大角同，右足太阳上。大角与大宫同，右足少阳上。

右徵、少徵、质徵、上徵、判徵。左角、钛角、上角、大角、判角。右商、少商、钛商、上商、左商。少宫、上宫、大宫、加宫、左角宫。众羽、桎羽、上羽、大羽、少羽。

黄帝曰：妇人无须①者，无血气乎？岐伯曰：冲脉、任脉，皆起于胞中，上循背里，为经络之海。其浮而外者，循腹右上行，会于咽喉，别而络唇口。血气盛则充肤热肉，血独盛则澹渗②皮肤，生毫毛。今妇人之生，有余于气，不足于血，以其数脱血也，冲任之脉，不荣口唇，故须不生焉。黄帝曰：士人③有伤于阴，阴气绝而不起，阴不用，然其须不去，其故何也？宦者独去何也？愿闻其故。岐伯曰：宦者去其宗筋，伤其冲脉，血泻不复，皮肤内结，唇口不荣，故须不生。黄帝曰：其有天宦者，未尝被伤，不脱于血，然其须不生，其故何也？岐伯曰：此天之所不足也，其任冲不盛，宗筋不成，有气无血，唇口不荣，故须不生。黄帝曰：善乎哉！圣人之通万物也，若日月之光影，音声鼓响，闻其声而知其形，其非夫子，孰能明万物之精。是故圣人视其颜色，黄赤者多热气，青白者少热气，黑色者多血少气。美眉者太阳多血，通髯极须者少阳多血，美须者阳明多血，此其时然也。夫人之常数，太阳常多血少气，少阳常多气少血，阳明常多血多气，厥阴常多气少血，少阴常多血少气，太阴常多血少气，此天之常数也。

【注释】

①须：即胡须。

②澹渗：《甲乙经》作"渗灌"。

③士人：《甲乙经》无"士"字。

【译文】

属于火音中的右徵和少徵之类的人，应当调治右侧手太阳小肠经的上部。属于金音中的左商和火音中的左徵之类的人，应当调治左侧手阳明大肠经的上部。属于火音中的少徵和土音中的大宫之类的人，应当调治左侧手阳明大肠经的上部。属于木音中的右角和大角之类的人，应当调治右侧足少阳胆经的下部，属于火音中的太徵和少徵之类的人，应当调治左侧手太阳小肠经的上部。属于水音中的众羽和少羽之类的人，应当调治右侧足太阳膀胱经的下部。属于金音中的少商和右商之类的人，应当调治右侧手太阳小肠经的下部。属于水音中的桎羽和众羽之类的人，应当调治右侧足太阳膀胱经的下部。属于土音中的少宫和大宫之类的人，应当调治右侧足阳明胃经的下部。属于木音中的判角和少角之类的人，应当调治右侧足少阳胆经的下部。属于金音中的钛商和上商之类的人，应当调治右侧足阳明胃经的下部。属于金音中的钛商和木音中的上角之类的人，应当调治左侧足太阳膀胱经的下部。

上徵与右徵同属火音之人，在五谷为麦，在五畜为羊，在五果为杏，在经脉为手少阴经，在脏为心，在色为赤，在五味为苦，在时为夏。上羽与大羽同属水音之人，在五谷为大豆，在五畜为猪，在五果为栗，在经脉为足少阴经，在脏为肾，在色为黑，在五味为咸，在时为冬。上宫与大宫同属土音之人，在五谷为稷，在五畜为牛，在五果为枣，在经脉为足太阴经，在脏为脾，在色为黄，在五味为甜，在时为长夏。上商与右商同属金音之人，在五谷为黍，在五畜为鸡，在五果为桃，在经脉为手太阴经，在脏为肺，在色为白，在五味为辛，在时为秋。上角与大角同属木音之人，在五谷为芝麻，在五畜为犬，在五果为李子，在经脉为足厥阴经，在脏为肝，在色为青，在五味为酸，在时为春。

大宫属土音，上角属木音，这两种类型的人都可以调治右侧足阳明胃经的上部。属木音的左角与大角一类的人，都可以调治左侧足阳明胃经的上部。属水音的少羽与大羽一类的人，都可以调治右侧足太阳膀胱经的下部。属金音的左商与右商一类的人，可以调治左侧手阳明大肠经的上部。属土音的加宫与大宫一类的人，都可以调治左侧足少阳胆经的上部。属于火音中的质判与土音中的大宫之类的人，都可以调治左侧手太阳小肠经的下部。属木音的判角与大角一类的人，都可以调治左侧足少阳胆经的下部。属水音的大羽与属木音的大角一类的人，都可以调治右侧足太阳膀胱经的上部。属木音的大角与属土音的大宫一类的人，都可调治右侧足少阳胆经的上部。

右徵、少徵、质徵、上徵、判徵等五种，都属于火音的不同类型。

右角、钛角、上角、大角、判角等五种，都属于木音的不同类型。右商、少商、钛商、上商、左商等五种，都属于金音的不同类型。少宫、上宫、大宫、加宫、左宫等五种，都属于土音的不同类型。众羽、桎羽、上羽、大羽、少羽等五种，都属于水音的不同类型。

黄帝说：妇人没有胡须，是没有血气吗？岐伯说：冲脉和任脉都起于胞中，向上在脊背的里面循行，为经脉，络脉气血汇集之海。其浮行在体表的，沿腹部上行，在咽喉部相交会，其中的一条分支，从咽喉部别行环绕于口和唇的周围。血气充盛则肌肉丰满，皮肤润泽，是肌肤得到气血温煦和濡养的结果。若血独盛则渗灌到皮肤中而生毫毛。妇人的生理特征是气有余、血不足，其原因是每月均有经血排出，冲任之脉的血气，不能营养口唇，所以妇人不生胡须。黄帝又问道：有人损伤了阳器，阳痿而不能勃起，丧失了性的功能，但其胡须仍然继续生长，这是什么原因呢？而宦官的髯须就不能长了，这又是什么原因呢？请你让我听听其中的缘故。岐伯说：宦官的外生殖器官均已去掉了，冲脉受伤，血泻出后不能复行于正常的循行路径，皮肤被伤后伤口干结，唇口得不到冲任脉气血的营养，所以胡须就不生长了。黄帝说：有人是天阉，其宗筋没有受到外伤，也不像妇人样经常排出月经，但就是不能生长胡须，这是什么原因呢？岐伯说：这是先天生理上的缺陷，其人任、冲二脉不充盛，生殖器发育也不健全，虽然有气，而血不足，不能上行营养唇口，所以不能生长胡须。

黄帝说：好啊。有才智的人能通晓万事万物，就好像日、月之有光和影，鼓响之有声音，听到声音就能知道它的形状，由此可以知彼，除非是先生，有谁还能够对万物这样精通和明白呢？所以有才智的人看到人的容颜和气色的变化，就可以知道体内气血的盛衰。如面现黄赤色的，就知其体内气血热。青白色出现，就知其气血寒。面现黑色，就知其多血少气。眉毛秀美的，是太阳经多血。须髯很长的，是少阳经多血。胡须美好的，是阳明经多血。这是一般的规律。人体的气血多少是有一定规律的。太阳经常常是多血少气；少阳经常常是多气少血；阳明经常常是气血俱多；厥阴经常常是多气少血。少阴经常常是多血少气。太阴经亦常多血少气。这是人体生理的正常规律。

百病始生第六十六

【题解】

百病，即多种疾病；始生，即疾病开始发生。本篇论述了多种疾病的发生原因，提出了外感六淫、内伤情志均可引起疾病；由于邪气的性质不同，其发病部位有内、外及上、中、下等区别；治疗上根据病情分别运用补泻手法进行针刺；并强调了增强体质对预防疾病的积极作用。因篇中有"百病始生"之言，故以"百病始生"名篇。

【原文】

黄帝问于岐伯曰：夫百病之始生也，皆生于风雨寒暑，清湿^①喜怒。喜怒不节则伤藏，风雨则伤上，清湿则伤下。三部之气，所伤异类，愿闻其会^②。岐伯曰：三部之气各不同，或起于阴，或起于阳，请言其方。喜怒不节，则伤藏，藏伤则病起于阴也；清湿袭虚，则病起于下；风雨袭虚，则病起于上，是谓三部。至于其淫泆，不可胜数。

黄帝曰：余固不能数，故问先师，愿卒闻其道。岐伯曰：风雨寒热，不得虚，邪不能独伤人。卒然逢疾风暴雨而不病者，盖无虚，故邪不能独伤人，此必因虚邪之风，与其身形，两虚相得，乃客其形，两实相逢，众人肉坚。其中于虚邪也，因于天时，与其身形，参以虚实，大病乃成，气有定舍，因处为名，上下中外，分为三员。是故虚邪之中人也，始于皮肤，皮肤缓则腠理开，开则邪从毛发入，入则抵深，深则毛发立，毛发立则淅然^③，故皮肤痛。留而不去，则传舍于络脉，在络之时，痛于肌肉，其痛之时息，大经乃代。留而不去，传舍于经，在经之时，洒淅喜惊。留而不去，传舍于输，在输之时，六经不通，四肢则肢节痛，腰脊乃强。留而不去，传舍于伏冲之脉，在伏冲之时，体重身痛。留而不去，传舍于肠胃，在肠胃之时，贲响腹胀，多寒则肠鸣飧泄，食不化，多热则溏出糜。留而不去，传舍于肠胃之外，募原之间，留著于脉，稽留而不去，息而成积。或著孙脉，或著络脉，或著经脉，或者输脉，或著于伏冲之脉，或著于脊筋，或著于肠胃之募原，上连于缓筋，邪气淫泆，不可胜论。

难经注疏与语译 灵枢经选篇语译

180

黄帝曰：愿尽闻其所由然。岐伯曰：其著孙络之脉而成积者，其积往来上下，臂手孙络之居也，浮而缓，不能句积而止之，故往来移行肠胃之间，水凑渗注灌，濯濯有音，有寒则䐜䐜满雷引，故时切痛。其著于阳明之经，则挟脐而居，饱食则益大，饥则益小。其著于缓筋也，似阳明之积，饱食则痛，饥则安。其著于肠胃之募原也，痛而外连于缓筋，饱食则安，饥则痛。其著于伏冲之脉者，揣之应手而动，发手则热气下于两股，如汤沃之状。其著于膂筋在肠后者，饥则积见，饱则积不见，按之不得。其著于输之脉者，闭塞不通，津液不下，孔窍干壅。此邪气之从外入内，从上下也。

黄帝曰：积之始生，至其已成奈何？岐伯曰：积之始生，得寒乃生，厥乃成积也。黄帝曰：其成积奈何？岐伯曰：厥气生足悗，悗生胫寒，胫寒则血脉凝涩，血脉凝涩则寒气上入于肠胃，入于肠胃则䐜胀，䐜胀则肠外之汁沫迫聚不得散，日以成积。卒然多食饮则肠满，起居不节，用力过度，则络脉伤，阳络伤则血外溢，血外溢则衄血，阴络伤则血内溢，血内溢则后血，肠胃之络伤，则血溢于肠外，肠外有寒汁沫与血相搏，则并合凝聚不得散而积成矣。卒然外中于寒，若内伤于忧怒，则气上逆，气上逆则六输不通，温气不行，凝血蕴里④而不散，津液涩渗，著而不去，而积皆成矣。

黄帝曰：其生于阴者奈何？岐伯曰：忧思伤心；重寒伤肺；忿怒伤肝；醉以入房，汗出当风，伤脾；用力过度，若入房汗出浴，则伤肾。此内外三部之所生病者也。黄帝曰：善。治之奈何？岐伯答曰：察其所痛，以知其应，有余不足，当补则补，当泻则泻，毋逆天时，是谓至治。

【注释】

①清湿：即寒湿。

②会：即会通、要领的意思。

③淅然：寒冷的样子。

④凝血蕴里：《甲乙经》作"凝血蕴裹"。

【译文】

黄帝向岐伯问道：各种疾病的开始发生，都是由于风、雨、寒、暑、凉、湿邪气和喜怒情志因素。喜怒不节制就会伤及脏器，风雨邪气伤及人的上部，清湿邪气伤及人的下部。喜怒、风雨、清湿三种不同性质的邪气，所伤及人体的部位是各不相同的，我愿意听说其中的要领。岐伯说：喜怒、风雨、清湿三类之气各不相同，有的病发于阴分、有的病发于阳分，请让我讲讲其中的大略。如果喜怒不节制，就会伤及内脏，内脏属阴，内脏受伤则病发于阴分；清湿之邪气善乘虚伤于人体下部虚弱之处，所以病起于人体下部；风雨之邪气亦袭击人体上部虚弱之处，所以病起于人体上部，这就是三部之气所侵犯的人体内与外之上下三部。至于邪气侵淫扩散，疾病发展变化，则不可以计数。

黄帝说：我本来就不能尽数那千变万化的疾病变化，所以请教于先生您，愿意逐一地听一听其中的道理。岐伯说：风雨寒热之邪气，如果不遇到人体虚弱，它是不会单独地伤及人体。如果突然遭遇到猛烈的暴风雨而身体却不病的，这是因为人体没有虚弱，所以邪气不能单独伤害人体。若疾病发生，这一定是因为遇到了虚邪之风，加上人体身形虚弱，外界的虚邪与人体正气的虚弱，两虚相互结合，于是产生疾病，如果外界的正常气候与人体正气不虚，两实相互逢迎，则人体肌肉坚实强壮而不发生疾病。其被虚邪所侵袭的，是由于天时气候的不正常，与其人体身形虚弱，正虚与邪实相互参合，于是大病就形成了。邪气侵犯人体各有一定的部位，根据邪气侵犯的不同部位而命以不同的名称，上下中外，分为三部。所以虚邪侵犯人体，刚开始是侵犯人体皮肤，若皮肤弛缓，腠理开泄，则邪气从毛孔进入，进入则逐渐侵犯到人体深处，入于深处则毛发竖立，身体寒栗，皮肤亦可出现疼痛。如果邪气滞留不去，那么就会传舍于络脉处，邪气留舍在络脉的时候，就会肌肉疼痛，若疼痛时作时止，则经脉已代络留邪。邪气留舍于经脉的时候，形体洒淅恶寒且常常惊恐。若邪气停留而不散去，就会传舍于输脉，当邪气滞留在输脉的时候，则六经之气不通达，六经之气不通达于四肢就会使肢节疼痛，腰脊强硬。邪气停留而不去，就会传舍于伏冲之脉，邪气滞留在伏冲脉的时候，就会出现身体沉重而疼痛。若邪气停留而不散去，就会传舍于肠胃，邪气滞在肠胃的时候，就会出现腹胀满而贲贲作响，若寒邪多则会出现肠鸣泄泻不消化的食物，若热邪多则会出现稀薄、腐败而臭秽难闻的大便。邪气停留而不散去，就会传舍于肠胃之外的膜原之间，留着于血脉之中，滞涩不去，邪气就与气血相互凝结，生长结聚而成为积块。总之，邪气侵犯到人体后，或留着于孙脉，或留着于络脉，或留着于经脉，或留着于输脉，或留着于伏冲之脉，或留着于膂筋，或留着于肠胃之膜原，或上连留着于缓筋，邪气浸淫泛滥，是不可以说尽的。

黄帝说：愿意详尽地听一听这缘由。岐伯说：邪气留着于孙络而成为积块的，它能够往来上下活动，这是邪气聚集于孙络之处，因其孙络浮浅而松弛，不能拘束其积使之固定不移，所以可以在肠胃间往来活动。若有水出现，则水液凑渗注灌而发濯濯之声音；有寒则腹部胀满且雷鸣作响，并时时疼痛如刀割般。邪气留着于阳明之经脉而成为积块的，其积挟脐而居两旁，饱食的时候就增大，饥饿的时候就减小。邪气留着于缓筋而成为积块的，其形状表现和阳明经脉之积块相似，饱食的时候则疼痛，饥饿的时候则安宁。邪气留着于肠胃之募原而成为积块的，其疼痛时而向外牵引连到缓筋亦随之作痛，饱食的时候就安宁，饥饿的时候就疼痛。邪气留着在伏冲之脉而成为积块的时候，其积块应手跳动，举手时则觉得有股热气下行于两股部之间，就好像用热汤浇灌一样而难以忍受。邪气留着于膂筋而成积块的，在肠胃后方，饥饿的时候就可以有积块显现，饱食的时候则积块不显现，且以手按之也不可以摸到。邪气留着于输脉而成为积块的，其积阻滞脉道，致脉道闭塞不通，津液不能上下流通，致使毛窍干涩雍塞不通，这些都是邪气从外而侵入人体内部，从上而下传变的临床表现。

黄帝说：积病刚开始发生，一直到它已经形成是怎么样的情况呢？岐伯说：积病刚开始发生，是受到寒邪的侵犯而产生的，寒邪由下厥逆上行，于是成为了积病。黄帝说：成为了积病是怎样的呢？岐伯说：寒邪造成的厥逆之气，首先使足部酸困疼痛不利，足部痛滞不利则逐渐使病发展到足胫部而呈寒状，胫寒则致血脉凝涩，血脉凝涩不通则寒凉之气向上侵入于肠胃，寒凉之气入于肠胃则导致其中胀满，肠胃胀满就会迫使肠胃之外的汁沫聚留而不能消散，日积月累，逐渐成为积病。又因突然多食暴饮，则使肠胃过于充满，或因生活起居不节慎，或因用力过度，则导致络脉受伤，若阳络受伤则血外溢于伤处，血液外溢就会鼻子出血。若阴络受伤则血液内溢于伤处，血液内溢就会大便出血。若肠外之络脉受到损伤，则血液流散于肠外，恰逢肠外有寒邪，则肠外的汁沫与外溢之血液相互抟聚，两者并合凝聚不能够消散而成为了积病。若突然在外感受了寒邪，在内又被忧怒情志所伤，则气机上逆，气机上逆则六经气血运行不通畅，阳气不予以温煦，则血液凝聚蕴裹而不消散，津液亦因之而干涩不能渗灌，留着而不消去，而使积聚之病形成了。

黄帝说：疾病发生在阴脏是怎样的呢？岐伯说：忧愁思虑过度就会伤及心脏；外在的形寒与内在的饮食之寒相并就会伤及肺脏；忿恨恼怒过度就会伤及肝脏；酒醉行房事，汗出又受风气就会伤及脾脏；用力过度，或行房事后汗出洗澡就会伤及肾脏。这是内外三部所发生的疾病一般情况。黄帝说：讲得好。如何治疗呢？岐伯回答说：审察其疼痛的部位，以此知道病变所在，根据疾病有余不足的虚实情况，治疗时当补的则补，当泻的则泻，同时不要违逆四时气候与脏腑之间的关系，这就是最好的治疗原则和治疗方法。

行针第六十七

【题解】

行针，是指针刺的操作。本篇讨论了由于人的体质有阴阳偏盛、偏衰的不同，对针刺治疗的反应亦不相同，因而在治疗时要因人制宜，采用不同的针刺方法。因本篇要点是关于针刺问题，所以篇名为"行针"。

【原文】

黄帝问于岐伯曰：余闻九针于夫子，而行之于百姓，百姓之血气各不同形，或神动而气先针行，或气与针相逢，或针已出气独行，或数刺乃知，或发针而气逆，或数刺病益剧，凡此六者，各不同形，愿闻其方。岐伯曰：重阳之人①，其神易动，其气易往②也。黄帝曰：何谓重阳之人？岐伯曰：重阳之人，熇熇高高③，言语善疾，举足善高，心肺之脏气有余，阳气滑盛而扬，故神动而气先行。黄帝曰：重阳之人而神不先行者，何也？岐伯曰：此人颇有阴者也。黄帝曰：何以知其颇有阴也？岐伯曰：多阳者多喜，多阴者多怒，数怒者易解，故曰颇有阴，其阴阳之离合难，故其神不能先行也。黄帝曰：其气与针相逢奈何？岐伯曰：阴阳和调而血气淖泽滑利，故针入而气出，疾而相逢也。黄帝曰：针已出而气独行者，何气使然？岐伯曰：其阴气多而阳气少，阴气沉而阳气浮者内藏，故针已出，气乃随其后，故独行也。黄帝曰：数刺乃知，何气使然？岐伯曰：此人之多阴而少阳，其气沉而气往难，故数刺乃知也。黄帝曰：针入而气逆者，何气使然？岐伯曰：其气逆与其数刺病益甚者，非阴阳之气，浮沉之势也，此皆粗之所败，上之所失，其形气无过焉。

【注释】

①重阳之人：即指阳气过盛的人。

②气易往：往，至也。气易往，即气易至的意思。

③熇熇高高：高高，《太素》作"蒿蒿"。熇熇蒿蒿，形容阳气炽盛的样子。

【译文】

黄帝向岐伯问道：我从先生您那里听说到关于九针的道理，用它们来施行在百姓的身上，发现百姓的血气盛衰是各不相同的，有的神气激动而气行在针之先；有的气行是与针刺后即得；有的是针刺后气才得以独行；有的是经过数次针刺后才知气行；有的是下针后出现气逆；有的是数次针刺后病情反而加剧。大凡这六种情况，表现各不相同，我想听听其中的道理。

岐伯说：重阳的人，其神气易于激动，针刺时容易气至。黄帝说：什么叫重阳之人？岐伯说：重阳之人，阳气偏盛，其气如同火热一般炽盛，说话很快，趾高气扬，这是由于其人心肺之脏气有余，阳气滑利充盛而激扬发越的缘故，所以神气易动而针刺易得气行。黄帝说：重阳之人而神气不先激动的，这是为什么呢？岐伯说：这种虽阳气偏盛但亦多有阴气。黄帝说：根据什么就知道其多有阴气呢？岐伯说：多阳者精神愉快而常有喜悦之情，多阴者精神抑郁而常恼怒不快，好发脾气，但也很容易缓解，所以说阳气偏盛而又多有阴气，阳中有阴，此阴阳离合困难，故其神气不易受到激动而神气不能先行。

黄帝说：有的人针刺后很快得气，这是为什么呢？岐伯说：这是因为人之阴阳协调而血气濡润滑利，所以针刺入体而即得气运行。黄帝说：有的人在出针之后才出现反应，这是什么气的作用使它这样呢？岐伯说：这是因为其人的阴气多而阳气少，阴气主沉而阳气现浮，因阴气偏多，故主沉潜敛藏，所以针刺出针后、阳气随其针而上浮，这才出现反应。黄帝说：经过数次针刺后才知道反应，是什么道理呢？岐伯说：这是因为其人多阴而少阳，其气机沉敛而气至难，所以经过数次针刺后才现出反应。黄帝说：有的人针刚刺入，即现晕针等反应，这是什么道理呢？岐伯说：出现气逆的不良反应和经过多次针刺后病情加重恶化的，并不是由于体质的偏阴偏阳，或经气的或浮或沉所造成的，这都是因为医生技术不高明，是治疗上的错误，与病人的形气体质是无关的。

上膈第六十八

【题解】

上，为上部；膈即为"隔"，阻隔不通。本篇讨论的是膈食证中属于下脘虫积成痈的病因、症状和治疗方法。文中首以"气为上膈""虫为下膈"两方面作为论证提纲，故以"上膈"二字作为篇名。

【原文】

黄帝曰：气为上膈①者，食饮入而还出，余已知之矣。虫为下膈，下膈者，食晬时②乃出，余未得其意，愿卒闻之。岐伯曰：喜怒不适，食饮不节，寒温不时，则寒汁流于肠中，流于肠中则虫寒，虫寒则积聚，守于下管，则肠胃充郭，卫气不营，邪气居之。人食则虫上食，虫上食则下管虚，下管虚则邪气胜之，积聚以留，留则痈③成，痈成则下管约。其痈在管内者，即而痛深；其痈在外者，则痈外而痛浮，痈上皮热。

黄帝曰：刺之奈何？岐伯曰：微按其痈，视气所行，先浅刺其旁，稍内益深，还而刺之，毋过三行，察其沉浮，以为深浅。已刺必熨，令热入中，日使热内，邪气益衰，大痈乃溃。伍以参禁，以除其内，恬憺无为，乃能行气，后以咸苦，化谷乃下矣。

【注释】

①上膈：隔塞于上部，而致食入即吐的一种膈证。

②晬时：晬（zuì）时，一周时，即二十四小时。

③痈：通"壅"，即壅塞不通。

【译文】

黄帝说：因气机郁结在上，形成食入即吐的上膈证，我已经知道了。至于因虫积在下所形成的下膈证。食入后一周时才会吐出，我还不解其意，我希望逐一地听你说一说。

岐伯说：喜怒情志不遂，食饮不节制，寒温不调，那么脾胃运化功能失常，使寒湿流注于肠中，肠中寒湿流注，使肠寄生虫觉得寒冷，虫得寒湿便积聚不去，盘踞在下脘，因此肠胃形成壅塞，使阳气不得温通，邪气也就稽留在这里。当人在饮食的时候，虫闻到气味，便向上求食，虫上行求食时下脘便空虚，邪气就此乘虚侵入，积聚在内，稽留日久，就形成了内痈，既成内痈，就会使肠道狭窄，传化不利。至于痈在下脘之内的，痈的部位较深；痈在下脘外面的，痈的部位浮浅，在痈的部位上，皮肤发热。

黄帝说：怎样刺治这种病证呢？岐伯说：刺治的方法，用手轻按患部，以观察病气发展的动向，先浅刺痈部的周围，入针后稍有感觉，再逐渐深刺，然后照样反复进行刺治，但不可超过三次。主要根据病位的深浅，来确定深刺或浅刺的标准。针刺之后，必须加用温熨法，使热气直达内部，只要使阳气日渐温通，邪气就日趋衰退，内痈自然溃散。再配合适当的调理，不要犯各种禁忌，以消除致病因素再伤内脏的可能性，清心寡欲，以调养元气，随后再给服咸苦的药物，以软坚化积使饮食得以传下。

忧恚无言第六十九

【题解】 忧恚，即忧愁和忿恨；无言，即失音。本篇论述失音证的病因和刺治方法，并分别说明各个发音器官的功能及其病理，因本篇所论是因忧恚而引起的失音，故篇名为"忧恚无言"。

【原文】

黄帝问于少师曰：人之卒然忧恚①而言无音者，何道之塞，何气出行，使音不彰？愿闻其方。少师答曰：咽喉者，水谷之道也。喉咙者，气之所以上下者也。会厌者，音声之户也。口唇者，音声之扇也。舌者，音声之机也。悬雍垂者，音声之关也。颃颡者，分气之所泄也。横骨②者，神气所使，主发舌者也。故人之鼻洞涕出不收者，颃颡不开，分气失也。是故厌小而疾薄，则发气疾，其开阖利，其出气易；其厌大而厚，则开阖难，其气出迟，故重言也。人卒然无音者，寒气客于厌，则厌不能发，发不能下至，其开阖不致，故无音。黄帝曰：刺之奈何？岐伯曰：足之少阴，上系于舌，络于横骨，终于会厌。两泻其血脉，浊气乃辟。会厌之脉，上络任脉，取之天突，其厌乃发也。

【注释】

①忧恚：忧愁忿恨的意思。

②横骨：指附于舌根部的软骨，即舌软骨。

【译文】

黄帝向少师问道：人突然忧愁忿恨而说话没有声音的，是因为人体什么道路阻塞，什么气不能通行，才使声音不能彰扬呢？我想听听其中的道理。少师回答说：咽部是人体水谷进入的通路。喉咙，是人体呼吸之气上下出入的要塞。会厌，是人体发出声音的门户。口唇，是人体声音启闭的门扇。舌头，是人体语言声音的枢机。悬雍垂，是人体发音成声的关键。颃颡，是人体鼻涕和唾液的分出所在。横骨，为神气所支配，主宰人体的舌体运动。所以人的鼻孔流涕而不能收敛的，是因为颃颡不开，分气失职。大凡人体会厌小而薄的，就开阖流利，亦即出气容易，呼气畅快；如果人体会厌大而厚的，就开阖不利，亦即出气迟缓，故言语重而口吃。人突然不能发出声音的，是因为寒气客留在人体会厌部，那么会厌受邪而开阖不能，所以声音不出而无音。

黄帝说：如何用针刺治疗它呢？岐伯说：足少阴经，它在上联系于舌根，联络于横骨，终止于会厌。所以针刺治疗时，当两泻其足少阴经上联于会厌部的血脉，这样浊气才能够辟除。足少阴上联于会厌的脉络，是与任脉相联系，所以取刺任脉中的天突穴，那么会厌就可以开阖而发出音声了。

寒热第七十

【题解】

本篇重点讨论了瘰疬的病因、病机、病状、诊断、治疗以及预后等方面内容。作者认识到本病的病因主要是寒热毒气，而且发病时有寒热的临床表现，所以篇名为"寒热"。

【原文】

黄帝问于岐伯曰：寒热瘰疬①在于颈腋者，皆何气使生？岐伯曰：此皆鼠瘘②寒热之毒气也，留于脉而不去者也。黄帝曰：去之奈何？岐伯曰：鼠瘘之本，皆在于藏，其末上出于颈腋之间，其浮于脉中，而未内著于肌肉而外为脓血者，易去也。黄帝曰：去之奈何？岐伯曰：请从其本引其末，可使衰去而绝其寒热。审按其道以予之，徐往徐来以去之，其小如麦者，一刺知，三刺而已。黄帝曰：决其生死奈何？岐伯曰：反其目③视之，其中有赤脉，上下贯瞳子，见一脉，一岁死；见一脉半，一岁半死；见二脉，二岁死；见二脉半，二岁半死；见三脉，三岁而死。见赤脉不下贯瞳子，可治也。

【注释】

①瘰疬：多指生于颈部或腋下状如枣核的硬结，数量多少不等，推之不移，溃后难以收口。

②鼠瘘：张介宾注曰"瘰疬者，其状累然，而历贯上下也，故于颈腋之间皆能有之，因其形如鼠穴，塞其一，复穿其一，故又名为鼠瘘"。

③反其目：反，同翻。反其目，即翻开病人眼皮。

【译文】

黄帝向岐伯问道：经常出现恶寒、发热的瘰疬病，多数生长在颈部和腋下，是什么邪气所引起的？岐伯回答说：这都是鼠瘘的寒热毒气滞留于经脉之中而不能消除所造成的。

黄帝问道：怎么样才能消除呢？岐伯回答说：鼠瘘病的根本是在内脏，而它所表现出来的症状却在颈部和腋下。如果它的毒气还只是浮散在经脉之中，而没有停留于肌肉使肌肉腐败化为脓血，像这种情况的，就容易消除。黄帝进一步问道：用什么办法消除呢？岐伯回答说：应当从内脏着手治疗，从而引导颈腋部的毒气使它消除，如此便可断绝寒热毒气。仔细审察病变的脏腑和经脉，按经取穴，针刺时应当缓慢进针缓慢出针，以除去毒气。如果瘰疬初起小如麦粒，针刺一次病人就有明显好转，针刺三次时瘰疬就可以痊愈。

黄帝问道：如何来判断瘰疬病的死生呢？岐伯回答说：翻开病人眼睛进行观察，眼睛中有红色脉络上下贯穿瞳孔，如果只见一条脉络，病人在一年内就要死亡；见一条半脉络，病人在一年半内就要死亡；见二条脉络，病人在两年内死亡；见二条半脉络，病人在两年半内死亡；见三条脉络，病人在三年内死亡。如果眼中只出现红色脉络，但不下贯瞳孔，一般来说是可以治好的。

邪客第七十一

【题解】

本篇论述了邪气侵袭人体所引起的病理、病证，所以篇名为"邪客"。其内容包括：宗气、营气、卫气的特点；失眠的病因、病机、治法、方药；以取类比象的方法，阐述了天人相应的思想；手太阴、手厥阴经脉的循行情况；心为五脏六腑之大主的意义；从八虚诊断脏腑病变的道理。

【原文】

黄帝问于伯高曰：夫邪气之客人也，或令人目不瞑不卧出者，何气使然？伯高曰：五谷入于胃也，其糟粕、津液、宗气分为三隧①。故宗气积于胸中，出于喉咙，以贯心脉，而行呼吸焉。营气者，泌其津液，注之于脉，化以为血，以荣四末，内注五藏六府，以应刻数②焉。卫气者，出其悍气之慓疾，而先行于四末分肉皮肤之间而不休者也。昼日行于阳，夜行于阴，常从足少阴之分间，行于五藏六府。今厥气客于五藏六府，则卫气独卫其外，行于阳，不得入于阴。行于阳则阳气盛，阳气盛则阳跷陷③；不得入于阴。阴虚，故目不瞑④。黄帝曰：善。治之奈何？伯高曰：补其不足，泻其有余，调其虚实，以通其道而去其邪，饮以半夏汤一剂，阴阳已通，其卧立至。黄帝曰：善。此所谓决渎壅塞，经络大通，阴阳和得者也。愿闻其方。伯高曰：其汤方以流水千里以外者八升，扬之万遍，取其清五升煮之，炊以苇薪，火沸，置秫米一升，治半夏五合，徐炊，令竭为一升半，去其滓，饮汁一小杯，日三，稍益，以知为度。故其病新发者，复杯则卧，汗出则已矣。久者，三饮而已也。

黄帝问于伯高曰：愿闻人之肢节，以应天地奈何？伯高答曰：天圆地方，人头圆足方以应之。天有日月，人有两目。地有九州，人有九窍。天有风雨，人有喜怒。天有雷电，人有音声。天有四时，人有四肢。天有五音，人有五藏。天有六律，人有六府。天有冬夏，人有寒热。天有十日⑤，人有手十指。辰有十二，人有足十指、茎、垂以应之；女子不足二节，以抱人形。天有阴阳，人有夫妻。岁有三百六十五日，人有三百六十节。地有高山，人有肩膝。地有深谷，人有腋腘。地有十二经水，人有十二经脉。地有泉脉，人有卫气。地有草蓂⑥，人有毫毛。天有昼夜，人有卧起。天有列星，人有牙齿。地不小山，人有小节。地有山石，人有高骨。地有林木，人有募筋。地有聚邑，人有腘肉。岁有十二月，人有十二节。地有四时不生草，人有无子。此人与天地相应者也。

黄帝问于岐伯曰：余愿闻持针之数，内针之理，纵舍之意，扞皮开腠理，奈何？脉之屈折，出入之处，焉至而出，焉至而止，焉至而徐，焉至而疾，焉至而入？六府之输于身者，余愿尽闻。少序别离之处，离而入阴，别而入阳，此何道而从行？愿尽闻其方。岐伯曰：帝之所问，针道毕矣。黄帝曰：愿卒闻之。岐伯曰：手太阴之脉，出于大指之端，内屈循白肉际，至本节之后太渊留以澹⑦，外屈上于本节，下内屈，与阴诸络会于鱼际，数脉并注，其气滑利，伏行壅骨之下，外屈出于寸口而行，上至于肘内廉，入于大筋之下，内屈上行臑阴，入腋下，内屈走肺，此顺行逆数之屈折也。心主之脉，出于中指之端，内屈循中指内廉以上留于掌中，伏行两骨之间，外屈出两筋之间，骨肉之际，其气滑利，上二寸，外屈出行两筋之间，上至肘内廉，入于小筋之下，留两骨之会，上入于胸中，内络于心脉。黄帝曰：手少阴之脉独无腧，何也？岐伯曰：少阴，心脉也。心者，五藏六府之大主也，精神之所舍也，其藏坚固，邪弗能容也。容之则心伤，心伤则神去，神去则死矣。故诸邪之在于心者，皆在于心之包络，包络者，心主之脉也，故独无腧焉。黄帝曰：少阴独无腧者，不病乎？岐伯曰：其外经病而藏不病，故独取其经于掌后锐骨之端。其余脉出入屈折，其行之徐疾，皆如手少阴心主之脉行也。故本腧者，皆因其气之虚实疾徐以取之，是谓因冲而泻，因衰而补，如是者，邪气得去，真气坚固，是谓因天之序。

　　黄帝曰：持针纵舍奈何？岐伯曰：必先明知十二经脉之本末，皮肤之寒热，脉之盛衰滑涩。其脉滑而盛者，病日进；虚而细者，久以持；大以涩者，为痛痹；阴阳如一者，病难治。其本末尚热者，病尚在；其热已衰者，其病亦去矣。持其尺，察其肉之坚脆、大小、滑涩、寒温、燥湿。因视目之五色，以知五藏而决死生。视其血脉，察其色，以知其寒热痛痹。黄帝曰：持针纵舍，余未得其意也。岐伯曰：持针之道，欲端以正，安以静，先知虚实，而行疾徐，左手执骨，右手循之，无与肉果，泻欲端以正，补必闭肤，辅针导气，邪得淫泆，真气得居。黄帝曰：扞皮开腠理奈何？岐伯曰：因其分肉，左别其肤，微内而徐端之，适神不散，邪气得去。

　　黄帝问于岐伯曰：人有八虚，各何以候？岐伯答曰：以候五藏。黄帝曰：候之奈何？岐伯曰：肺心有邪，其气留于两肘；肝有邪，其气流于两腋；脾有邪，其气留于两髀；肾有邪，其气留于两腘。凡此八虚者，皆机关之室，真气之所过，血络之所游，邪气恶血，固不得住留，住留则伤筋络骨节机关，不得屈伸，故痀挛也。

【注释】

①三隧：张介宾注曰"隧，道也。糟粕之道出于下焦，津液之道出于中焦，宗气之道出于上焦。故分为三隧"。

②应刻数：营气一昼夜在人身运行五十周次与漏水下百刻相应。

③阳跷陷：《甲乙经》《太素》作"阳跷满"。

④目不瞑：眼睛不能闭合，即失眠。

⑤十日：指甲、乙、丙、丁、戊、己、庚、辛、壬、癸十天干。

⑥草蓂：蓂（mì），草蓂，地上的野草。

⑦留以澹：澹，水动貌。留以澹，脉气会于太渊穴，于是寸口脉出现搏动。

【译文】

黄帝向伯高问道：邪气侵袭人体，使人眼睛不闭，不能入睡，是什么邪气所造成的呢？伯高回答说：饮食物进入胃中，其中的糟粕、津液、宗气分为三条道路行走。所以宗气积聚在胸中，出于喉咙，贯通心脉，以行呼吸。营气则是分泌出其中最精微部分，渗注于脉中，经心火赤化而成为血，外荣四肢，内灌五脏六腑，昼夜运行与漏水下百刻相应。卫气是水谷中分别出来的慓悍滑疾之气，它首先行于四肢、肌肉、皮肤之中，运行不止。白天行于体表，夜晚行于内脏，行于内脏时是先从足少阴的起点进入肾而行五脏六腑。现在有厥逆之气停留于五脏六腑，于是卫气便只能行于体表阳分，而不能进入内脏阴分。卫气行于阳分，那么阳气就偏盛，阳气偏盛则阳跷脉盛满，于是卫气不能入于阴分，形成阴虚，所以病人眼睛不能闭合。黄帝说：讲得很好！怎么样治疗呢？伯高回答说：应当补其阴分的不足，泻其有余的阳气，调理虚实，从而通达其阴阳之道，清除其邪气。服用半夏汤一剂，阴阳立即畅通，便可马上入睡。黄帝说：很好！这样的治疗就像开通壅塞的水渠一样，使经脉通畅，阴阳调和，希望听您讲一讲这首药方的组成。伯高回答说：半夏汤方，取流经了千里以上的水八升，再用汤勺扬万遍，取清轻上浮的五升，用芦苇煮沸，下秫米一升，制半夏五合，以小火慢煮，当药浓缩到约一升半时，离火去渣，饮药汁一小杯，一日服三次，并且逐次增加饮用量，以见效为原则。所以，如果病属初起，药一服下，立即便可入睡，汗一出病就好了；如果是久病，服用三剂病就会好。

黄帝向伯高问道：希望听您谈一谈人体的四肢百节如何与天地相应。伯高回答说：天是圆的，地是方的，人的头圆应天，足方应地；天上有日月，人有两眼，地上有九州，人体有九窍；自然界有风有雨，人有喜怒；天上有雷电，人有声音；自然界有春夏秋冬四时，人体有四肢；天有角徵宫商羽五音，人有肝心脾肺肾五脏；天有黄钟、太簇、姑洗、蕤宾、夷则、无射六律，人有胃、大肠、小肠、三焦、膀胱、胆六腑；自然界有冬有夏，在人有寒有热；天干有十，人的手指有十；地支有十二，人的足趾有十，再加阴茎、睾丸也是十二，女子少二节，但能孕育胎儿；天有阴阳，人有夫妻；一年有三百六十五日，人有三百六十五节；地上有高山，人有肩、膝；地有深谷，人有腋窝、腘窝；地上有十二河流，人身有十二经脉；地下有泉水，人身有卫气；地上有丛草，人身有毫毛；自然界有白天、夜晚，人有起卧；天空有列星，人体有牙齿；地面有小山丘，人体有小骨节；地面有山石，人体有高的骨节；地面有森林，人体有筋膜；地上有城镇，人体有肌肉隆起之处；一年有十二月，人体有十二节；地上有四时不生草木之处，人类中有一生中不生育子女之人。这些是人与天地相应合的现象。

黄帝向岐伯问道：我希望听您谈一谈持针的技巧，进针的道理，迎随补泻的含义，及伸展皮肤，开泄腠理的针刺方法等究竟怎么样。再如五脏经脉屈折的情况，经气出入之处，在其流注的过程中，流到哪里而出，流到哪里而止，流到哪里速度变慢，流到哪里速度增快，流到哪里而入，又是如何流注到六腑的腧穴以至周身，希望听您全面地讲一讲它们流经的次序。再如，经脉离合的地方，例如阳经是怎么样从腧穴别走入阴经，阴经又是怎么样从腧穴别走于阳经，阴阳经脉又是以哪条经脉互相沟通；希望听您详细地说一说其中的道理。岐伯回答说：针刺的道理都包括在您所提出的问题之中。黄帝说：希望能听您全面地讲一讲。岐伯回答说：手太阴经，出于手大指之端，向内屈折，沿手白鱼际行到手大指本节后的太渊穴，经气流注到这里，从而形成寸口，向外屈折上行到大指本节下，再向内屈折，与诸阴络会于鱼际，这里是数条阴脉并注之处，因而其气柔和滑利，伏行到大指本节后的雍骨之下，再向外屈折，出于寸口而上行，上行到肘关节内侧，进入大筋之下，向内屈折上行到肘上内侧。进入腋窝，再向内屈折进入肺中，这是手太阴肺经从手向上顺行逆数屈折出入的情况。

手厥阴心包络经，出于手中指之端，向内屈折，沿着中指内侧上行，流注到手掌中，伏行于两骨之间，向外屈折，出于两筋之间，骨肉交界处，其脉气柔和滑利，行至腕关节上二寸，外折出于两筋之间，上行到肘关节内侧，进入小筋之下，流注到两骨交会之处，向上进入胸中，内络于心脉。黄帝问道：为什么只有手少阴经脉没有腧穴呢？岐伯回答说：手少阴是心的经脉，心又是五脏六腑的主宰，是人精气与神气所藏之处，其脏气坚固，邪气是不容易侵袭的，假若邪气侵袭到它，就会伤害心脏，心脏受伤，神气就会消散，神气消散了，人也就死亡了。所以凡是邪气侵袭到心的，实质上是邪气在心包络，心包络的经脉称为心主之脉，所以唯独手少阴心经没有腧穴。黄帝问道：少阴经没有腧穴，难道它就不发生病变吗？岐伯回答说：一般来说，只是外在的手少阴经发生病变，而内在的心脏不会发生病变，因而当其经脉发生病变后，可以取本经掌后锐骨之端的神门穴治疗。其余各条经脉，其出入屈折、运行的快慢，都与手太阴及手心主脉运行的情况相同。所以邪在心经时，取心经的腧穴治疗，邪在心包络时，取心主本经的腧穴治疗。在针刺时，均要根据气的虚实缓急加以调理，邪气实用泻法，正气虚用补法，像这样治疗，邪气才能消去，真气才能坚固充实。这就称为根据自然规律进行治疗。

黄帝问道：持针纵舍是怎样的？岐伯回答说：必须首先明确十二经脉的起止，注意人体皮肤的寒热，诊察脉搏的盛衰、滑涩。如果脉滑而充盛，表明病情逐日加重；如果脉虚而细，则表明病情持久；如果脉大而涩，则表明为痛痹；如果阴脉、阳脉一样，表明这种病难治。如果病人表现为胸腹、四肢仍然发热，为病邪还在；如果热势衰退，则为病气衰退。通过诊察尺肤，来考察人的肌肉的坚硬或脆弱。通过诊察脉象的大小、滑涩，皮肤的寒温、燥湿，观察眼睛的五色变化，从而判断五脏的疾病，进一步考察疾病的预后。观察浮显于外的血络色泽，来诊察寒热痛痹。

黄帝说：持针纵舍的针刺方法，我还没有完全搞清楚。岐伯回答说：持针的原则应是端正态度，安心静气，先搞清疾病的虚实，然后施行徐疾补泻手法。针刺时用左手握住病人的骨骼，右手循摸穴位，进针不要太猛，以防刺伤肉果。泻法应当垂直下针；补法出针后，当按摸皮肤，闭其针孔，并辅佐行针，导引正气，使邪气得以散去，真气得以内守。

黄帝问道：扦皮开腠理的针刺方法怎样操作呢？岐伯回答说：用手按着皮肤上的穴位，在穴位的皮肤处针刺，轻微而缓慢地垂直针刺，这种针刺方法不会耗散神气，而又能达到开泄腠理，祛除病邪的效果。

黄帝向岐伯问道：人体有八虚，分别能诊断哪些疾病？岐伯回答说：可以用它来诊断五脏的疾病。黄帝进一步问道：如何来进行诊断呢？岐伯回答说：肺和心两脏有邪，邪气随经脉流注到两肘窝；肝脏有邪，邪气随经脉流注到两腋窝；脾脏有邪，邪气随经脉流注到两髀部；肾脏有邪，邪气随经脉流注到两腘窝。左右肘、腋、腘、髀这八虚，是四肢关节屈伸的枢纽，也是真气血脉流行停留之处。邪气、败血是不能停留在这些部位的，如果停留在这些部位，就会损伤络脉，筋骨，关节，因而出现关节屈伸不利，关节拘挛等病证。

通天第七十二

【题解】

每个人的气血有多有少，体质有强有弱，作者认为这些差异都是天所赋予的，所以篇名为"通天"。本篇根据人的体质差异，将人分为太阳之人、少阳之人、太阴之人、少阴之人以及阴阳平和之人五种类型，并分别论述了他们的性格意识特征，以及病后的治疗法则。

【原文】

黄帝问于少师曰：余尝闻人有阴阳，何谓阴人，何谓阳人？少师曰：天地之间，六合之内，不离于五，人亦应之，非徒一阴一阳而已也，而略言耳，口弗能遍明也。黄帝曰：愿略闻其意，有贤人圣人，心能备而行之乎？少师曰：盖有太阴之人，少阴之人，太阳之人，少阳之人，阴阳和平之人。凡五人者，其态不同，其筋骨气血各不等。黄帝曰：其不等者，可得闻乎？少师曰：太阴之人，贪而不仁，下齐湛湛①，好内而恶出，心和而不发，不务于时，动而后之，此太阴之人也。少阴之人，小贪而贼心，见人有亡，常若有得，好伤好害，见人有荣，乃反愠怒，心疾而无恩，此少阴之人也。太阳之人，居处于于②，好言大事，无能而虚说，志发于四野，举措不顾是非，为事如常自用，事虽败而常无悔，此太阳之人也。少阳之人，误谛③好自贵，有小小官，则高自宜。好为外交而不内附，此少阳之人也。阴阳和平之人，居处安静，无为惧惧，无为欣欣，婉然从物，或与不争，与时变化，尊则谦谦，谭而不治，是谓至治。古之善用针艾者，视人五态乃治之，盛者泻之，虚者补之。

黄帝曰：治人之五态奈何？少师曰：太阴之人，多阴而无阳，其阴血浊，其卫气涩，阴阳不和，缓筋而厚皮，不之疾泻，不能移之。少阴之人，多阴少阳，小胃而大肠，六府不调，其阳明脉小而太阳脉大，必审调之，其血易脱，其气易败也。太阳之人，多阳而少阴，必谨调之，无脱其阴，而泻其阳，阳重脱者易狂，阴阳皆脱者，暴死不知人也。少阳之人，多阳少阴，经小而络大，血在中而气外，实阴而虚阳，独泻其络脉则强，气脱而疾，中气不足，病不起也。阴阳和平之人，其阴阳之气和，血脉调，谨诊其阴阳，视其邪正，安容仪，审有余不足，盛则泻之，虚则补之，不盛不虚，以经取之。此所以调阴阳，别五态之人者也。

黄帝曰：夫五态之人者，相与毋故，卒然新会，未知其行也，何以别之？少师答曰：众人之属，不如五态之人者，故五五二十五人，而五态之人不与焉。五态之人，尤不合于众者也。黄帝曰：别五态之人奈何？少师曰：太阴之人，其状黮黮然④黑色，念然下意，临临然长大，腘然未偻，此太阴之人也。少阴之人，其状清然窃然，固以阴贼，立而躁崄，行而似伏，此少阴之人也。太阳之人，其状轩轩储储，反身折腘，此太阳之人也。少阳之人，其状立则好仰，行则好摇，其两臂两肘则常出于背，此少阳之人也。阴阳和平之人，其状委委然，随随然，颙颙然⑤，愉愉然，暶暶然，豆豆然，众人皆曰君子，此阴阳和平之人也。

【注释】

①下齐湛湛：下齐，外表恭谦；湛湛，深貌，比喻深藏恶意。

②于于：自得之貌，自鸣得意。

③諟谛：諟（shì）谛（dì）谨慎仔细。

④黮黮然：黮（yǎn）深黑色。黮黮然，形容面色阴沉而又黑暗。

⑤颙颙然：颙（yóng）颙然，形容态度严肃而又温和。

【译文】

黄帝向少师问道：我曾经听说人有阴阳种类的不同，什么样的人称之为阴人？什么样的人称之为阳人？少师回答说：在天地自然界之中，一切事物离不开五，人也与此相应和，并非只仅仅是一阴一阳就完结了。分一阴一阳，只是简略地谈一谈，但又是很难用简略的语言说清楚的。黄帝说，希望听您简要地谈一谈。比如说贤人和圣人，他们的禀赋是否阴阳都具备呢？少师回答说，人可以分为太阴之人、少阴之人、太阳之人、少阳之人、阴阳和平之人五类。这五种不同类型的人，他们的形态不同，筋骨强弱不同，气血多少不相同。

黄帝问道：您能将这五种不同类型人的不同点告诉我吗？少师回答说：太阴之人，贪婪而不讲仁德，外表谦和，假装正经，内心却很阴险，只喜纳进，厌恶付出，喜怒不形于色，不识时务，惯于玩弄秋后算账的伎俩，这就是太阴之人的特点。少阴之人，贪图小利，暗藏贼心，见到别人有所损失，就像自己有所获得一样幸灾乐祸，喜欢伤害他人，看见别人有荣誉，他反而感到气愤，嫉妒成性，对别人没有恩德，这就是少阴之人的特点。太阳之人，喜欢处处表现自己，扬扬自得，好说大话，但实质上并没有多大本事，言过其实，好高骛远，行动办事不顾是非，刚愎自用，自以为是，常常把事情办坏了而不知悔改，这就是太阳之人的特点。少阳之人，办事细心谨慎，有自尊心，作一点芝麻官就自鸣得意，好表现自己，善于对外交际，而不愿做一些实在的工作，这就是少阳之人的特点。阴阳和平之人，生活安静，不追逐个人名利得失，不以物喜，不以己悲，顺从事物发展的自然规律，不与世人相争，顺应时势的变化，地位虽尊却很谦虚谨慎，以德服人，而不以势压人，这是最好的治理方法。

古代善于运用针灸治病的医生，根据人的五种形态给予治疗，邪气过盛就用泻法治疗，正气虚用补法治疗。黄帝问道：对上述五种形态的人，怎样治疗呢？少师回答说：太阴之人，他们的体质多是阴盛而无阳，其阴血浓浊，卫气滞涩，阴阳不调，筋脉弛缓，皮肤较厚，治疗时假若不急泻其过盛之阴，病情就不会好转。少阴之人，这类人是阴气多而阳气少，胃小而肠大，因而六腑不调和时，则阳明脉小而太阳脉大，临床时应当细心地审察并加以调理，因为这样的人容易出现血易脱气易败。太阳之人，这类人阳气多而阴气少，必须谨慎地加以调理，不要伤损其气，也不要过多地耗伤其阳气，如果阳气过于受伤而浮于外，就会出现狂证，假若阴阳均出现脱失，就会突然出现死亡而不知人事。少阳之人，这类人也是阳气多而阴气少，经脉小而络脉大，血深在里，气浅在外，因而治疗时，充实其不足的阴气，泻其多余的阳气，如果只是过多地泻其络脉，就会使阳气很快脱失，于是形成中气不足，这时病就不容易治疗了。阴阳和平之人，这类人阴阳之气调和，血脉和顺，谨慎仔细地诊察其阴阳盛衰，观察其邪正虚实，留意其面容仪态，而后审察其脏腑气血的有余或不足。如果是邪气盛，就用泻法治疗，如果是正气虚，就用补法治疗，如果既无邪盛也无正虚，就从其本经治疗。这就是要根据人群五种不同的形态，调理阴阳的道理所在。

黄帝问道：这五种形态人，如果以前不认识，更不知道他们的性格特点，突然相见时，如何辨别他们是属于哪一种形态人呢？少师回答说：众多的人是与五种形态人不相同的，所以前面所说的"阴阳二十五人"中，也不包括五种形态的人在内，五种形态的人是与众人不同的一类特殊的人群。

黄帝问道：如何区别五种形态的人呢？少师回答说：太阴之人，面色阴沉而黑暗，故作谦逊之态，身材本来高大，但假作卑躬屈膝之态，又不是真的患有佝偻病，这就是太阴形态的人。少阴之人，外表清高，但行动鬼鬼祟祟的，就像小偷一样心怀鬼胎，站立时躁动不宁，行走时伏身前行，这就是少阴形态的人。太阳之人，外貌高傲自尊，站在那里仰腰挺胸，身体向后反屈，两腘曲折，这就是太阳形态的人。少阳之人，其外表是站在那里，常喜欢将头仰得很高，走起路来身体摇摆，并常喜反剪双手，这就是少阳形态的人。阴阳和平之人，外貌从容稳重，举止大方，性情随和，态度严肃温和，待人和颜悦色，目光慈祥和善，处事条理分明，这就是阴阳和平形态的人。

卷第十一

官能第七十三

【题解】

官，是任的意思，即任其所能，所以篇名为"官能"。本篇主要论述了治疗前必须首先弄清病人的生理特点、病理变化等有关内容，然后才能确定或针、或灸、或补、或泻的治疗方法；比较详细地介绍了针刺以及补泻方法；其次论述了治病必知天忌，邪气伤人的不同表现及早期治疗的重要性；最后强调了师带徒时当根据各个人的爱好，择人而授其不同的技术。

【原文】

黄帝问于岐伯曰：余闻九针于夫子，众多矣不可胜数，余推而论之，以为一纪①。余司诵之②，子听其理，非则语余，请其正道，令可久传，后世无患，得其人乃传，非其人勿言。岐伯稽首再拜曰：请听圣王之道。黄帝曰：用针之理，必知形气之所在，左右上下，阴阳表里，血气多少，行之逆顺，出入之合，谋伐有过。知解结，知补虚泻实，上下气门，明通于四海，审其所在，寒热淋露，以输异处，审于调气，明于经隧，左右肢络，尽知其会。寒与热争，能合而调之，虚与实邻，知决而通之，左右不调，把而行之，明于逆顺，乃知可治，阴阳不奇，故知起时，审于本末，察其寒热，得邪所在，万刺不殆，知官九针，刺道毕矣。明于五输，徐疾所在，屈伸出入，皆有条理，言阴与阳，合于五行，五藏六府，亦有所藏，四时八风，尽有阴阳，各得其位，合于明堂，各处色部，五藏六府，察其所痛，左右上下，知其寒温，何经所在，审皮肤之寒温滑涩，知其所苦，膈有上下，知其气所在。先得其道，稀而疏之，稍深以留，故能徐入之。大热在上，推而下之，从下上者，引而去之，视前痛者，常先取之。大寒在外，留而补之，入于中者，从合泻之。针所不为，灸之所宜，上气不足，推而扬之，下气不足，积而从之，阴阳皆虚，火自当之，厥而寒甚，骨廉陷下，寒过于膝，下陵三里，阴络所过，得之留止，寒入于中，推而行之，经陷下者，火则当之，结络坚紧，火所治之。不知所苦，两跷之下，男阴女阳，良工所禁，针论毕矣。用针之服，必有法则，上视天光，下司八正，以辟奇邪，而观百姓，审于虚实，无犯其邪。是得天之露，遇岁之虚，救而不胜，反受其殃，故曰：必知天忌，乃言针意。法于往古，验于来今，观于窈冥③，通于无穷，粗之所不见，良工之所贵，莫知其形，若神髣髴。邪气之中人也，洒淅动形。正邪之中人也微，先见于色，不知于其身，若有若无，若亡若存，有形无形，莫知其情。是故上工之取气，乃救其萌芽；下工守其已成，因败其形。是故工之用针也，知气之所在，而守其门户，明于调气，补泻所在，徐疾之意，所取之处。泻必用员，切而转之，其气乃行，疾而徐出，邪气乃出，伸而迎之，遥大其穴，气出乃疾。补必用方，外引其皮，令当其门，左引其枢，右推其肤，微旋而徐推之，必端以正，安以静，坚心无解，欲微以留，气下而疾出之，推其皮，盖其外门，真气乃存。用针之要，无忘其神。

雷公问于黄帝曰：针论曰：得其人乃传，非其人勿言。何以知其可传？黄帝曰：各得其人，任之其能，故能明其事。雷公曰：愿闻官能奈何？黄帝曰：明目者，可使视色。聪耳者，可使听音。捷疾辞语者，可使传论语。徐而安静，手巧而心审谛者，可使行针艾，理血气而调诸逆顺，察阴阳而兼诸方。缓节柔筋而心和调者，可使导引行气。疾毒言语轻人者，可使唾痈呪病。爪苦手毒，为事善伤者，可使按积抑痹。各得其能，方乃可行，其名乃彰。不得其人，其功不成，其师无名。故曰：得其人乃言，非其人勿传，此之谓也。手毒者，可使试按龟，置龟于器下而按其上，五十日而死矣；手甘者，复生如故也。

【注释】

①以为一纪：进行了系统归纳整理。

②余司涌之：一作"余试涌之"。

③窈冥：指一些微妙难察的变化。

【译文】

黄帝向岐伯问道：我从先生您那里听到九针的理论是很多的了，甚至数不清，我将它加以推演发挥，进行系统地归纳整理，现在我来读给你听，如果有错误的地方，请告诉我，并加以纠正，使它永远传于后世，以便于人们学习运用。只有遇到了有道德的人，才能传授给他，没有道德的人，就不要传授。岐伯连续跪拜了两次站起来回答说：请让我听一听这些高深的道理吧。黄帝说：运用针刺的道理，了解了脏腑形气所表现的上下左右部位，阴阳表里病变，经脉气血的多少，经气运行的逆顺，血气运行交会的处所。这样才能作出正确的治疗，以防伤伐无过。必须明确解结的道理，掌握补虚泻实的上下穴位，明确经脉通于四海的部位，观察感受寒热淋雨露风发病的不同，审察所属经脉的虚实以调其气，并掌握经脉的运行和左右支络的交会。

对于寒热相争的疾病，治疗时应协调阴阳；虚与实疑似的疾病，要辨证准确而通调之；左右不相协调的疾病，当采用左病刺右，右病刺左的缪刺法治疗。明确了经气运行的逆顺，才能给予恰当的治疗；脏腑阴阳平调，才可以知道疾病好转的时间；审察疾病的标本、寒热，判断邪气所在的部位，这样针刺时就不会出现错误，掌握了九针的不同功用，如此针刺的理论就完备了。

必须明确十二经脉井、荥、输、经、合特定穴位的主治功用，徐疾补泻手法的运用；经气运行屈伸出入，都有一定的条理；阴阳的变化，合于五行，五脏六腑则分别有所藏蓄，四时节令，八方之风，都包含阴阳的道理；各个部位的病变，在明堂部位可以反应出来；五脏六腑的疾病，也可反应在面部上下左右各个不同部位，根据这些情况，就可以判断病变性质的寒热，及病位所在的经脉。通过审察皮肤的寒温滑涩，判断疾病的阴阳虚实；心肺居于膈上属阳，肝脾肾居于膈下属阴，通过审察膈肌上下，判断病气所在的部位。先要掌握经脉循行的道理，对于正气虚弱的疾病，针刺的穴位宜少，进针应当缓慢，针刺到一定的深度，留针的时间可以稍久一点。热邪滞留于身体上半部的，可针刺推热下行；热邪从下逆行于上的，可针刺导引邪热消散；痛有先后，先痛者先治；邪气在外，当留针补阳，助阳以散寒；寒气入于体内，可以取合穴，针刺去寒；有不适宜用针刺的，可以用灸法治疗。上部的气不足的，当引导其气上行以补其气；下部的气不足的，当留针随气而补益其下部之气；假若阴阳之气均不足，可用艾灸治疗；寒气厥逆，寒冷超过膝部，或骨边肌肉下陷，可用艾灸足三里。寒邪侵袭到阴络，停留而不散去，而且向内进入到经脉之中，当推动其针以散寒气，寒邪侵袭，经气下陷，治当艾灸，以散寒气；寒入肌肉血脉之间，以致肌肉血脉凝聚坚结，也当用艾灸治疗；假若病人不知所苦，男子当灸阳跷的申脉穴，女子当灸阴跷的照海穴，若男灸照海，女灸申脉，这是高明医生所当禁忌的。掌握了这些道理，针灸的理论就完备了。

用针刺治病这件事，必须有一定的法则，要注意天气阴晴的变化，四时气候的演变等因素对人体的影响，从而避开邪气的侵袭，并要告诫人们防止虚实邪气的伤害。假若遇到非时风雨的侵袭及不正之气的伤害，治疗又不及时，就会使病情加重，所以说必须要知天忌，才可以知道针治的含义，效法古代的针刺经验，用今天的临床加以检验，观察一些微妙的病情变化，通达无穷的疾病，粗劣的医生不注意这些方面，高明的医生却十分重视它。不掌握一些微妙的变化，疾病就会变得神秘莫测。

邪气侵袭人体，恶寒颤栗，邪气伤害人体，微细的变化首先见于面部，全身并没有什么大的变化，有一种似有似无的感觉；既像没有病，又像有病；既像有症状，又像没有症状，不知道确切的病情。所以高明的医生根据脉气的轻微变化，在疾病萌芽时就给予治疗；粗劣的医生在等待疾病已经形成，身形已经受到损害时才给予治疗。正因为如此，医生在用针刺治病时，根据脉象而知疾病之所在，从而加以治疗，以防病邪内传，灵活运用补泻治法，正确掌握徐疾手法和针刺取穴部位。采用泻法时必须圆活流利，临近病位则转动针体，使经气畅达流行，快进针而慢出针，引导邪气外出，迎着经气流行的方向运转针体，出针时摇大针孔，使邪气随针疾速散去。采用补法时必须安静、从容、和缓，按循皮肤肌肉，左手按住穴位中心，右手推针进入穴位，微微捻转针体，缓慢地推针深入，必须使针体端正，医生则当心平气静，坚持不懈，得气后稍微留针，气散后疾速出针，并按压局部皮肤，且掩闭针孔，这样真气才能保存于体内。用针的关键，在于调养神气。

雷公向黄帝问道：对于针刺的道理，《针论》上说，遇到了有道德的人，就可以传授给他，不是有道德的人，就不要告诉他，怎么样才能知道谁是可以传授的人呢？黄帝回答说：从临床实践中加以考察，就能搞清楚谁是可传之人。雷公问道：怎么样根据各人的才能而加以任用呢？黄帝回答说，眼睛明亮的人，可以让他辨别五色；耳朵听力灵敏的，可以让他分辨声音；思维敏捷，善于言辞的，可以让他演讲；说话缓慢，行动安静，手巧心灵的，可以让他施行针灸，疏理血气而调达逆顺，观察阴阳盛衰而兼调配方药；肢节和缓，筋脉柔顺的，心气平和的人，可以让他作按摩导引来治疗疾病；嫉妒别人，言语恶毒，轻视别人的，可以让他唾痈毒，咒邪病；爪苦手毒，做事善损器械的，可以让他按摩积聚，抑制痹证。让他们各显其能，才能把工作做好，名声便可显扬于外。如果不能依据各人的能力去任用，那么事情就不会办好，他老师的名声也不会显扬于外，所以说遇到可传之人才可以传授给他，没有道德才能的人就不要传授，指的就是这个道理。心狠手毒的人，可以用手按乌龟的方法检验，将乌龟放在一个器具的下面，令人用手按在乌龟上，五十天后如果乌龟死去，则表明此人手毒；如果五十天后乌龟生存如同往常，表明此人手不毒。

论疾诊尺第七十四

【题解】

本篇主要论述了通过诊察尺肤部位的滑涩、寒热、肉弱、肉脱等表现，来推断病情。除此之外还介绍了目诊、齿诊、妇女妊娠诊断以及小儿病的诊断方法。因而篇名为"论疾诊尺"。

【原文】

黄帝问于岐伯曰：余欲无视色持脉，独调其尺①，以言其病，从外知内，为之何？岐伯曰：审其尺之缓急、小大、滑涩，肉之坚脆，而病形定矣。视人之目窠上微痈，如新卧起状，其颈脉动，时咳，按其手足上，窅而不起者，风水肤胀也。尺肤滑其淖泽者，风也。尺肉弱者，解㑊，安卧脱肉者，寒热，不治。尺肤滑而泽脂者，风也。尺肤涩者，风痹也。尺肤粗如枯鱼之鳞者，水泆饮也。尺肤热甚，脉盛躁者，病温也，其脉盛而滑者，病且出也。尺肤寒，其脉小者，泄、少气。尺肤炬然先热后寒者，寒热也。尺肤先寒，久大之而热者，亦寒热也。肘所独热者，腰以上热；手所独热者，腰以下热。肘前独热者，膺前热；肘后独热者，肩背热。臂中独热者，腰腹热；肘后粗以下三四寸热者，肠中有虫。掌中热者，腹中热；掌中寒者，腹中寒，鱼上白肉有青血脉者，胃中有寒。尺炬然热，人迎大者，当夺血。尺坚大，脉小甚，少气，悗有加，立死。目赤色者病在心，白在肺，青在肝，黄在脾，黑在肾。黄色不可名者，病在胸中。诊目痛，赤脉从上下者，太阳病；从下上者，阳明病；从外走内者，少阳病。诊寒热，赤脉上下至瞳子，见一脉一岁死，见一脉半一岁半死，见二脉二岁死，见二脉半二岁半死，见三脉三岁死。诊龋齿痛，按其阳之来，有过者独热，在左左热，在右右热，在上上热，在下下热。诊血脉者，多赤多热，多青多痛，多黑为久痹，多赤、多黑、多青皆见者，寒热身痛而色微黄，齿垢黄，爪甲上黄，黄疸也。安卧，小便黄赤，脉小而涩者，不嗜食。人病，其寸口之脉，与人迎之脉小大等，及其浮沉等者，病难已也。女子手少阴脉动甚者，妊子。婴儿病，其头毛皆逆上者，必死。耳间青脉起者，掣痛。大便赤瓣飧泄，脉小者，手足寒，难已；飧泄，脉小，手足温，泄易已。四时之变，寒暑之胜，重阴必阳，重阳必阴，故阴主寒，阳主热，故寒甚则热，热甚则寒，故曰：寒生热，热生寒，此阴阳之变也。故曰：冬伤于寒，春生瘅热；春伤于风，夏生后泄肠澼；夏伤于暑，秋生痎疟；秋伤于湿，冬生咳嗽。是谓四时之序也。

【注释】

①独调其尺：独，单独；调，诊察；尺，指尺肤，即上肢肘至腕关

节一段内侧的皮肤。独调其尺，就是单独诊察尺肤以诊断病情。

【译文】

黄帝向岐伯问道：我想不通过观察颜色和脉诊，只从尺肤诊去诊察疾病，从病人外在的表现去推断内在的病变，应当怎样进行呢？岐伯回答说：通过审察病人尺肤部肌肉弛缓或者紧急、肥胖或瘦削、滑润或滞涩、肌肉的坚硬或脆弱等内容，便可以确定病变的类型了。

观察到病人眼眶上微微肿，就像熟睡后刚刚起床的样子，颈部动脉搏动明显，经常咳嗽，用手按压病人的手脚，按下的凹陷移手后不能很快恢复，这是风水肤胀病证。尺肤肌肉润滑光泽的，多为风病。尺肤肌肉瘦弱松弛的，多为肢体困倦的"解㑊"病。喜欢睡卧，肌肉消瘦，多为经常发寒热而不易治的疾病。尺肤肌肉润滑如油膏，多为风病。尺肤肌肉滞涩，多为风痹。尺肤肌肉粗糙，像枯鱼鳞一样，是水饮不化的"溢饮"病。尺肤肌肉发热很甚，而且脉象躁动盛大，多为温病，如果见脉象盛大而滑利但不躁动，是病邪将被驱出的征象。尺肤肌肉寒冷而且脉小，多为泄泻，气虚的病证。尺肤肌肉高热，而且先热后冷，多属寒热疾病，尺肤肌肉寒凉，如果按之过久即发热，也是多属寒热疾病。肘部皮肤发热，表明腰以上部位发热。只是手腕皮肤发热，表明腰以下发热。肘前部单独发热，表明肩背部发热。肘后单独发热，表明肩背部发热，臂部中间发热，表明腰腹部发热。肘后缘以下三四寸的部位发热，表明病人肠中有虫。掌中发热，表明病人腹中发热。掌中寒凉，则表明病人腹中寒。手鱼际白肉上出现有青色络脉，表明胃中有寒。尺肤肌肉高热，人迎脉盛大，多为出血病证。尺肤肌肉坚硬而大，脉非常之小，多属少气，若再出现烦闷，病人便会立即死亡。

眼睛中出现红色，病多在心；眼中出现白色，病多在肺；眼中出现青色，病多在肝；眼中出现黄色，病多在脾；眼中出现黑色，病多在肾，如果出现黄色而且兼见其他各色，辨认不请，多为病在胸中。诊断目痛，如见眼中有红色络脉从上向下的，属太阳经的病。如见眼中有赤色络脉从下向上的，属阳明经的病。如果见眼肿有赤色络脉从外向内的，属少阳经的病。诊断寒热疾病，如果见眼中有红色络脉从上向下贯穿瞳孔，见一条红色络脉，病人在一年内死亡；见一条半络脉，病人在一年半内死亡；见两条络脉，病人在两年内死亡；见两条半络脉，病人在两年半内死亡；见三条络脉，病人在三年内死亡。诊断龋齿疼痛，按压阳明经脉，有病变的部位一定单独发热，病在左则左侧发热，病在右则右侧发热，病在上则上部发热，病在下则下部发热。诊察络脉时，如见皮肤上多红色络脉，为热证；多青色络脉，为痛证；多黑色络脉，为痹证病程较久；如果红、黑、青三种络脉兼见，多为身体疼痛，寒热病证。如果见面色微黄，牙齿垢黄，指甲上也黄，多为黄疸病。病人喜卧，小便黄赤，脉搏小而涩的，多不嗜饮食。

有病之人，寸口脉与人迎脉大小相等，浮沉也相等，为难治的疾病。女子手少阴脉搏动很甚的，为怀孕。小孩病，如果见其头发竖起向上，一定死亡；若见耳部青脉胀起，多为抽搐疼痛；大便出现青绿色乳瓣，泄下有完谷不化，脉小，手足寒冷，病难治愈；如果泄下完谷不化，脉小，手脚温暖，泄泻就容易治好。

一年四季的变化，寒暑的更替，如果阴气过盛达到极点，就转变为阳；阳气过盛达到极点，就转变为阴，所以阴性主寒，阳性主热，因而寒气过甚就转为热，热气过甚就转为寒，所以说寒能生热，热能生寒，这就是阴阳变化的规律。所以说冬天感受了寒邪，到第二年春季就产生温热病；春天感受了风邪，到了夏季就产生泄泻、痢疾病；夏天感受了暑邪，到秋天就产生疟疾；秋天感受了湿邪，到了冬季就产生咳嗽，这是依四时时序不同，所产生的各种病证。

刺节真邪第七十五

【题解】

刺节，指刺法中的五节，即振埃、发蒙、去爪、彻衣、解惑；真，指真气，邪，指邪气。本篇讨论了刺法中的五节，以及真气、邪气与疾病发生、发展的关系，所以篇名为"刺节真邪"。本篇内容约有：刺法中的五节；五邪的发病规律、针刺方法及其作用；以天人相应的观点讨论针刺原理及某些病的针刺方法。

【原文】

黄帝问于岐伯曰：余闻刺有五节奈何？岐伯曰：固有五节：一曰振埃，二曰发蒙，三曰去爪，四曰彻衣，五曰解惑。黄帝曰：夫子言五节，余未知其意。岐伯曰：振埃者，刺外经①，去阳病也。发蒙者，刺府输，去府病也。去爪者，刺关节肢络也。彻衣者，尽刺诸阳之奇输也。解惑者，尽知调阴阳，补泻有余不足，相倾移也。

黄帝曰：刺节言振埃，夫子乃言刺外经，去阳病，余不知其所谓也，愿卒闻之。岐伯曰：振埃者，阳气大逆，上满于胸中，愤瞋肩息②，大气逆上，喘喝坐伏，病恶埃烟，饲不得息③，请言振埃，尚疾于振埃。黄帝曰：善。取之何如？岐伯曰：取之天容。黄帝曰：其咳上气穷诎胸痛者④，取之奈何？岐伯曰：取之廉泉。黄帝曰：取之有数乎？岐伯曰：取天容者，无过一里，取廉泉者，血变而止。帝曰：善哉。

黄帝曰：刺节言发蒙，余不得其意。夫发蒙者，耳无所闻，目无所见。夫子乃言刺府输，去府病，何输使然？愿闻其故。岐伯曰：妙乎哉问也！此刺之大约，针之极也，神明之类也，口说书卷，犹不能及也，请言发蒙耳，尚疾于发蒙也。黄帝曰：善。愿卒闻之。岐伯曰：刺此者，必于日中，刺其听宫，中其眸子，声闻于耳，此其输也。黄帝曰：善。何谓声闻于耳？岐伯曰：刺邪以手坚按其两鼻窍而疾偃，其声必应于针也。黄帝曰：善。此所谓弗见为之。而无目视，见而取之，神明相得者也。

黄帝曰：刺节言去爪，夫子乃言刺关节肢络，愿卒闻之。岐伯曰：腰脊者，身之大关节也。肢胫者，人之管以趋翔也。茎垂者，身中之机，阴精之候，津液之道也。故饮食不节，喜怒不时，津液内溢，乃下留于睾，血道不通，日大不休，俯仰不便，趋翔不能，此病荥然有水，不上不下，铍石所取，形不可匿，常不得蔽，故命曰去爪。帝曰：善。

黄帝曰：刺节言彻衣，夫子乃言尽刺诸阳之奇输，未有常处也，愿卒闻之。岐伯曰：是阳气有余而阴气不足，阴气不足则内热，阳气有余则外热，内热相搏，热于怀炭，外畏绵帛近，不可近身，又不可近席，腠理闭塞，则汗不出，舌焦唇槁，腊干嗌燥，饮食不让美恶。黄帝曰：

善。取之奈何？岐伯曰：取之于其天府、大杼三痏，又刺中膂以去其热，补足手太阴以去其汗，热去汗稀，疾于彻衣。黄帝曰：善。

黄帝曰：刺节言解惑，夫子乃言尽知调阴阳，补泻有余不足，相倾移也，惑何以解之？岐伯曰：大风在身，血脉偏虚，虚者不足，实者有余，轻重不得，倾侧宛伏，不知东西，不知南北，乍上乍下，乍反乍复，颠倒无常，甚于迷惑。黄帝曰：善。取之奈何？岐伯曰：泻其有余，补其不足，阴阳平复，用针若此，疾于解惑。黄帝曰：善。请藏之灵兰之室，不敢妄出也。

黄帝曰：余闻刺有五邪，何谓五邪？岐伯曰：病有持痈者，有容大者，有狭小者，有热者，有寒者，是谓五邪。黄帝曰：刺五邪奈何？岐伯曰：凡刺五邪之方，不过五章，瘅热消灭，肿聚散亡，寒痹益温，小者益阳，大者必去，请道其方。凡刺痈邪无迎陇，易俗移性不得脓，脆道更行去其乡，不安处所乃散亡。诸阴阳过痈者，取之其输泻之。凡刺大邪日以小，泄夺其有余，乃益虚，剽其通，针其邪肌肉亲，视之毋有反其真。刺诸阳分肉间。凡刺小邪日以大，补其不足乃无害，视其所在迎之界，远近尽至，其不得外，侵而行之乃自费。刺分肉间。凡刺热邪越而苍，出游不归乃无病，为开通辟门户，使邪得出病乃已。凡刺寒邪日以温，徐往徐来致其神，门户已闭气不分，虚实得调其气存也。黄帝曰：官针奈何？岐伯曰：刺痈者用铍针，刺大者用锋针，刺小者用圆利针，刺热者用镵针，刺寒者用毫针也。

请言解论，与天地相应，与四时相副，人参天地，故可为解。下有渐洳⑤，上生苇蒲，此所以知形气之多少也。阴阳者，寒暑也，热则滋雨而在上，根荄少汁。人气在外，皮肤缓，腠理开，血气减，汗大泄，皮淖泽。寒则地冻水冰，人气在中，皮肤致，腠理闭，汗不出，血气强，肉坚涩。当是之时，善行水者，不能往冰；善穿地者，不能凿冻；善用针者，亦不能取四厥；血脉凝结，坚抟不往来者，亦未可即柔。故行水者，必待天温冰释冻解，而水可行，地可穿也。人脉犹是也，治厥者，必先熨调和其经，掌与腋、肘与脚、项与脊以调之，火气已通，血脉乃行，然后视其病，脉淖泽者，刺而平之，坚紧者，破而散之，气下乃止，此所谓以解结者也。用针之类，在于调气，气积于胃，以通营卫，各行其道。宗气留于海，其下者注于气街，其上者走于息道。故厥在于足，宗气不下，脉中之血，凝而留止，弗之火调，弗能取之。用针者，必先察其经络之实虚，切而循之，按而弹之，视其应动者，乃后取之而下之。六经调者，谓之不病，虽病，谓之自已也。一经上实下虚而不通者，此必有横络盛加于大经，令之不通，视而泻之，此所谓解结也。上寒下热，先刺其项太阳，久留之，已刺则熨项与肩胛，令热下合乃止，此所谓推而上之者也。上热下寒，视其虚脉而陷之于经络者取之，气下乃止，此所谓引而下之者也。大热遍身，狂而妄见、妄闻、妄言，视足阳明及大络取之，虚者补之，血而实者泻之，因其偃卧，居其头前，以两手四指挟按颈动脉，久持之，卷而切推，下至缺盆中，而复止如前，热去乃止，此所谓推而散之者也。

黄帝曰：有一脉生数十病者，或痛、或痈、或热、或寒、或痒、或痹、或不仁，变化无穷，其故何也？岐伯曰：此皆邪气之所生也。黄帝曰：余闻气者，有真气，有正气，有邪气，何谓真气？岐伯曰：真气者，所受于天，与谷气并而充身也。正气者，正风也，从一方来，非实风，又非虚风也。邪气者，虚风之贼伤人也，其中人也深，不能自去。正风者，其中人也浅，合而自去，其气来柔弱，不能胜真气，故自去。虚邪之中人也，洒淅动形，起毫毛而发腠理。其入深，内搏于骨，则为骨痹。搏于筋，则为筋挛。搏于脉中，则为血闭不通，则为痈。搏于肉，与卫气相搏，阳胜者则为热，阴胜者则为寒，寒则真气去，去则虚，虚则寒。搏于皮肤之间，其气外发，腠理开，毫毛摇，气往来行，则为痒。留而不去，则痹。卫气不行，则为不仁。虚邪偏客于身半，其入深，内居荣卫，荣卫稍衰，则真气去，邪气独留，发为偏枯。其邪气浅者，脉偏痛。虚邪之入于身也深，寒与热相搏，久留而内著，寒胜其热，则骨疼肉枯，热胜其寒，则烂肉腐肌为脓，内伤骨，内伤骨为骨蚀。有所疾前筋，筋屈不得伸，邪气居其间而不反，发于筋溜。有所结，气归之，卫气留之，不得反，津液久留，合而为肠溜，久者数岁乃成，以手按之柔。已有所结，气归之，津液留之，邪气中之。凝结日以易甚，连以聚居，为昔瘤，以手按之坚。有所结，深中骨，气因于骨，骨与气并，日以益大，则为骨疽。有所结，中于肉，宗气归之，邪留而

灵枢经选篇语译

不去，有热则化而为脓，无热则为肉疽。凡此数气者，其发无常处，而有常名也。

【注释】

①外经：指行于四肢及浅表部位的经脉。

②愤瞋肩息：胸部胀满，抬肩呼吸。

③饐不得息：饐（yé），即古噎字，饐不得息，咽部阻塞，难以呼吸。

④穷诎：形容呼吸不畅，语言不利。

⑤渐洳：低洼潮湿之处。

【译文】

黄帝向岐伯问道：我听说刺法中有"五节"这个概念，其具体内容是指的什么？岐伯回答说：刺法中的确是有五节这个说法，其内容是一名振埃、二名发蒙、三名去爪、四名彻衣、五名解惑。黄帝说：先生所说的五节，我还没有完全搞明白它的意思。岐伯回答说：振埃的针刺方法，是针刺外经，治疗阳病；发蒙的针刺方法，是针刺六腑的腧穴，治疗腑的疾病；去爪的针刺方法，是针刺关节胶络；彻衣的针刺方法，是遍刺六腑的别络；解惑的针刺方法，是掌握阴阳的变化，据此以补不足，泻有余，促使阴阳达到平衡协调。

黄帝说：刺五节中的振埃，先生说是针刺外经，治疗阳病，我不明白其中的含义，希望您详尽地讲给我听一听。岐伯回答说：振埃这种针刺方法，是治疗阳气上逆，充盈于胸中，胸中胀满，呼吸抬肩；或胸中大气上逆，喘息有声，喘息坐伏，不能平卧，病人厌恶烟熏尘埃，咽部阻塞，呼吸不畅。这种病的治疗效果很好，就像振落尘埃一样快。黄帝说：讲得好，取什么穴位治疗呢？岐伯回答说：取天突穴。黄帝说：假若病人咳嗽气逆，气机不畅，语言不利，胸中疼痛，取什么穴位治疗呢？岐伯回答说：取廉泉穴。黄帝问道：取穴针刺的深度有数吗？岐伯回答说：取天突穴，针刺不能超过一寸；取廉泉穴，血络通了就当停针。黄帝说：您讲得真好啊！

黄帝问道：刺五节中的发蒙，我还不明白其含义，发蒙这种针法本来是治疗耳朵听不见声音，眼睛看不清东西的，而先生却说是针刺六腑的腧穴，治疗腑的疾病。哪一个腧穴能治疗这些病，希望听您讲一讲其中的道理。岐伯回答说：您问得真好啊！这是针刺的大法，也是针法中最高超的技术，必须靠医生心领神会，口中说的书本上所记载的，还不能完全表达清楚，之所以称为发蒙，是说这种治法的疗效比开发童蒙还要快。黄帝说：讲得好！希望您将这些内容全部告诉我。岐伯回答说：针刺这类病，一定要在中午时进行，针刺病人的听宫穴，使针刺感应达到瞳孔，使针刺的声音传人到耳中，这就是腑腧穴的作用。黄帝说：讲得很好！什么叫声闻于耳呢？岐伯回答说：针刺时，用手紧紧按住两鼻孔，紧闭口唇，使腹部鼓气上达于耳，针刺时耳中就可以听到声音。黄帝说：讲得好！这虽然没有形迹，但针刺感应得以传导，不须看见就收到了很好的效果，确实神奇极了。

黄帝说：针刺五节中的去爪，先生说是刺关节肢络，希望您能详尽地讲给我听听。岐伯回答说：腰脊是人身中最大的关节；肢胫是人体行走、运动的关键部位；阴茎、睾丸为人身之机，人身精液由此而泄，尿液由此而出，所以是阴精、津液的通道。所以，如果饮食没有节制，喜怒无常，津液运行失常，水液下流于睾丸，水液运行的道路不通，于是阴囊日渐肿大，使人前俯后仰以及行走都不方便，这种病是由于水液内停，津液运行上下不通，所以用铍针放水，治疗这种外形不能掩藏，衣裳不能遮蔽的阴囊肿大，这种治法如同剪去指甲一样，所以名叫去爪。黄帝说：讲得很好！

黄帝说：刺五节中的彻衣针法，先生说针刺诸阳经奇穴，而没有固定的部位，希望您详尽地讲给我听听。岐伯回答说：这种针法，多数得用来针刺阳气有余而阴气不足的病证，阴气不足就出现内热，阳气有余就出现外热，内外热相互搏结，病人热得就像怀抱炭火一样，外怕衣棉等接近，更怕别人靠近，甚至连坐席也因怕热而不敢接近。肌肤腠理闭塞，汗不得出，口干舌焦，口唇枯槁，肌肉枯瘦，咽喉干燥，饮食不论好坏。黄帝说：很好！怎么样治疗呢？岐伯回答说：可取天府、大杼穴各针刺三次，再刺中膂腧以泻热邪，然后再补手足太阴经，从而促使汗出，待热去汗少时，疾病就要痊愈了，其疗效之快，就像脱掉衣服一样。黄帝说：讲得好！

黄帝说：刺五节中的解惑针法，先生说要彻底掌握调理阴阳，和补不足、泻有余的道理，使虚实达到相互转移变化，怎么样才能解除迷惑呢？岐伯回答说：人中风后出现半身瘫痪，血气偏虚于身体一处，虚的是正气不足，实的是指邪气有余，这样左右轻重不相合，身体不能倾斜反侧，也不能宛转俯伏，甚至神志不清，不知东南西北。症状表现为忽上忽下，反复颠倒无常，甚至神志昏糊。黄帝说：很好！如何治疗呢？岐伯回答说：泻其邪气有余，补其正气不足，恢复其阴阳平衡协调。像这样的针法，其疗效比解除迷惑还要迅速。黄帝说：很好！我一定将这些理论藏于灵兰之室，不随便告诉别人。

黄帝问道：我听说有刺五邪的针法，什么是五邪呢？岐伯回答说：有痈邪，有大邪，有小邪，有寒邪，有热邪，这就叫五邪。黄帝问道：怎么样刺五邪呢？针刺五邪的方法，不过五条。对于痈热病，当消灭痈热；肿聚不散的疾病，当散其肿聚；寒痹病，当助阳以温通寒痹；对体虚邪弱的，当补益而使其身体强壮；对于邪气过盛的，治当驱逐邪气。请让我将一些具体的针刺方法告诉您。

凡是针刺痈邪，不要迎着痈邪的旺势在痈处针刺或排脓，就像要改变一个人的风俗性情一样耐心调治，在未化脓时就将其治愈，如果已经化脓的，就应当采用别的方法治疗，让邪气离开病所，不致久留，这样邪气才能散去。无论是阴经或是阳经气滞所形成的痈肿，都在其本经上取穴以泻邪气。

凡是针刺大邪，应当运用泻法，泻去其有余的邪气，使邪气逐渐减少，于是邪气日渐衰退，用砭石打开气血运行的通道，用针刺以除去邪气，于是肌肉自然亲附致密，邪气去则真气的功能恢复正常，由于大邪多在三阳经，所以针刺时一般取三阳经分肉间的穴位。

凡是针刺小邪，应当运用补法，促使真气逐渐壮大，补充正气的不足，邪气才不会产生危害，然后观察邪气所在的部位，迎着经气运行的方向针刺，以泻去邪气，如是远近的真气都可以恢复正常，邪气就不会由外侵袭人体，体内的邪气也自然得以消散。针刺小邪方法，当取分肉之间的穴位。

凡刺热邪，应当使邪气外散，身体转凉，迫使外散的邪气不再返回体内，身体不再发热，病也就没有了，所以针刺时应当为邪气的外出疏通道路，开辟门户，促使邪气得以外出。凡针刺寒邪，应当逐渐温养正气，缓慢运转针体，以待神气恢复，出针后揉按针孔，使其闭合，正气不致外散，虚实得以调和，真气就能保存于内。

黄帝问道：针刺五邪应当用什么针具最合适呢？岐伯回答说：针刺痈疡，当用铍针；针刺大邪，当用锋针；针刺小邪，当用圆利针；针刺热邪，当用镵针；针刺寒邪，当用毫针。

请让我谈谈解结的理论吧！人与自然界相适应，与四季阴阳寒暑的变化相应合。根据人与自然界息息相通的观点，来解释解结的问题。比如下面有湿土，上面就能生长蒲苇，根据人体外形的强弱，就可以判断体内气血的多少。阴阳的变化，可以用寒暑递迁来表示。炎热的时候，地水蒸腾而成云雨，草木根茎汁液减少。人体受热，阳气也浮于外，皮肤弛缓，腠理开泄，血气衰减，汗液大泄，皮肤润泽滑利。寒冷的时候，地面冻裂，水结为冰，人的阳气也收敛闭藏，皮肤致密，腠理闭合，汗不得出，血气强盛，肌肉坚实。正当这样的时候，即使是善于在水中游泳的人，也不能在冰中来往；善于开垦土地的人，也不能凿开冻结的土地；善于用针刺治病的人，也不能治疗人四肢厥逆的病证。由于寒冷而血脉凝结，坚聚如冰冻而不易流动，是不能使它马上变柔软的。所以游泳的人必须等待天气暖和，冰块溶解而水流动的时候，才能游泳；开垦土地的人必须等待大地解冻后，才能凿开土地，人体的血脉也是同这一样。所以治疗厥逆的病证，必当先用温熨以调和经脉，可在两手掌、两腋、两肘、两脚、以及项、脊等处施熨调理。待火热之气畅达，气血即可恢复正常运行，然后再注意察看病情，如果脉象滑利流畅，这是太过，针刺使它平复，如果脉象坚紧，这是邪气壅滞，针刺以破其壅而散其滞。总之必须达到厥逆之气下降，血气通畅条达后，才可停止治疗，这就是所说解结的道理。

运用针刺治病的作用，在于调气，饮食入胃化成精微之气，停聚于胃中，然后各走营卫之道，宗气留聚于气海，下行的则注于气街，上行运行于呼吸之道。所以，当足部产生厥逆时，宗气便不能下行，经脉中的血气凝聚而运行滞涩，如果用温熨、艾灸的方法治疗，经血就不能畅流。针灸医生在治病时，必当首先察看经脉的虚实，用手循经切按弹动经脉，待经气到来应指搏动时，然后将针刺入穴内。阴阳六经调和的，就是没有病的象征，即使是有病，其病也轻微，是可以自愈的。假若有一条经脉出现上实下虚而不畅通，这一定是有横行络脉经气壅盛而加于大经之中，使该条大经血气不畅，必须认真观察，诊断清楚了，就可以用泻法治疗，这就是所说的解结。

对于上寒下热的疾病，先针刺后项太阳经的穴位，可留针时间长一点以待气至，针刺后再用热熨熨其后项和肩胛等处，使上热与下热相合，然后停止温熨。这就是所说"推而上之"的治疗方法。对于上热下寒的疾病，当审察是哪一条经气虚，就针刺该经下陷的络脉，待阳气下行时才可停针。这就是所说的"引而下之"的治疗方法。

全身高烧，发热达到了极点，病人出现发狂，妄见妄闻，胡言乱语。这时当观察足阳明经及其大络的虚实情况施行针刺，属虚证就用补法治疗，如果属于血实就用泻法治疗。或者令病人仰卧，医生站在病人头前，用两手拇指、食指挟按病人颈部两侧动脉，按压的时间可稍微长久一点，并用揉卷切按推拿手法，向下推至缺盆，上述动作可连续进行，待热退后方可停止。这就是所说的"推而散之"的治疗方法。

黄帝问道：有一条经脉感受邪气而产生数十种病，有的表现为疼痛，有的表现为痈肿，有的表现为发热，有的表现为寒冷，有的表现为痒，有的表现为痹，有的表现为麻木不仁，变化没有穷尽，这是什么缘故呢？岐伯回答说：这些都是由于邪气的侵袭所导致的。黄帝说：我听说气的种类中有真气，有正气，有邪气等不同名称，什么叫真气呢？岐伯回答说：所说的真气，是指接受的自然界清气，与水谷之气相并合，起着充养人身作用的一种气。正气，是指与时令相应合的正风，如春季的东风，夏季的南风，秋季的西风，冬季的北风，分别从一定的方向吹来，既不是暴烈的实风，又不是微弱的虚风。所说的邪气，是指能够伤害人体的虚邪贼风，它能够中伤人体较深的部位，而且常不容易自行消散；正风则伤害人体的部位比较浅，一接触人体即可以自行消散，正风的性质多柔和软弱，不能胜过真气，所以中伤以后常可自行消散。

虚邪贼风初伤人体的时候，病人出现恶寒颤栗，毫毛竖起，肌肤腠理开泄。这时如不及时治疗，邪气向里深入传变，邪气搏结于骨，就形成骨痹；邪气搏结于筋，就形成筋脉挛急；邪气搏结于经脉之中，便形成血闭；血气不通，就出现壅塞阻滞的病证；邪气搏结于肉，与卫气相互搏结，若阳邪偏盛的，就表现为发热，若阴邪偏盛，就表现为怕冷，寒气过盛，真气离人而去，真气离散则正气虚，因而形成虚寒；邪气搏结于皮肤之间，其气向外发泄，腠理开启，毫毛摇动，邪气在肌肤腠理之间往来流动，于是便形成肌肤瘙痒；若邪气停留于体内而不消散，便形成痹证；卫气不能运行，肌肤失于濡养，就形成了肌肤不仁。

虚邪贼风侵袭半侧身体的深部，内停留于营卫之中，营卫之气衰退，于是真气离开人体，邪气独留于体内，就形成半身不遂；若邪气留在表浅部位，就形成半身偏痛的病证。

虚邪贼风侵袭到人体的深部，寒与热相互搏结，久留不去而停于体内，如果寒胜过热，便出现骨节疼痛，肌肉枯萎；热胜过寒，于是肌肉腐烂化为痈脓，内传伤骨，骨髓受伤，便形成骨蚀证。如果邪气伤害了筋，于是筋屈而不能伸，邪气长期停留于其中而不消散，就可能会形成筋瘤病，如果邪气留结而真气归于内，卫气停留而不运行，津液停留而不能输布，于是便形成肠瘤，发展缓慢的，经过数年才能形成，用手按摩很柔软。若邪气凝结而气归于内，津液内停而不输布，邪气侵袭，凝结的程度逐渐加重，连续积聚，于是形成昔瘤，用手按之非常坚硬。若邪气凝结在深层骨中，邪气与骨骼并合，逐日增大，成为骨疽。若邪气凝结，停留于肌肉，宗气归于内，邪气留而不去，若有内热则腐败血气化为痈脓，若无热便成肉疽。这些邪气，其发病没有固定的部位，但都有病名。

卫气行第七十六

【题解】

本篇主要论述了卫气在人身的运行，所以篇名为"卫气行"。其具体内容有卫气在人身运行线路；指出一日一夜在漏水下百刻内卫气在三阴三阳经的时刻；掌握卫气运行规律对针刺治疗的重要性。

【原文】

黄帝问于岐伯曰：愿闻卫气之行，出入之合^①，何如？岐伯曰：岁有十二月，日有十二辰，子午为经，卯酉为纬^②。天周二十八宿，而一面七星，四七二十八星，房昴为纬，虚张为经。是故房至毕为阳，昴至心为阴，阳主昼，阴主夜。故卫之行，一日一夜五十周于身，昼日行于阳二十五周，夜行于阴二十五周，周于五藏。是故平旦阴尽，阳气出于目，目张则气上行于头，循项下足太阳，循背下至小指之端。其散者，别于目锐眦，下手太阳，下至手小指之间外侧。其散者，别于目锐眦，下足少阳，注小指次指之间。以上循手少阳之分，侧下至小指之间。别者以上至耳前，合于颌脉，注足阳明，以下行至跗上，入五指之间。其散者，从耳下下手阳明，入大指之间，入掌中。其至于足也，入足心，出内踝下，行阴分，复合于目，故为一周。是故日行一舍，人气行一周与十分身之八；日行二舍，人气行三周于身与十分身之六；日行三舍，人气行于身五周与十分身之四；日行四舍，人气行于身七周与十分身之二；日行五舍，人气行于身九周；日行六舍，人气行于身十周与十分身之八；日行七舍，人气行于身十二周在身与十分身之六；日行十四舍，人气二十五周于身有奇分与十分身之二，阳尽于阴，阴受气矣。其始入于阴，常从足少阴注于肾，肾注于心，心注于肺，肺注于肝，肝注于脾，脾复注于肾为周。是故夜行一舍，人气行于阴藏一周与十分藏之八，亦如阳行之二十五周，而复合于目。阴阳一日一夜，合有奇分十分身之四，与十分藏之二，是故人之所以卧起之时有早晏者，奇分不尽故也。

黄帝曰：卫气之在于身也，上下往来不以期，候气而刺之奈何？伯高曰：分有多少^③，日有长短，春秋冬夏，各有分理，然后常以平旦为纪，以夜尽为始。是故一日一夜，水下百刻，二十五刻者，半日之度也，常如是毋已，日入而止，随日之长短，各以为纪而刺之。谨候其时，病可与期，失时反候者，百病不治。故曰：刺实者，刺其来也；刺虚者，刺其去也。此言气存亡之时，以候虚实而刺之。是故谨候气之所在而刺之，是谓逢时。在于三阳^④，必候其气在于阳而刺之；病在于三阴，必候其气在阴分而刺之。水下一刻，人气在太阳；水下二刻，人气在少阳；水下三刻，人气在阳明；水下四刻，人气在阴分。水下五刻，人气在太阳；水下六刻，人气在少阳；水下七刻，人气在阳明；水下八刻，人气在阴分。水下九刻，人气在太阳；水下十刻，人气在少阳；水下十一刻，人气在阳明；水下十二刻，人气在阴分。水下十三刻，人气在太阳；水下十四刻，人气在少阳；水下十五刻，人气在阳明；水下十六刻，人气在阴分。水下十七刻，人气在太阳；水下十八刻，人气在少阳；水下十九刻，人气在阳明；水下二十刻，人气在阴分。水下二十一刻，人气在太阳；水下二十二刻，人气在少阳；水下二十三刻，人气在阳明；水下二十四刻，人气在阴分。水下二十五刻，人气在太阳，此半日之度也。从房至毕一十四舍，水下五十刻，日行半度，回行一舍，水下三刻与七分刻之四。大要曰常以日之加于宿上也，人气在太阳。是故日行一舍，人气行三阳行与阴分，常如是无已，天与地同纪，纷纷盼盼⑤，周而复始，一日一夜，水下百刻而尽矣。

【注释】

①出入之合：指卫气出入及会合的情况。

②子午为经，卯酉为纬：子在正北，午在正南，故子午为经；卯在正东，酉在正西，故卯酉为纬。

③分有多少：分，指昼、夜之分。分有多少，即四季昼、夜阴阳多少各不同。

④在于三阳：《甲乙经》"在"字前有一"病"字。

⑤纷纷盼盼：纷纷，指事物纷繁复杂；盼（bā）盼，整齐不乱。纷纷盼盼，此指卫气的运行看起来紊乱，实质上是有条理的。

【译文】

黄帝向岐伯问道：我希望您谈一谈有关卫气的运行，以及其出入会合的情况是怎么样的？岐伯回答说：一年中有十二个月，一日内有十二个时辰，其中子午代表南北为经，卯酉代表东西为纬，周天又有二十八个星宿，东西南北四方，每方七个星宿，四七共二十八个星宿。房宿居东方卯位，昴宿居西方酉位，所以房昴为纬；虚宿居北方子位，张宿居南方午位，所以虚张为经。正因为如此，所以从房至毕为阳，从昴至心为阴。阳主白天，阴主夜晚，所以卫气的运行，在一日一夜，运行全身五十周次，白天行于阳分二十五周次，夜晚行于阴分二十五周次，在行于阴分二十五周次时，是周流于五脏之间。

早晨当卫气行遍了五脏二十五周次后，于是上出于目内眦的睛明穴，人醒目张，目张于是卫气上行到头，沿后项下行到足太阳膀胱经，沿着后背脊柱两侧，下行到足小趾外侧端的至阴穴。卫气散行的部分，从眼睛外角别出，向下行到手太阳小肠经，再沿上肢外侧行到手小指外侧端的少泽穴。卫气另一散行支，从眼睛外角别出，其中一部分下行到足少阳经，沿下肢行到足第四趾端的窍阴穴；其中另一部分上行到手少阳经，沿上肢外侧行到手第四指外侧端的关冲穴。从少阳经别出一部分，上行到耳前，与颔部的脉相合，注于足阳明经，下行到足背，入足次趾端外侧的厉兑穴。另一散行支，从耳下向下注手阳明经，沿上肢外侧行到手大指次指端的商阳穴，再络于手掌中。卫气下行到足的部分，从阳明注入足心，出内踝，入足少阴，行于阴分，遍行五脏，注入肾，从足少阴别出的蹻脉，上合于足太阳经的睛明穴。这是卫气一昼夜周行于人身的情况。

正因为如此，所以当太阳运行一个星宿时，卫气在人身运行一又十分之八周；太阳运行两个星宿时，卫气在人身运行三又十分之六周；太阳运行三个星宿时，卫气在人身运行五又十分之四周；太阳运行四个星宿时，卫气在人身运行七又十分之二周；太阳运行五星宿时，卫气在人身运行九周；太阳运行六个星宿时，卫气在人身运行十又十分之八周；太阳运行七个星宿时，卫气在人身运行十二又十分之六周；太阳运行十四个星宿时，卫气在人身运行二十五又十分之二周。这时卫气白天在阳分运行结束，于是进入阴分，阴分开始接受卫气继续运行。

卫气开始进入阴分时，总是从足少阴肾经注入于肾，从肾注入心，从心注入肺，从肺注入肝，从肝注入脾，从脾注入肾，这样就为一周。所以夜晚在相当于太阳行一个星宿的时间内，卫气沿五脏运行一又十分之八周，也如同行于阳的二十五周次一样，在眼睛会合。卫气在一昼夜内，行于阳分二十五周，行于阴亦二十五周，但都多十分之二周，正因为如此，所以人的卧起有早晚的不同，是由于有零数的缘故。

黄帝问道：卫气在人身的运行，上下往来没有固定的时间，怎么样候气而进行针刺呢？伯高回答说：阴分阳分有多少的不同，白天有长有短的差异，春夏秋冬昼夜的刻数又各不一样，候气的方法总以早晨太阳出的时间为准，以夜尽为白天的开始。所以，一日一夜漏水下百刻，二十五刻则为半天的时间，经常如此循环不止，当日落时为阳终止。随各季天时的长短，分别依卫气的在阴在阳进行针刺。在治疗时，应当谨慎地等待卫气到来的时候，进行针刺，这样才有可能治愈疾病；若失去了卫气到来的时机，那么很多疾病便难以治愈。所以说，针刺实证则应迎着经气来的方向进针，泻去其实；针刺虚证则应顺着经气去的方向进针，以补其虚。这是根据病情的虚实，随卫气的来去针刺的道理。所以临证时，应当谨慎地等候卫气的所在进行针刺，这就称为"逢时"。病在三阳经，必当等候卫气在阳分之时针刺；病在三阴经，必当等候卫气在阴分之时针刺。

每天从早晨太阳出时开始计算，当漏水下一刻时，卫气在手足太阳经；漏水下二刻时，卫气在手足少阳经；漏水下三刻时，卫气在手足阳明经；漏水下四刻时，卫气在足少阴肾经。漏水下五刻时，卫气在手足太阳经；漏水下六刻时，卫气在手足少阳经；漏水下七刻时，卫气在手足阳明经；漏水下八刻时，卫气在足少阴肾经。漏水下九刻时，卫气又在手足太阳经；漏水下十刻时，卫气在手足少阳经；漏水下十一刻，卫气在手足阳明经；漏水下十二刻，卫气在足少阴肾经；漏水下十三刻，卫气在手足太阳经；漏水下十四刻，卫气在手足少阳经；漏水下十五刻，卫气在手足阳明经；漏水下十六刻，卫气在足少阴肾经。漏水下十七刻，卫气在手足太阳经；漏水下十八刻，卫气在手足少阳经，漏水下十九刻，卫气在手足阳明经；漏水下二十二刻，卫气在足少阴肾经。漏水下二十一刻，卫气在手足太阳经；漏水下二十二刻，卫气在手足少阳经；漏水下二十三刻，卫气在手足阳明经；漏水下二十四刻，卫气在足少阴肾经。漏水下二十五刻，卫气又到手足太阳经。这是在半日内，卫气运行的度数。

太阳从房宿运行到毕宿，共经过十四宿，漏水下五十刻，日行半个周天。太阳每行一宿，漏水下三又七分之四刻。《大要》上说：当太阳恰好运行在每一宿的位置上时，卫气也刚好运行在手足太阳经，所以当日行一宿时，卫气行遍三阳经与足少阴肾经。卫气总是这样无休止地运行，与自然变化的规律相应合。卫气的运行，看起来纷繁复杂，但实质上是有条不紊，终而复始，当一日一夜漏水下百刻时，卫气刚好在人身运行五十周次。

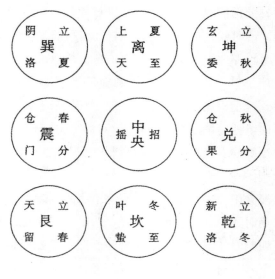

九宫八风第七十七

立夏	四 阴　洛 东南方	夏至	九 上天 南方	立秋	二 玄　委 西南方
春分	三 仓　门 东方	招摇	五 中央	秋分	七 仓果 西方
立春	八 天　留 东北方	冬至	一 叶蛰 北方	立冬	六 新　洛 西北方

【题解】

本篇从人与自然界密切相关的观点，提出了八宫图说，其具体方法是确定中央及周围的四面八方的八个方位，共九个方位，即为九宫，用它来测定每年中的"二至""二分""四立"八个节气循序交替日期，从而推测八方之风的正常或异常，及其对人体的影响，为疾病的预防提出依据。由于先立九宫，而后才知道八风的方向，所以篇名称之为"九宫八风"。

【原文】

太一^①常以冬至之日，居^②叶蛰之宫四十六日，明日^③居天留四十六日，明日居仓门四十六日，明日居阴洛四十五日，明日居天宫^④四十六日，明日居玄委四十六日，明日居仓果四十六日，明日居新洛四十五日，明日复居叶蛰之宫，曰冬至矣。太一日游，以冬至之日，居叶蛰之宫，数所在，日从一处，至九日^⑤，复反于一，常如是无已，终而复始。太一移日，天必应之以风雨，以其日风雨则吉，岁美民安少病矣，先之则多雨，后之则多汗^⑥。太一在冬至之日有变，占在君；太一在春分之日有变，占在相；太一在中宫之日有变，占在吏；太一在秋分之日有变，占在将；太一在夏至之日有变，占在百姓。所谓有变者，太一居五宫之日，病风折树木，扬沙石。各以其所主占贵贱，因视风所从来而占之。风从其所居之乡来为实风，主生，长养万物。从其冲后来为虚风，伤人者也，主杀主害者。谨候虚风而避之，故圣人曰避虚邪之道，如避矢石然，邪弗能害，此之谓也。

是故太一入徙立于中宫，乃朝八风，以占吉凶也。风从南方来，名曰大弱风，其伤人也，内舍于心，外在于脉，气主热。风从西南方来，名曰谋风，其伤人也，内舍于脾，外在于肌，其气主为弱。风从西方来，名曰刚风，其伤人也，内舍于肺，外在于皮肤，其气主为燥。风从西北方来，名曰折风，其伤人也，内舍于小肠，外在于手太阳脉，脉绝则溢，脉闭则结不通，善暴死。风从北方来，名曰大刚风，其伤人也，内舍于肾，外在于骨与肩背之膂筋，其气主为寒也。风从东北方来，名曰凶风，其伤人也，内舍于大肠，外在于两胁腋骨下及肢节。风从东方来，名曰婴儿风，其伤人也，内舍于肝，外在于筋纽，其气主为身湿。风从东南方来，名曰弱风，其伤人也，内舍于胃，外在肌肉，其气主体重。此八风皆从其虚之乡来，乃能病人。三虚相抟，则为暴病卒死。两实一虚，病则为淋露寒热。犯其雨湿之地，则为痿。故圣人避风，如避矢石焉。其有三虚而偏中于邪风，则为击仆偏枯矣。

【注释】

①太一：指北极星。

②居：当理解为所指向的位置。

灵枢经选篇语译

③明日：均指居于前一宫最后一天的后一日。

④天宫：《太素》作"上天"。

⑤九日：不指时日，当理解为九步。

⑥多汗：《太素》作"多旱"。

【译文】

北极星位居中央宫，是测定方位的中心，北斗星则以其为轴旋转不息作为指针，每年从冬至日这一天开始，此时北斗星指向位居正北方的叶蛰宫，历经冬至、小寒、大寒三个节气共四十六天。期满后的第一天，交立春节，此时北斗星移指位居东北方的天留宫，历经立春、雨水、惊蛰三个节气共四十六天。期满后的第一天，交春分节，此时北斗星移指位居正东方的仓门宫，历经春分、清明、谷雨三个节气共四十六天。期满后的第一天；交立夏节，此时北斗星移指位居东南方的阴洛宫，历经立夏、小满、芒种三个节气共四十五天。期满后的第一天，交夏至节，此时北斗星移指位居正南方的上天宫，历经夏至、小暑、大暑三个节气共四十六天。期满后的第一天，交立秋节，此时北斗星移指位居西南方的玄委宫，历经立秋、处暑、白露三个节气共四十六天。期满后的第一天，交秋分节，此时北斗星移指位居正西方的仓果宫，历经秋分、寒露、霜降三个节气共四十六天。期满后的第一天，交立冬节，此时北斗星移指位居西北方的新洛宫，历经立冬、小雪、大雪三个节气共四十五天。期满后的第一天，又交冬至节，北斗星又指向位居正北方的叶蛰宫。

太一游宫的规律，每年从冬至日算起，居正北方位的叶蛰宫，经过一定时日，作为第一步；然后顺时针方向转移到下一宫，再经过一定时日，作为第二步；如此第九步时即又回到第一步的位置，这样一年的时日就完结了，总是终日复始，永无休止的运转着。当太一从一宫转移到下一宫的第一天，一定有和风细雨相应合，这就称为风调雨顺，若遇这样的年份，必然五谷丰收，人们平安无病。若在换宫以前下雨，表明这一年多雨，若在换宫以后下雨，则表明这一年天旱。当太一在冬至这一天时，如果气候出现暴烈变化，其反应多表现在君王身上；当太一在春分这一天时，如果气候出现暴烈变化，其反应多表现在相国身上；当太一居中央宫时，如果气候出现暴烈变化，其反应多表现在臣吏身上：当太一在秋分这一天时，如果气候出现暴烈变化，其反应多表现在将军身上；当太一在夏至这一天，如果气候出现暴烈变化，其反应多表现在老百姓身上。所说的暴烈变化，是指太一分别居于这五宫之时，自然界出现暴风吹折树木，飞沙走石等恶劣气候，以其所出现的不同节气，来推测受害人的地位。从观察风的来向，以判断风的善恶，凡是风从当令节气所居的方位吹来，为实风，主生长万物；如果风从当令节气所居相反方位吹来，为虚风，这种风能成为致病邪气伤害人体，对自然万物也有杀害作用。人们应当谨慎地观察虚风的动向，及时加以避开。所以明智的人，每天避开虚风的侵袭，就像躲避石块和箭矢一样，邪气就不能伤害到他，讲的就是这个道理。

所以北极星居于中宫，北斗星绕其旋转，根据斗柄所指方位，确定八风方向，从而预测吉凶。从南方吹来的风，名叫大弱风，它伤害人体时，内则伤害到人体心脏，外则伤害到血脉，其气主热性病。从西南方吹来的风，名叫谋风，它伤害人体时，内则伤害到人体脾脏，外则伤害到肌肉，其气主衰弱性疾病。从西方吹来的风，名叫刚风，它伤害人体时，内则伤害到人体肺脏，外则伤害到人体皮肤，其气主燥性疾病。从西北方吹来的风，名叫折风，它伤害人体时，内则伤害到人体小肠腑，外则伤害到手太阳经脉，若脉气败绝，则阴寒之气四溢，若脉气闭塞凝聚不通，就会出现突然死亡。从北方吹来的风，名叫大刚风，它伤害人体时，内则伤害到人体肾脏，外则伤害到人体的骨骼、肩背及脊柱两旁的大筋，其气主寒性疾病。从东北方向吹来的风，名叫凶风，它伤害人体时，内则伤害到人体大肠，外则伤害到人体两胁肋、腋下、骨骼及肢节。从东方吹来的风，名叫婴儿风，它伤害人体时，内则伤害到肝脏，外则伤害到筋的相接处，其气主湿病。从东南方吹来的风，名叫弱风，它伤害人体时，内则伤害到人体胃腑，外则伤害到人体肌肉，其气主身体沉重。

上述八种风都是从当令节气所居之位相反方位吹来，所以都属虚风，是能够伤害人体的。人的气血衰虚，又逢年、月、时三虚相搏结，于是便会出现暴病卒死。如果三虚中只犯一虚，也会出现困倦，寒热相间的疾病；如果雨湿之气伤害筋骨，便会出现痿证。所以明智的人躲避虚风，就像躲避石块、箭矢一样，否则若三虚，就可能偏中邪风，出现突然晕倒，不省人事，清醒后则半侧肢体瘫痪的病证。

卷第十二

九针论第七十八

【题解】

本篇首先讨论了九针的来源、名称、形状及其适应证等内容，所以篇名为"九针论"。篇中除介绍了九针的各种不同形态、作用等内容外，同时还以天人相应的观点，论述了人与自然界息息相应的关系；形志苦乐不同，所生疾病各异，因而治疗方法有别；篇中以五脏为中心，提出了五味、五并、五恶、五液、五劳、五走、五裁、五发、五邪、五主的归类；篇末介绍了六经气血的多少。

【原文】

黄帝曰：余闻九针于夫子，众多博大矣，余犹不能寤①，敢问九针焉生？何因而有名？岐伯曰：九针者，天地之大数也，始于一而终于九。故曰：一以法天，二以法地，三以法人，四以法时，五以法音，六以法律，七以法星，八以法风，九以法野。黄帝曰：以针应九之数奈何？岐伯曰：夫圣人之起天地之数也，一而九之，故以立九野，九而九之，九九八十一，以起黄钟数焉，以针应数也。一者天地也，天者阳也，五藏之应天者肺，肺者五藏六府之盖也，皮者肺之合也，人之阳也。故为之治针，必以大其头而锐其末，令无得深入而阳气出。二者地也，人之所以应土者肉也。故为之治针，必圆其身而圆其末，令无得伤肉分，伤则气得竭。三者人也，人之所以成生者血脉也。故为之治针，必大其身而员其末，令可以按脉勿陷，以致其气，令邪气独出。四者时也，时者四时八风之客于经络之中，为瘤病者也②。故为之治针，必箭其身而锋其末，令可以泻热出血，而痼病竭。五者音也，音者冬夏之分，分于子午，阴与阳别，寒与热争，两气本搏，合为痈脓者也。故为之治针，必令其末如剑锋，可以取大脓。六者律也，律者调阴阳四时而合十二经脉，虚邪客于经络而为暴痹者也。故为之治针，必令尖如氂，且圆且锐，中身微大，以取暴气。七者星也，星者人之七窍，邪之所客于经，而为痛痹，舍于经络者也。故为之治针，令尖如蚊虻喙，静以徐往，微以久留，正气因之，真邪俱往，出针而养者也。八者风也，风者人之股肱八节也，八正之虚风，八风伤人，内舍于骨解腰脊节腠理之间，为深痹也。故为之治针，必长其身，锋其末，可以取深邪远痹。九者野也，野者人之节解皮肤之间也，淫邪流溢于身，如风水之状，而溜不能过于机关大节者也。故为之治针，令尖如挺，其锋微员，以取大气之不能过于关节者也。

黄帝曰：针之长短有数乎？岐伯曰：一曰镵针者，取法于巾针，去末寸半，卒锐之，长一寸六分，主热在头身也。二曰圆针，取法于絮针，筩其身而卵其锋，长一寸六分，生治分间气。三曰鍉针，取法于黍粟之锐，长三寸半，主按脉取气，令邪出。四曰锋针，取法于絮针，筩其身，锋其末，长一寸六分，主痈热出血。五曰铍针，取法于剑锋，广二分半，长四寸，主大痈脓，两热争者也。六曰圆利针，取法于氂，针微大其末，反小其身，令可深内也，长一寸六分，主取痈痹者也。七曰毫针，取法于毫毛，长七寸六分，主寒热痛痹在络者也。八曰长针，取法于綦针，长七寸，主取深邪远痹者也。九曰大针，取法于锋针，其锋微员，长四寸，主取大气不出关节者也。针形毕矣，此九针大小长短法也。

黄帝曰：愿闻身形应九野奈何？岐伯曰：请言身形之应九野也，左足应立春，其日戊寅己丑。左胁应春分，其日乙卯。左手应立夏，其日戊辰己巳。膺喉首头应夏至，其日丙午。右手应立秋，其日戊申己未。右胁应秋分，其日辛酉。右足应立冬，其日戊戌己亥。腰尻下窍应冬至，其日壬子。六府膈下三藏应中州，其大禁，大禁太一所在之日及诸戊己。凡此九者，善候八正所在之处，所主左右上下身体有痈肿者，欲治之，无以其所直之日溃治之，是谓天忌日也。

形乐志苦，病生于脉，治之以灸刺。形苦志乐，病生于筋，治之以熨引。形乐志乐，病生于肉，治之以针石。形苦志苦，病生于咽喝③，治之以甘药。形数惊恐，筋脉不通，病生于不仁，治之以按摩醪药。是谓形④。五藏气：心主噫，肺主咳，肝主语，脾主吞，肾主欠。六府气：胆为怒，胃为气逆哕，大肠小肠为泄，膀胱不约为遗溺，下焦溢为水。五味：酸入肝，辛入肺，苦入心，甘入脾，咸入肾，淡入胃，是谓五味。五并：精气并肝则忧，并心则喜，并肺则悲，并肾则恐，并脾则畏，是谓五精之气并于藏也。五恶：肝恶风，心恶热，肺恶寒，肾恶燥，脾恶湿，此五藏气所恶也。五液：心主汗，肝主泣，肺主涕，肾主唾，脾主涎，此五液所出也。五劳：久视伤血，久卧伤气，久坐伤肉，久立伤骨，久行伤筋，此五久劳所病也。五走：酸走筋，辛走气，苦走血，咸走骨，甘走肉，是谓五走也。五裁⑤：病在筋，无食酸；病在气，无食辛；病在骨，无食咸；病在血，无食苦；病在肉，无食甘。口嗜而欲食之，不可多也，必自裁也，命曰五裁。五发：阴病发于骨，阳病发于血，以味发于气，阳病发于冬，阴病发于夏。五邪：邪入于阳，则为狂；邪入于阴，则为血痹；邪入于阳，转则为癫疾；邪入于阴，转则为瘖；阳入之于阴，病静；阴出之于阳，病喜怒。五藏：心藏神，肺藏魄，肝藏魂，脾藏意，肾藏精志也。五主：心主脉，肺主皮，肝主筋，脾主肌，肾主骨。阳明多血多气，太阳多血少气，少阳多气少血，太阴多血少气，厥阴多血少气，少阴多气少血。故曰刺阳明出血气，刺太阳出血恶气，刺少阳出气恶血，刺太阴出血恶气，刺厥阴出血恶气，刺少阴出气恶血也。足阳明太阴为表里，少阳厥阴为表里，太阳少阴为表里，是谓足之阴阳也。手阳明太阴为表里，少阳心主为表里，太阳少阴为表里，是谓手之阴阳也。

【注释】

①瘖：通"悟"，即领悟，理解。

②为瘤病者也：《甲乙经》作"为痼病者也"。

③咽喝：《素问》喝，作"嗌"字。

④是谓形：《甲乙经》《太素》均作"是谓五形志也"。

⑤裁：节制的意思。

【译文】

黄帝说：我听先生您所讲解有关九针的理论，内容真是丰富多彩、博大精深，但是我还是不能完全领悟，我冒昧地问您一下，九针是怎么样产生的，而又是根据什么分别有不同的名称。岐伯回答说：九针是取法于天地之大数的，天地之大数是从一开始而终止于九。所以第一针取法于天，第二针取法于地，第三针取法于人，第四针取法于时，第五针取法于音，第六针取法于律，第七针取法于星，第八针取法于风，第九针取法于野。黄帝问道：以九针来应九数，这是为什么呢？岐伯回答说：古代的圣人创立了天地之数理，从一起始，到九终止，所以将大地分立为九野，九乘以九，即九九八十一而为黄钟之数，九针也恰好与此数相应。

一数应天，天为阳，五脏中与天相应的是肺脏，肺位最高，为五脏六腑的华盖，皮毛为肺的外合，皮毛在体表，为人体的阳位。因而在制针时，针头大而针尖锐，使它不能刺得太深，而伤损了人的阳气。

二数应地，地为土，在人身中与土相应的为脾和肌肉。因而在制针时，针体圆直像竹管的样子，针尖呈卵圆形，所以在针刺时不会损伤肌肉，假若肌肉受到损伤，脾气就会衰竭。

三数应人，人的生长与生存依赖血脉运行血气濡养，所以制针时，针身大但针尖圆而微尖，可以用它来按摩穴位，疏通血气，使邪气得以外出。

四数应四时，四时是指四时八方的风邪侵袭人体经络之中，使经脉血气阻滞而成为痼疾，所以在制针时，针体直而长，针尖锋利，可以用它来放血泻热，根除痼疾。

五数应五音，五数居中央宫，位于冬至、夏至两节气之间，子时和午时之中，因而阴阳相离，寒暑相争；在人体阴阳两气相互搏结，于是形成痈脓，所以在制针时，应使针尖扁而锋利，有利于针刺排出脓血。

六数应六律，六律调节声音，分辨阴阳，与自然界的四时相应，与人体的十二经脉相合，所以虚邪贼风侵袭人体经脉，使经脉闭阻不通而成痹证。因而在制针时，针尖像马的尾巴一样而且锐利，针身略粗大，用来针刺急性病。

七数应七星，七星与人体七窍相应，邪气侵袭经脉，经络血气阻滞不通，于是形成痛痹，因而在制针时，使针尖微细，好像蚊虻的嘴一样，针刺时缓慢进针，静静地候气，而且留针的时间要略微长一点，使正气恢复，邪气外散，真气留内，出针后宜静养。

八数应八风，八风又与人体的八大关节相应，如果四时气候反常，从八方来的虚邪贼风侵袭人体，分别停留在骨缝、腰脊、关节与腠理之中，形成深层的痹证。所以在制针时，针体宜长，针尖锋利，这样有利于针刺深层次的痹证。

九数应九野，九野又与人体关节、骨缝、皮肤相应，如果邪气蔓延全身，像风水样身体浮肿，这是水液流注不能通过大的关节，泛溢肌肤所致。所以在制针时，针尖微圆而针体略微粗大，用它来通利关节，转运大气而消除积水。

黄帝问道：针的长短有标准吗？岐伯回答说：第一种称为镵针，是参考巾针的式样制造而成的，在距离针尖约半寸的地方开始逐渐变细，针长一寸六分，用来浅刺，以治疗头及身上发热的疾病。第二种称为圆针，是参考絮针的式样制造而成的，针身圆直像一竹管一样，针尖卵圆形，针长一寸六分，用来治疗分肉间的邪气。第三种称为鍉针，是参考黍粟的式样制作而成的，针尖像黍粟一样圆而微锐，针长三寸半，用它来按摩经脉，疏通血气，逐邪外出。第四种称锋针，也是参考絮针的式样制作而成的，针身圆而直，针尖锋利，针长一寸六分，用它来治痈脓，发热及放血。第五种称为铍针，仿照剑的式样制作而成的，针宽二分半，长四寸，用来治疗寒热相争所形成的痈脓。第六种称为圆利针，是参考氂针的式样制作而成的，针锋细长，针身略小，长一寸六分，以便针刺到较深的部位，主治痈痹证。第七种称为毫针，根据毫毛的式样制作而成，针长一寸六分，用来治疗邪气在络脉的寒热痛痹。第八种称为长针，是仿照綦针的式样制作而成的，针长七寸，用它治疗邪深病久的痹证。第九种称大针，是仿照锋针的式样制作而成的，针尖小而微圆，针长四寸，用来治疗大气不能通过关节的病证。九针的大小长短标准就全部讲完了。

黄帝问道：希望听您谈一谈人的身形怎样和九野相应。岐伯回答说：请让我讲一讲人的身形与九野相应的情况。人的左脚与立春节相应，位居东北方的艮宫，日辰为戊寅、己丑；左胁与春分节相应，位居东方的震宫，日辰为乙卯；左手与立夏节相应，位居东南方的巽宫，日辰为戊辰、己巳；胸膺、咽喉、头面与夏至节相应，位居正南方的离宫，日辰为丙午；右手与立秋节相应，位居西南方的坤宫，日辰为戊申、己未；右胁与秋分节相应，位居正西方的兑宫，日辰为辛酉；右脚与立冬节相应，位居西北方的乾宫，日辰为戊戌、己亥；腰、尾骶、下二阴与冬至节相应，日辰为壬子；六腑以及位居膈下的肝、脾、肾三脏与中央宫相应，其大禁的日期，为太乙移居中宫所在之日，以及各戊己日。掌握了人体这九个部位与九个方位的对应关系，就可以推测八方当令节气所在，以及与身形上下左右的对应部位，所以如果身体某一部位生了痈脓，那么就应当避开与其相应的时日开刀排脓，这就称为天忌。

形体安逸，但精神苦闷的人，多出现脉的病变，所以治疗宜用针刺、艾灸；形体劳累，但精神愉快的人，多出现筋的病变，所以治疗宜用温熨、导引；形体安逸，精神愉快的人，多出现肌肉病变，所以治疗宜用针刺、砭石；形体劳累，精神也苦闷的人，多出现咽喉病变，所以治疗时宜用甜味药物；经常受到惊骇恐惧，神形不安，筋脉血气不通，肌肉麻木不仁，所以治疗时宜用按摩、药酒。这就是五种形志不同的人生病特点和治疗方法。

五脏气机失调，会出现各种病证，心气不舒，就出现噫气；肺气上逆，就出现咳嗽；肝气失调，就出现多语；脾气失和，就出现吞酸；肾气衰弱，就出现呵欠。

六腑气机失调，也会出现各种病证，胆气被郁，就出现大怒；胃气上逆，就出现呃逆；大、小肠功能失常，就出现泄泻；膀胱失去约束，就出现遗尿；下焦水道不通，就出现水肿。

五味进入胃以后，分别各归其所合之脏，酸味入肝，辛味入肺，苦味入心，甘味入脾，咸味入肾，淡味入胃，这就是所说的五味入五脏。

精气并于脏的病证，精气并于肝，就出现忧虑；精气并于心，就出现喜笑；精气并于肺，就出现悲哀；精气并于肾，就出现恐惧；精气并于脾，就出现畏怯。这就是所说的五脏精气并合于某一脏所出现的病证。

五脏所恶，肝脏恶风，心脏恶热，肺脏恶寒，肾脏恶燥，脾脏恶湿，这就是五脏所厌恶的。

五脏所化生的五液，心化汗液，肝化泪液，肺化涕液，肾化唾液，脾化涎液，这就是五脏化五液。

五种劳逸过度所造成的损伤，久视伤心血，久卧伤肺气，久坐伤肌肉，久立伤骨，久行伤筋，这就是五种久劳所伤的病证。

五味的走向，酸味走筋，辛味走气，苦味走血，咸味走骨，甜味走肉，这就是所说的五味所走。

五种病的饮食节制，筋的病变，不要过多地嗜食酸味食物；气的病变，不要过多地嗜食辛味食物；骨的病变，不要过多地嗜食咸味食物；血的病变，不要过多地嗜食苦味食物，肌肉的变，不要过多地嗜食甜味食物。即使是嗜好而又想吃，但也不可多食，必须加以自我节制，这就叫五裁。

五病之所发，阴之为病多发于骨，阳之为病多发于血，五味为病多发于气，阳虚病多发于冬季，阴虚病多发生在夏季，这就称为五发。

邪气内扰所发生的病变，阳邪入于阳分，则发为狂证；阴邪入于阴分，则发为血痹；邪气入于阳分，搏结而不散，则出现头部疾病；邪气入于阴分，搏结而不散，则出现瘖哑；阳邪入于阴分，病多安静；阴邪入于阳分，病人多喜善怒。

五脏各有所藏，心脏藏神，体现为人的精神、意识、情志、思维活动；肺脏藏魄，体现为人的本能的感觉和动作；肝脏藏魂，体现为谋虑、梦幻活动；脾脏藏意，体现为愿望、意图等精神活动；肾脏藏志，体现为记忆能力。

五脏各有所主，心主宰一身的血脉，肺主宰一身皮肤，肝主宰一身筋膜，脾主宰一身肌肉，肾主宰一身骨髓。

人身六经血气各有多少的不同，阳明经多血多气，太阳经多血少气，少阳经多气少血，太阴经多血少气，厥阴经多血少气，少阴经多气少血。所以说，针刺阳明经既可以出血又可以出气，针刺太阳经只可出血不可出气，针刺少阴经只能出气不能出血，针刺太阴经只可出血不可出气，针刺厥阴经同样是只可出血不可出气，针刺少阴经只可出气不可出血。

足阳明胃经与足太阴脾经相为表里，足少阳胆经与足厥阴肝经相为表里，足太阳膀胱经与足少阴肾经相为表里。手阳明大肠经与手太阳阴经相为表里，手少阳三焦经与手厥阴心包经相为表里，手太阳小肠经与手少阴心经相为表里，这是手三阳经与手三阴经的阴阳表里关系。

岁露论第七十九

【题解】

岁，年也。露，即自然界异常的气候变化。本篇主要论述一岁之中，风雨不时、贼风暴雨对人体侵害而发病的情况，故篇名为"岁露"。篇中主要内容有：论疟，阐明疟疾发作的原因；论自然气候变化与疾病的关系。

【原文】

黄帝问于岐伯曰：经言夏日伤暑，秋病疟，疟之发以时，其故何也？岐伯对曰：邪客于风府，病循膂而下，卫气一日一夜，常大会于风府，其明日日下一节①，故其日作晏。此其先客于脊背也，故每至于风府则腠理开，腠理开则邪气入，邪气入则病作，此所以日作尚晏也。卫气之行风府，日下一节，二十一日下至尾底，二十二日入脊内，注于伏冲之脉②，其行九日，出于缺盆之中，其气上行，故其病稍益至③。其内搏于五藏，横连募原，其道远，其气深，其行迟，不能日作，故次日乃蓄积而作焉。黄帝曰：卫气每至于风府，腠理乃发，发则邪入焉。其卫气日下一节，则不当风府奈何？岐伯曰：风府无常，卫气之所应，必开其腠理，气之所舍节，则其府也。黄帝曰：善。夫风之与疟也，相与同类，而风常在，而疟特以时休何也？岐伯曰：风气留其处，疟气随经络沉以内抟，故卫气应乃作也。帝曰：善。

黄帝问于少师曰：余闻四时八风之中人也，故有寒暑，寒则皮肤急而腠理闭，暑则皮肤缓而腠理开。贼风邪气，因得以入乎？将必须八正虚邪，乃能伤人乎？少师答曰：不然。贼风邪气之中人也，不得以时。

然必因其开也，其入深，其内极病，其病人也卒暴；因其闭也，其人浅以留，其病也徐以迟。黄帝曰：有寒温和适，腠理不开，然有卒病者，其故何也？少师答曰：帝弗知邪入乎？虽平居，其腠理开闭缓急，其故常有时也。黄帝曰：可得闻乎？少师曰：人与天地相参也，与日月相应也。故月满则海水西盛，人血气积，肌肉充，皮肤致，毛发坚，腠理郄，烟垢④著。当是之时，虽遇贼风，其入浅不深。至其月郭空，则海水东盛，人气血虚，其卫气去，形独居，肌肉减，皮肤纵，腠理开，毛发残，膲理⑤薄，烟垢落。当是之时，遇贼风则其人深，其病人也卒暴。黄帝曰：其有卒然暴死暴病者何也？少师答曰：三虚者，其死暴疾也；得三实者，邪不能伤人也。黄帝曰：愿闻三虚。少师曰：乘年之衰，逢月之空，失时之和，因为贼风所伤，是谓三虚。故论不知三虚，工反为粗。帝曰：愿闻三实。少师曰：逢年之盛，遇月之满，得时之和，虽有贼风邪气，不能危之也。黄帝曰：善乎哉论！明乎哉道！请藏之金匮，命曰三实，然此一夫之论也。

黄帝曰：愿闻岁之所以皆同病者，何因而然？少师曰：此八正之候也。黄帝曰：候之奈何？少师曰：候此者，常以冬至之日，太一立于叶蛰之宫，其至也，天必应之以风雨者矣。风雨从南方来者，为虚风，贼伤人者也。其以夜半至也，万民皆卧而弗犯也，故其岁民少病。其以昼至者，万民懈惰而皆中于虚风，故万民多病。虚邪入客于骨而不发于外，至其立春，阳气大发，腠理开，因立春之日，风从西方来，万民又皆中于虚风，此两邪相抟，经气结代者矣。故诸逢其风而遇其雨者，命曰遇岁露焉。因岁之和，而少贼风者；民少病而少死；岁多贼风邪气，寒温不和，则民多病而死矣。黄帝曰：虚邪之风，其所伤贵贱何如？候之奈何？少师答曰：正月朔日，太一居天留之宫，其日西北风，不雨，人多死矣。正月朔日，平旦北风，春，民多死。正月朔日，平旦北风行，民病多者，十有三也。正月朔日，日中北风，夏，民多死。正月朔日，夕时北风，秋，民多死。终日北风，大病死者十有六。正月朔日，风从南方来，命曰旱乡，从西方来，命曰白骨，将国有殃，人多死亡。正月朔日，风从东方来，发屋，扬沙石，国有大灾也。正有朔日，风从东南方行，春有死亡。正月朔，天和温不风，粜贱，民不病；天寒而

灵枢经选篇语译

风，籴贵，民多病。此所谓候岁之风，峻伤人者也。二月丑不风，民多心腹病。三月戌不温，民多寒热。四月巳不暑，民多瘅病。十月申不寒，民多暴死。诸所谓风者，皆发屋，折树木，扬沙石，起毫毛，发腠理者也。

【注释】

①节：王冰注曰"谓脊骨之节"。

②伏冲之脉：即冲脉伏行于脊背中的一条分支。

③故其病稍益至：《甲乙经》至，作"早"。

④烟垢：指人皮肤上产生的脂垢。

⑤䐃理：指肌肤上的纹理。

【译文】

黄帝向岐伯问道：古代医经上讲，夏天伤了暑气，到了秋天的时候就病发疟疾。疟疾病发作是有一定时日的，其原因是为什么呢？岐伯回答说：邪气侵犯于人体风府部位，其后就沿着脊背下行，而人体中的卫气常是一天一夜在风府处会合一次，当邪气沿着脊背下行时，其循行是逐日下行一节，故其疟疾每日发作的时间是一天迟于一天。邪气已先侵入脊背，才得与每日运行于脊柱的卫气相合而使疟疾发作，亦即卫气运行到风府时，则腠理开泄，腠理开泄，邪气便乘隙侵入，邪气一经侵入而与卫气相搏结，病就发作了，这就是疟病所以发作的时间逐日推迟的原因。卫气运行于风府，沿着脊背每日下行一节，经过二十一天后，就下行到了尾骶骨，经过二十二天后，就进入到脊柱之内，注入于伏冲之脉中，由此转而上行，行至第九天后，上出于缺盆之中的天突穴，然后其气又向上运行，所以疟疾发作的时间日益提早。邪气内迫于五脏，横连于募原的，是邪气已深入于里，其道路距离体表已远，其行动亦较迟缓，不能在当日外出与卫气相搏，需经一定的时间，到第二天才与卫气相搏而发作。

黄帝说：卫气每当运行到风府的时候，就使腠理开发，腠理开发则邪气乘隙侵入。当卫气逐日下行一节，并不在风府处的时候，而疟病发作，这是为什么呢？岐伯说：风邪侵袭人体常无固定的部位，只要是卫气运行到邪气所在之处，引起正邪相搏的反应，必然致使腠理开发而疾病发作，所以邪气侵入留止的地方，就是发病的所在部位。

黄帝说：讲得好。风邪之病与疟疾之病相似而类同，然风邪之病证常常持续存在，而疟疾之病却时有间歇，这是为什么呢？岐伯说：风邪侵袭常留其肌表处，疟邪却能随其经络循行逐渐深入，依次搏结于体内，所以每当遇到卫气运行到疟邪所在之处，卫气与疟邪相搏时，即疟疾之病发作。黄帝说：讲得好。

黄帝向少师问道：我听说四时八风伤害人体，有寒暑的不同，如果受寒就会使皮肤紧急而腠理闭塞，如果有暑就会使皮肤松缓而腠理开泄，在这种情况下，贼风邪气是乘人体皮腠的开泄而侵入呢，还是必须遇到四时八节反常的气候才会伤人呢？少师回答说：不尽是这样，贼风邪气伤人，不一定是按照四时八风的规律，但它必定是由于人体皮腠开泄时乘虚侵入，邪气入于深处，其体内病就严重一些，所以暴发疾病；若其皮腠闭合，则其侵入的邪气也浅留于体表，这种病发病迟缓。

黄帝说：有的适应于寒温气候的变化，其腠理并不开泄，然而却有突然发病的，这是为什么呢？少师回答说：你不知道邪气侵入的原因吗？虽然人们生活平静安适，但其腠理的开闭缓急，是有一定时间的。黄帝说：可以讲来听听吗？少师说：人与天地自然变化相关系，与日月运行是相对应的。所以当月亮满圆的时候，海水西盛，相应地人的血气也充实，血气充实，则肌肉充盛，皮肤致密，毛发坚固，腠理闭塞，皮脂多而表固，在这个时候，虽然遇到了贼风的侵袭，但邪气只是入浅而不深入。等到了月亮亏缺的时候，海水东盛，相应地人的气血较虚，体表的卫气衰退，形体独居于外，肌肉消减，皮肤纵缓，腠理开泄，毛发摧残，肌肤的纹理疏薄，皮脂剥落，体瘦表虚，在这个时候，若遇到贼风则邪气深入于里，其人发病也急暴。

黄帝说：那些突然死亡或突然发病的，是为什么呢？少师回答说：因为人体本来虚弱，而在自然环境里又遇到了三虚，内外相因，所以出现暴病暴死的情况，若逢三实的环境，就不会为邪气所伤害了。黄帝说：什么是三虚？少师说：正值当年的岁气不及，又遇到月缺无光的黑夜，以及时令出现反常的气候，在这样的自然环境里，容易感受到贼风的侵袭，这就叫作三虚。所以在理论上不了解三虚的致病因素，只能是学识粗浅的医生。黄帝说：什么是三实呢？少师说：正逢岁气太过之年，又遇到月亮满圆的时候，再得到时令调和的气候，虽有贼风邪气，也不能危害人体，这就叫三实。黄帝说：论述得很好啊！道理很明了，请把它贮藏到金匮中去。然而这只是一个人的心得体会。

黄帝说：愿意听说在一年当中人们有患同样疾病的情况，这是什么原因造成的呢？少师说：这要观察八方气候的常变对人体的影响。黄帝说：怎样观察呢？少师说：这种观测气象的方法，通常是以冬至日为起点。看北斗星指向正北方，正是交换节气的时候，到了这一天，必有风雨天气出现，若有风雨从南方来的，叫作虚风，是能够伤害人的贼邪，如果风来正在半夜，这时人们都已入睡，邪气不易侵犯，所以当年人们很少生病。若风雨出现在白昼，由于人们防护松懈，就容易被虚风所中伤，因此生病的人较多。假使在冬季感受了虚邪，深入至骨，而不及时发病，到了立春，阳气逐渐旺盛，腠理开泄，伏邪待机发动；倘若再遇立春那一天刮来了西风，人们又会被这种反常气候所中伤，因此，伏邪合并新邪，留结在经脉之中，两邪抟合而发病。所以遇到风雨无常的年月，人们就多发生疾病，这叫作遇岁露。总之，一年之中，气候调和，很少贼风的出现，人们患病的就少，死亡的也少；一年中多有贼风邪气出现，气候冷热不调，人们患病的较多，死亡的也较多。

黄帝说：虚邪之风，伤人的轻重是怎样的，又如何候测天气呢？少师回答说：在新春正月初一日，北斗星指向东北方，如果这一天刮起西北风而不下雨，人多生病死亡。若这一天黎明的时候刮北风，患病的人就多，可占到十分之三。正月初一日，若在中午刮起北风，到了夏季，人多病死。若这一天傍晚刮起北风，到秋天人多病死。若整天地刮北风，人患大病而死的可占到十分之六。正月初一日，若风从南方来，叫作旱乡，风从西方来，叫作白骨，流行病播及全国，人多死亡。若这一天，从东方刮来大风，飞砂走石，掀屋折树，就会给人民造成严重的灾害，若这一天风从东南方来，在春天人多病死。若正月初一日气候温和，不起风，这是丰收年景的先兆，粮价贱，人们也少病；如果天气寒冷有风，这是歉收年景的先兆，粮价贵，人们也多病。这就是说，可以在正月初一日观察风向，以预测当年虚邪伤人发病多少的概况。若是二月丑日不起风，人们多患心腹病；三月戌日气候不温暖，人多患寒热病；四月巳日不热，人多患黄疸病；十月申日不冷，人多暴死。以上所说的风，都是指能损房屋、折树木、飞砂走石的大风，所以能使人体毫毛竖起，腠理疏开而多发生疾病。

大惑论第八十

【题解】

因篇中重点论述的是精神迷惑之类的病证，所以取名"大惑论"。本篇首论眩惑，说明脏腑精气皆上注于目，而目系又上属于脑的生理和病理。其次又阐明了善忘、善饥、不得卧、闭目、嗜睡等病证的病理。

【原文】

黄帝问于岐伯曰：余尝上于清冷之台①，中阶而顾，匍匐而前②则惑。余私异之，窃内怪之，独瞑独视，安心定气，久而不解。独博独眩③，披发长跪，俯而视之，后久之不已也。卒然自上，何气使然？岐伯对曰：五藏六府之精气，皆上注于目而为之精。精之窠为眼，骨之精为瞳子，筋之精为黑眼，血之精为络，其窠气之精为白眼，肌肉之精为约束，裹撷筋骨血气之精而与脉并为系，上属于脑，后出于项中。故邪中于项，因逢其身之虚，其入深，则随眼系以入于脑，入于脑则脑转，脑转则引目系急，目系急则目眩以转矣。邪其精，其精所中不相比也则精散，精散则视歧，视歧见两物。目者，五藏六府之精也，营卫魂魄之所常营也，神气之所生也。故神劳则魂魄散，志意乱。是故瞳子黑眼法于阴，白眼赤脉法于阳也，故阴阳合传而精明也。目者，心使也，心者，神之舍也，故神精乱而不转，卒然见非常处，精神魂魄，散不相得，故曰惑也。黄帝曰：余疑其然。余每之东苑，未曾不惑，去之则复，余唯独为东苑劳神乎？何其异也？岐伯曰：不然也。心有所喜，神有所恶，卒然相惑，则精气乱，视误故惑，神移乃复。是故间者为迷，甚者为惑。

黄帝曰：人之善忘者，何气使然？岐伯曰：上气不足，下气不余，肠胃实而心肺虚，虚则营卫留于下，久之不以时上，故善忘也。黄帝曰：人之善饥而不嗜食者，何气使然？岐伯曰：精气并于脾，热气留于胃，胃热则消谷，谷消故善饥。胃气逆上，则胃脘寒，故不嗜食也。黄帝曰：病而不得卧者，何气使然？岐伯曰：卫气不得入于阴，常留于阳。留于阳则阳气满，阳气满则阳跷盛，不得入于阴则阴气虚，故目不瞑矣。黄帝曰：病目而不得视者，何气使然？岐伯曰：卫气留于阴，不得行于阳。留于阴则阴气盛，阴气盛则阴跷满，不得入于阳则阳气虚，故目闭也。黄帝曰：人之多卧者，何气使然？岐伯曰：此人肠胃大而皮肤湿，而分肉不解焉。肠胃大则卫气留久，皮肤湿则分肉不解，其行迟。夫卫气者，昼日常行于阳，夜行于阴，故阳气尽则卧，阴气尽则寤。故肠胃大，则卫气行留久；皮肤湿，分肉不解，则行迟。留于阴也久，其气不清，则欲瞑，故多卧矣。其肠胃小，皮肤滑以缓，分肉解利，卫气之留于阳也久，故少瞑焉。黄帝曰：其非常经也，卒然多卧者，何气使然？岐伯曰：邪气留于上膲，上膲闭而不通，已食若饮汤，卫气留久于阴而不行，故卒然多卧焉。黄帝曰：善。治此诸邪奈何？岐伯曰：先其藏府，诛其小过，后调其气，盛者泻之，虚者补之，必先明知其形志之苦乐，定乃取之。

【注释】

①清冷之台：指很高的台阶。

②匍匐而前：即爬行。

③独博独眩：博，《太素》作"转"。独转独眩，即头晕目眩。

【译文】

黄帝向岐伯问道：我曾经登上高高的清冷台阶，到了台阶的中段的时候回头四处观望，然后再以手伏地而前行，这时就感到眼睛昏惑、眼花迷乱。我私下内心里觉得奇怪，于是独自闭目宁神又独自睁眼视看，平心静气，使之镇定下来，然却久久不能解除，仍然头晕目眩，虽然披开头发，赤脚而行，力求形体舒缓，使精神轻快，但当向下俯视时，眩晕仍然经久不能停止。可是这种症状在突然之间却又自动消失，这是什么原因造成的呢？

岐伯回答说：人体五脏六腑的精气，都向上输注于眼目之中而成为睛明视看物体。在这些精气汇集之处，合并而成眼目，其中骨（肾）

之精是注于瞳孔的；筋（肝）之精是注于黑眼的；血（心）之精是注于血络的；气（肺）之精是注于白眼的；肌肉（脾）之精是注于眼泡的。包罗了筋、骨、血、气等的精气，与脉合并便成为"目系"，它上行联属于脑，向后行则至于颈中。当邪袭于颈，因逢身体虚弱，邪气沿着目系深入于脑，从而发生脑转，脑转又会牵引目系抽急，以致两目眩转。这种现象是由于邪气伤害了内脏之精，因而内脏之精便不能普遍输注，而使精气耗散，精散则发生"视歧"，所谓视歧，就是本来是一件东西，却看作是两件。眼睛能看东西，是由于五脏六腑精气的输注，它也是营、卫、魂、魄经常营运的地方，是神气反映的部位。所以当精神劳累之后，会使魂魄散乱，志意失常。大凡瞳孔、黑眼是属阴的，白眼、赤脉是属阳的，所以阴阳之精相合，就能使眼睛产生视觉。眼睛辨物的功能，又是为心所指使的；心是神居的场所，当神乱而使精气不能如常地输注于眼目时，如突然看到非常的事物，精神魂魄散乱而不安，所以就发生眩惑。

黄帝说：我对你讲的道理仍然有些怀疑，我每次到东苑去，没有一次不发生眩惑的，一离开便又恢复了正常，难道我只有到东苑去才劳神过度吗？怎么会出现这种特殊的现象呢？岐伯说：不是这样的，譬如到一个地方，心里虽是喜爱的，但是精神上不相适应，这样突如其来的内外不协调的结合，就会使精神紊乱，产生视觉错误，而使人感到眩惑，一俟精神转移就恢复正常。所以对这种情况，轻的称为"迷"，重的称为"惑"。

黄帝说：人常常忘事，是什么原因造成这样的呢？岐伯说：这是由于上气不足，下气有余，亦即心肺虚而肠胃实。心肺虚则营卫之气留滞于下部，并久久不能按时向上宣达，因而神失所养，所以人常常发生健忘证。

黄帝说：人经常饥饿却不想吃东西，是什么原因造成这样的呢？岐伯说：饮食水谷物所化生的精气是归并于脾脏，而所化生的阳热之气是留连于胃腑，胃中有热则善消化水谷，水谷物消化掉则人容易经常饥饿。如果胃气逆而向上，则胃脘痞塞不通，所以不想吃东西。

黄帝说：人患病而不能够安睡的，这是什么原因造成的呢？岐伯说：这是由于人体的卫气不能入于阴分，而常常稽留在阳分之中，卫气常稽留于阳分之中就会使阳气满盛，阳气满盛就会使阳跷之脉气充盛，因卫气不能够入于阴分而使阴气偏虚，阳盛阴虚，阴虚不能敛阳，所以眼目不得闭合而安睡。

黄帝说：眼目患病而不能视看东西，这是什么原因造成的呢？岐伯说：卫气留滞于阴分，而不能外行于阳分，卫气留于阴分而使阴气偏盛，阴气偏盛就使阴跷之脉满盛，卫气不能够入于阳分而使阳气偏虚，所以眼目闭合而不能视看东西。

黄帝说：人经常睡觉，这是什么原因造成的呢？岐伯说：这种人肠胃较大而皮肤涩滞，分肉之间不滑利。肠胃较大则卫气稽留的时间长久，皮肤涩滞则分肉不滑利，那么卫气运行就迟缓。卫气，是白天运行于阳分，夜晚运行于阴分，所以卫气行尽于阳分人就要睡眠，卫气行尽于阴分人就要醒寤。所以肠胃宽大，则卫气稽留长久；皮肤涩滞，则分肉不滑利，因而卫气运行迟缓。卫气久留于阴分，其阳气不振，则人想闭眼，所以经常睡觉。若其人肠胃较小，皮肤润滑而舒缓，分肉清利，卫气久留于阳分，所以人很少睡觉。

黄帝说：有的人不是经常喜好睡觉，而突然发生多睡现象，这是什么原因造成的呢？岐伯说：这是因为邪气留滞在上焦，上焦因邪而阻闭不通，若已经饱食而又饮汤水，则卫气被迫久久留滞在阴分间而不运行，所以突然发生多睡的现象。

黄帝说：讲得好。治疗以上这些邪气病变是怎样的呢？岐伯说：首先辨明疾病所在的脏腑，诛伐其轻微的邪气，然后调理它的营卫之气，邪气盛的用泻法泻它，正气虚的用补法补它。总之治疗疾病，必须首先明确地知道病人的形体和苦乐等情志变化，然后才决定其治法进行治疗。

痈疽第八十一

【题解】

本篇以论痈、疽为主题，概述了痈疽的形成原因，并根据痈疽发病部位的不同，列举了各处痈疽的名称、证治和预后，最后指出痈与疽在病理和症状上的主要鉴别。因其通篇所论痈疽病证，故篇名为"痈疽"。

【原文】

黄帝曰：余闻肠胃受谷，上焦出气，以温分肉，而养骨节，通腠理。中焦出气如露，上注谿谷，而渗孙脉。津液和调，变化而赤为血，血和则孙脉先满溢，乃注于络脉，皆盈，乃注于经脉。阴阳已张，因息乃行①，行有经纪，周有道理，与天合同，不得休止。切而调之，从虚去实，泻则不足，疾则气减，留则先后。从实去虚，补则有余。血气已调，形气乃持。余已知血气之平与不平，未知痈疽之所从生，成败之时，死生之期，有远近，何以度之，何得闻乎？岐伯曰：经脉留行不止，与天同度，与地合纪。故天宿失度，日月薄蚀，地经失纪②，水道流溢，草萱不成，五谷不殖，径路不通，民不往来，巷聚邑居，则别离异处，血气犹然，请言其故。失血脉营卫，周流不休，上应星宿，下应经数。寒邪客于经络之中则血泣，血泣则不通，不通则卫气归之，不得复反，故痈肿。寒气化为热，热胜则腐肉，肉腐则为脓，脓不泻则烂筋，筋烂则伤骨，骨伤则髓消，不当骨空③，不得泄泻，血枯空虚，则筋骨肌肉不相荣，经脉败漏，熏于五藏，藏伤故死矣。

黄帝曰：愿尽闻痈疽之形，与忌曰名。岐伯曰：痈发于嗌中，名曰猛疽，猛疽不治，化为脓，脓不泻，塞咽，半日死；其化为脓者，泻则合豕膏，冷食，三日而已。发于颈，名曰夭疽，其痈大以赤黑，不急治，则热气下入渊腋，前伤任脉，内熏肝肺，熏肝肺十余日而死矣。阳留大发，消脑留项，名曰脑烁，其色不乐④，项痛而如刺以针，烦心者死不可治。发于肩及臑，名曰疵痈，其状赤黑，急治之，此令人汗出至足，不害五藏，痈发四五日逞焫之。发于腋下赤坚者，名曰米疽，治之以砭石，欲细而长，疏砭之，涂以豕膏，六日已，勿裹之。其痈坚而不溃者，为马刀挟瘿，急治之。发于胸，名曰井疽，其状如大豆，三四日起，不早治，下入腹，不治，七日死矣。发于膺，名曰甘疽，色青，其状如谷实蒌荶，常苦寒热，急治之，去其寒热，十岁死，死后出脓。发于胁，名曰败疵，败疵者女子之病也，灸之，其病大痈脓，治之，其中乃有生肉，大如赤小豆，剉蔅荶草根各一升，以水一斗六升煮之，竭为取三升，则强饮厚衣，坐于釜上，令汗出至足已。发于股胫，名曰股胫疽，其状不甚变，而痈脓搏骨，不急治，三十日死矣。发于尻，名曰锐疽，其状赤坚大，急治之，不治，三十日死矣。发于股阴，名曰赤施，不急治，六十日死，在两股之内，不治，十日而当死。发于膝，名曰疵痈，其状大痈，色不变，寒热，如坚石，勿石，石之者死，须其柔，乃石之者生。诸痈疽之发于节而相应者，不可治也。发于阳者，百日死；发于阴者，三十日死。发于胫，名曰兔啮，其状赤至骨，急治之，不治害人也。发于内踝，名曰走缓，其状痈也，色不变，数石其输，而止其寒热，不死。发于足上下，名曰四淫，其状大痈，急治之，百日死。发于足旁，名曰厉痈，其状不大，初如小指发，急治之，去其黑者，不消辄益，不治，百日死。发于足指，名曰脱痈，其状赤黑，死不治；不赤黑，不死。不衰，急斩之，不则死矣。

　　黄帝曰：夫子言痈疽，何以别之？岐伯曰：营卫稽留于经脉之中，则血泣而不行，不行则卫气从之而不通，壅遏而不得行，故热。大热不止，热胜则肉腐，肉腐则为脓。然不能陷，骨髓不为燋枯，五藏不为伤，故命曰痈。黄帝曰：何谓疽？岐伯曰：热气淳盛，下陷肌肤，筋髓枯，内连五藏，血气竭，当其痈下，筋骨良肉皆无余，故命曰疽。疽者，上之皮夭以坚，上如牛领之皮。痈者，其皮上薄以泽。此其候也。

【注释】

①因息乃行：指经气随呼吸运行。

②地经失纪：地面江河之水流行失常。

③骨空：骨节相交之处所形成的空隙。

④其色不乐：乐，一作"荣"。

【译文】

黄帝说：我听说肠胃受纳水谷饮食物之后，经过中焦脾胃的作用而化生精气，各走其道。上焦所出卫气，是用来温煦分肉，濡养骨节，通达腠理。中焦所出营气如露水般，它上注于溪谷间，并渗透于孙脉，津液和调，通过心肺化赤作用而成为血液，血液和调则先盛满于孙脉，孙脉满溢，于是注于络脉，络脉都盈盛了，于是注于经脉之中。阴阳经脉、营卫气血都既已充盛，便随着呼吸而运行全身。营卫昼夜循行，都有一定的度数，周而复始，与天体运动规律相同，流行而不休止。如果气血失常，就要专心调治。用泻法去治实证，虽然可使邪气衰退，但泻得太过，反会损伤正气，泻宜疾速出针，邪气便能衰减；补宜持久留针，先后如一。若用补法去治虚证，虽可充实正气，但补的太过，又会助长余邪转盛，所以要精心调治虚实，补泻均不能太过。血气已调，形体和神气也就平定了。我已经知道了血气的平衡与不平衡的机理了，但是没能知道痈疽之所发生的原因，治疗的成功与失败，死生预后的期限，亦即死生日期的远或近，用什么方法去测度它呢？有关这方面的情况，可以讲给我听听吗？

岐伯说：经脉气血流动运行不止，是与天地运动规律相一致的。所以天体运转失其常度，就会出现日蚀月蚀；地面河流溃决，就会泛滥四溢，水涝成灾，以致草木不长，五谷不生，道路不通行，民众不能往来，散居杂处在不同的地方，生活流离失所。人身的血气变异成疾也是类似于这样的。请让我说说这缘故。人身的血脉营卫，是周流于人体全身而不休止的，它与天空中的星宿运转相应，与自然界地面河水流行相同。寒邪客留在人体经络之中，则会使经络中的血液凝涩，血液凝涩就会使经络不通畅，血凝经滞则卫气蕴积不散，气血既不能够复返周流，而结聚在某一处，所以生成痈肿。寒气久郁化热，热毒偏盛则腐化肌肉，肌肉腐化日久变为脓，脓液不能排泄于外，又内使筋膜腐烂，筋膜腐烂就会伤骨，骨伤则骨髓消损，如果痈肿不在骨节空隙之处，骨中的热毒就不得排泄，煎熬血液令其枯竭，那么筋骨肌肉就不能相互荣养，经脉败漏，热毒向内深入而熏灼五脏，五脏受伤，人即死亡。

黄帝说：我愿意详尽地听您讲一讲痈疽的形状，死亡之日限和各种名称。岐伯说：痈疽发于结喉中，名叫猛疽。如果猛疽不治，就会化脓，脓不泻出，就会堵塞咽喉部，半天就会死亡。如果它已经化脓，用针刺泻它，随之再口中含些猪油，不要过早食下，这样，三天就可以病好了。

痈疽发于颈部的，名叫夭疽。这种痈疽其形状肿大而颜色赤黑，若不急以治疗，就会热气向下侵入腋部的渊腋处，在前伤及任脉，在内熏及肝肺，熏及肝肺而使之受伤，大约十来天人就会死亡。

邪热亢盛，消烁脑髓而毒留颈部发为痈疽的，名叫脑烁。它的颜色不荣，颈项疼痛而如同针刺一般，心中烦躁的，这是不可以治疗的死证。

病发于肩臂部的痈肿，名叫疵痈，其色状赤黑，当急速治疗，这种病证能使人出汗到足部，但因邪浅而不会伤害五脏。痈疽发生四五天的时候，用艾灸治疗它。

病发于腋下处，且色赤坚硬的痈疽，名叫米疽。用砭石治疗它，砭石当用细长的，且施行时当稀疏地砭刺患部，再涂上豕膏，不要包裹它，六天就会病好。若痈肿坚硬而没有破溃的，足为马刀挟瘿，应急速地治疗它。

病发于胸部的痈疽，名叫井疽，它的形状如同大豆一般，病发三四天的时候，如果不及早治疗，邪毒就会向下陷入腹部，这种情况为不可以治疗，七天就会死亡。

病发于胸膺处，名叫甘疽。它的颜色青，它的形状如同谷实栝楼，常常发寒热，宜急速治疗，祛散其寒热，若不治疗，十年就会死亡，死后此疽溃破出脓。

病发于胁肋处的痈疽，名叫败疵。败疵，属于妇人疾病。这种病证日久不愈，就会扩大痈脓，其中并生出肉芽，大小如同赤小豆般。治疗它，可用切剉的蒌翘草根各一升，以水一斗六升煮它，煎取三升，强饮并加厚衣，坐在盛有热汤的锅上，熏蒸使汗出到达足部，病就好了。

病发于股胫的痈疽，名叫股胫疽。它的形状不会改变，但痈肿化脓已紧贴着骨部，若不急速治疗，三十天就会死亡。

病发于尾骶骨处的痈疽，名叫锐疽。它的形状坚硬红大，应该急速治疗它。若不治疗，三十天就会死亡。

病发于大腿内侧处的痈疽，名叫赤施。若不急速治疗，六十天就会死亡，若病发在左右两大腿之内的，不治疗，十天就当死亡。

病发于膝部的痈疽，名叫疵痈。它的形状肿大，但颜色不变，有寒热且患处坚硬，脓尚未形成时，不要用砭石刺破它，若用砭石刺破它就会死亡，必须等到患处柔软，脓已形成，这才可以用砭石治疗它，则病可转愈。

病发于足胫处的痈疽，名叫兔啮。它的形状红肿且毒深至骨部，应急以治疗，若不急治就会危害人体生命。

病发于足内踝处的痈疽，名叫走缓。它的形状肿如痈。但其颜色不改变，治疗当多次用砭石刺其他的患处，使其寒热停止而消退，可以使人不致死亡。

病发于足背上下处的痈疽，名叫四淫。它的形状如同大痈，若不急速治疗它，大约一百天就会死亡。

病发于足旁的痈疽，名叫厉痈。它的形状不大，刚开始发生的时候像小指一样，颜色黑，应该急速治疗，消除它的黑色，如果黑肿不消就会日渐加大，如果不予治疗，大约一百天就会死亡。

病发于足指部的痈疽，名叫脱痈。它的形状赤黑，属于不可以治疗的死证；若无赤黑状，则病不死。如果治疗以后，病热仍不衰退的，急须截断其足趾，否则毒气内陷攻伐于脏器，人就会死亡。

黄帝说：您所说的痈疽，用什么方法来区别它们呢？岐伯说：营气稽留在经脉之中，那么血液凝涩而不循行，血液不循行那么卫气随之受阻而不畅通，并壅遏于内，郁而化生毒热。如果热毒发展不止，成为毒热积盛而伤及肌肉，并腐烂化脓，然而此毒热不深陷于骨髓，骨髓不致焦枯，五脏也不为它所伤，所以叫作痈。

黄帝说：什么叫作疽？岐伯说：热气亢盛，脓毒向下深陷于肌肤，筋髓枯槁，内连五脏，血气枯竭，形成疮面下筋骨好肉溃烂无余，所以叫作疽。疽的特征是皮色黑暗而不润泽，触之坚硬，其形状厚如牛颈之皮。痈的特征是皮薄而光亮，触之较软。这就是痈和疽的证候特点。